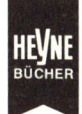

W0067406

ANITA HÖHNE
DR. LEONHARD HOCHENEGG

Kursbuch
Naturheilkunde

*Der sanfte Weg zu
Gesundheit und Wohlbefinden*

Originalausgabe

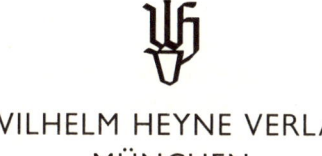

WILHELM HEYNE VERLAG
MÜNCHEN

HEYNE RATGEBER
08/5280

Copyright © 1999
by Wilhelm Heyne Verlag GmbH & Co. KG, München
http://www.heyne.de
Printed in Germany 1999
Lektorat: Johann Lankes
Umschlaggestaltung: Atelier Bachmann & Seidel, Reischach
Umschlagabbildung: Premium./Mon-Tresor, Düsseldorf
Satz: Schaber Satz- und Datentechnik, Wels
Druck und Bindung: Presse-Druck, Augsburg

ISBN 3-453-15454-1

INHALT

ESSEN WIR UNS GESUND!

Ein Kursbuch der Bahn zeigt uns die Reiseroute an – die beste, die schnellste Verbindung zu unserem Ziel. Ein Kursbuch der Naturheilkunde zeigt gleichfalls die Route, den besten Weg an – und das Ziel heißt Gesundheit.

Wir wissen es ja alle: Nicht nur Liebe, auch Gesundheit geht durch den Magen. Wir können uns krank essen – und das tun erschreckend viele: Jeder fünfte Deutsche ist nach den Erkenntnissen der Deutschen Gesellschaft für Ernährung zu dick. Die Folgen sind bekannt: z. B. Herz und Kreislaufschäden, Bluthochdruck, Diabetes.

Richtige Ernährung hilft jedoch nicht nur, gesund zu *bleiben* – sie kann helfen, gesund zu *werden*. Wir können uns also auch gesund essen! Genau dafür liefert Dr. Leonhard Hochenegg in diesem Buch vielfältige Rezepte.

Wer ist dieser Dr. Leonhard Hochenegg? Man kennt seinen Namen in ganz Europa: Viele nennen ihn sogar Wunderheiler. Sehen wir uns sein Leben, seine Karriere an: Er hat als Oberarzt in Innsbruck gearbeitet, aber er hat neben Medizin auch Pharmazie studiert, die Wissenschaft von den Heilmitteln. Doch er hat sich nicht nur mit dem Studium an der Universität begnügt, er hat sich auch Wissen aus der Praxis geholt. Und er hat die Erfahrung alter Tiroler Bergbauern ebenso genutzt wie die von Naturärzten in Asien.

Dr. Hochenegg hat schon lange, bevor dieser Begriff populär wurde, alternative Medizin betrieben, einen Weg zur Gesundheit, dem immer mehr Menschen vertrauen. Heute konsultieren beispielsweise in Amerika doppelt so viele Patienten wie vor sieben Jahren Ärzte oder Therapeuten ohne Doktortitel, die Naturheilverfahren anwenden. Ähnlich ist dieser Trend bei uns. Wirklich nichts Neues für Hochenegg. Wir hörten schon vor vielen Jahren von ihm:

»Als Arzt bin ich in der Wahl der Mittel frei, solange es zum Wohl des Patienten ist.« So wendet er alle gängigen Methoden und Geräte der klassischen Medizin an, er setzt den Computer auch für die Tee-Mischungen ein. Die Patienten vertrauen auf seine Energie – und er bleibt dabei: »Wo immer es ein Fall erlaubt, ziehe ich Naturmedizin den chemischen Medikamenten vor.« Das war der Grund, warum er die Karriere in der Klinik aufgegeben und sich selbständig gemacht hat. Die Schulmedizin allein hat ihm nicht genügt.

Dr. Hochenegg will nicht nur die Symptome einer Krankheit kurieren. Er sucht auch ihre Ursachen. Dabei mußte er auf das Thema Ernährung stoßen. Natürlich gibt es keine Diät für alle. Seine Ratschläge und Rezepte sind genau auf das jeweilige Krankheitsbild zugeschnitten – von Akne, der Hautkrankheit, über Angstzustände bis Impotenz und Verdauung, Verstopfung und Wechseljahrbeschwerden. Sogar Alzheimer, Krebs und multiple Sklerose oder Ohrgeräusche, also Tinnitus, werden ausführlich behandelt. Denn auch für diese Krankheiten gibt es zumindest Linderung. In jedem Fall wird das Nachschlagewerk der Alltagsleiden zum Lehrbuch, das erst einmal die Krankheiten verständlich erklärt und ihre Entstehung erläutert. Einsicht kann so schon ein erster Schritt auf dem Wege zur Besserung sein.

Bleiben wir bei der ersten Krankheit, die das Buch nennt, bei der Akne, die so viele junge Menschen quält: Meistens handelt es sich um verstopfte Talgdrüsen, die zu eitrigen Entzündungen führen. Wir erfahren die Ursachen, Dr. Hochenegg nennt Lebensmittel, die zu vermeiden sind. Zum Beispiel Süßigkeiten oder Mayonnaise. Aber Dr. Hochenegg sagt nicht nur »nein«. Es folgt eine lange Liste von Nahrungsmitteln, die sich bei Akne günstig auswirken, wie beispielsweise Blattsalat. Er empfiehlt Teemischungen, Früchtemixturen, Kneippgüsse, er macht Menüvorschläge, und er gibt sogar kosmetische Rezepte: Feingeschnittene Gurkenscheiben auflegen! Er prüft homöopathische Mittel. Oder er zählt Vitamine auf, die helfen können. Es gibt aber auch Krankheiten, bei denen er zu autogenem Training, zum Meditieren rät. Und immer nennt er Beispiele. Er stellt an einem der Fälle aus seiner Praxis die Entwicklung des Leidens und den Weg zur Heilung dar: ein Kursbuch, wie wir es uns lange schon wünschten.

Besonders wichtig aber ist ein Rat, den er immer wieder gibt: In jedem Fall tut der Patient gut daran, seine Diät mit dem Hausarzt abzustimmen. Nichts darf unterlassen werden. Chemie ist manchmal notwendig – wenngleich dieses Buch wieder beweist, daß Heilmittel aus der Natur oft der schonendste, manchmal auch der beste Weg zur Gesundheit sind. Dr. Hocheneggs Ziel ist klar und einleuchtend: »Dieses Buch soll dazu dienen, chronischen Krankheiten vorzubeugen und bestehende Krankheiten durch Naturheilmittel zu beseitigen. Das Buch soll jedoch nicht den Arzt ersetzen, sondern ergänzen.« Wichtig ist, sich an die angegebene Dosierung zu halten. Dann werden seine Methoden sicher und zuverlässig wirksam.

Ich habe vieles selbst ausprobiert oder die Erfahrungen anderer Patientinnen und Patienten erfragt. Oft, sehr oft, kamen wir unserem Ziel schon näher, wenn wir im Sinne Hocheneggs die ersten Schritte taten: Wenn wir uns bewußt machten, was uns hilft und was uns schadet. Es sind also die Rezepte dieses Buchs, die uns nützen – genau wie das Wissen, das uns dabei vermittelt wird. Rezepte, zu denen wir auch sagen dürfen: Guten Appetit!

Anita Höhne

AKNE

Akne ist eine Erkrankung der Hautoberfläche. Sie tritt hauptsächlich im Gesicht, auf dem Rücken und den Oberarmen auf. Meistens bilden sich Eiterpusteln oder -zysten. Es kommt zur Akne, wenn sich die kleinen Haarfollikel entzünden oder die Ausgänge der Talgdrüsen verstopfen und Eitererreger eindringen. Durch die ständigen Entzündungen werden die Hautporen stark erweitert, was zu ausgedehnten Narbenbildungen führt. 80 bis 90 Prozent aller Jugendlichen erleiden eine mehr oder weniger schwere Akne.

In vielen Fällen ist eine gesteigerte Hormonproduktion (eine vermehrte Androgenbildung) ursächlich mit der Akne verbunden. Wenn der von der Haut gebildete Talg nicht abfließen kann, entzünden sich die kleinen Hautöffnungen, es kommt zur Zysten- oder Pustelbildung. Nach etwa einer Woche entleert sich der Eiter in Verbindung mit einem kleinen Talgpfropfen. Die Akne kann durch verschiedene Medikamente noch aktiviert werden, z. B. durch cortisonähnliche Stoffe, durch Testosteron oder körpereigene Androgene. Sie regen die Talgproduktion an, damit ist die Voraussetzung für ein akutes Aufflackern der Akne gegeben.

Werden zur Gesichtsreinigung Mittel mit einer falschen Zusammensetzung verwendet, kann sich die Akne verstärken. Denn bestimmte Kosmetika regen die Talgproduktion an. Besonders durch fette Salben oder Öle können die Talgdrüsen verstopfen und dadurch die Akne provozieren. In Ländern mit hohem Fettverbrauch – maßgeblich ist der Verbrauch an tierischen Fetten – ist die Akne besonders häufig. Auch durch Süßigkeiten, Limonaden, Colagetränke, Butter, Schweineschmalz, Bratensoßen und Mayonnaise wird das Auftreten dieser Hauterkrankung begünstigt. In erster Linie ist es wichtig, Süßigkeiten, Schokolade und alle vom Tier stammenden Lebensmittel auf ein Minimum zu beschränken. Auch Alkohol- und Nikotinmißbrauch fördern Hautunreinheiten und das Auftreten der Akne.

Eine schwere Akne sollte auf jeden Fall von einem Facharzt behandelt werden. Er kann mit wirksamen Antibiotika oder Vitamin-A-ähnlichen Substanzen gegen das Leiden vorgehen.

EMPFEHLENSWERTE NAHRUNGSMITTEL

Zu jedem Essen sollte mittags und abends Blattsalat gegessen werden, außerdem viele Karotten, Radieschen und rote Bete. Ergänzt durch drei- bis viermal Sellerie pro Woche. Gurken und Auberginen enthalten Nährstoffe, die für die Haut recht günstig sind. Dadurch wird das Wachstum der Bakterien gebremst und die Hautdurchblutung verbessert. Auch Brunnenkresse, Knoblauch und Zwiebel enthalten Wirkstoffe, die für eine gesunde Talgproduktion wichtig sind. Bei einer Haut, die zu Akne neigt, sollten auch getrocknete Algen gegessen werden, so z. B. Meeresspaghetti oder Kelp. Der Geschmack der Algen ist leicht salzig, aber aromatisch. Vollkornprodukte enthalten Wirk- und Mineralstoffe, die für eine gesunde Hautdurchblutung unbedingt notwendig sind. Luzernensprossen haben für die Haut ebenfalls gute Auswirkungen.

Bei hartnäckigen Fällen von Akne empfiehlt es sich, folgenden Salat zu nehmen:

30 Blätter Löwenzahn
20 Beinwellblätter
30 g Brunnenkresse
20 g Sojakeimlinge
2 EL Olivenöl, mit feingehacktem Knoblauch gemischt

Dieser Salat ist eisen-, schwefel- und kaliumreich. Er verbessert die Hautdurchblutung und desinfiziert. Die Bakterien unter der Haut können sich nicht weiter ausbreiten.

Folgende Säftemischung ist bei Akne besonders erfolgreich:

1 Papacofrucht
2 Zitronen
1 Orange
3 frische Feigen
$\frac{1}{2}$ l Wasser

Diese Früchtezusammenstellung sollte im Mixer fünf Minuten lang homogenisiert werden. Innerhalb einer halben Stunde diese Mischung langsam trinken. Sollte es keine Papacofrucht auf dem Markt geben, so kann eine reife Papayafrucht, die ähnliche Wirkstoffe enthält, verwendet werden.

Eine andere Früchtemixtur ist ebenfalls für die Haut sehr vorteilhaft:

3 Kaktusfeigen ohne äußere stachelige Schicht
5 Kapstachelbeeren
2 Zitronen
3 frische Feigen
5 entkernte Datteln
$\frac{1}{2}$ l Wasser

Mit dem Mixer wird diese Mischung zerkleinert, dann innerhalb einer Stunde getrunken. Damit wird der Körper von überflüssigen Natriumbeständen befreit. Die Verdauung wird angeregt, das Blut gereinigt und das Bakterienwachstum in den unteren Hautschichten verhindert. Nach längerer Anwendungsdauer bekommt die Haut ein frisches Aussehen, die Narbenbildung, die bei schwerer Akne öfter vorkommt, wird verhindert.

VERBOTENE NAHRUNGSMITTEL

Weißer Zucker, Weißmehlprodukte, wie z. B. Semmeln, Frühstücks-stollen, Nudeln, Kuchen, Torten, Guglhupf, Schokolade, Limonaden, Colagetränke und alles, was gebacken, gebraten oder fritiert wird, sollte vermieden werden. Jede Art von Fleisch, Geflügel und alle Milchprodukte gehören vom Speiseplan gestrichen. Anstelle von Fleisch kann bei Bedarf Fisch gegessen werden. Alle fabrikmäßig her-gestellten Speisen enthalten Antischimmelpilzmittel, Konservierungs-stoffe, Phenolderivate, Farbstoffe und entweder zuviel Salz oder Zucker. Zur Verbotsliste gehören außerdem Erdnußbutter, Schmalz und andere tierische Fette. Alle Arten von Konserven und künstlich haltbar gemachten Lebensmitteln sind zu vermeiden. Das gilt auch für jegliche koffeinhaltige Getränke und Alkohol.

PFLANZENHEILMITTEL

Bei Akne kann folgender Tee getrunken werden:

30 g Löwenzahnblätter
20 g Meisterwurz
40 g Bergschafgarbe
50 g Kamille

Diesen Tee kurz überbrühen, dann schluckweise über den ganzen Tag verteilt trinken.

Auch folgende Teemischung hat sich bei Akne bewährt:

20 g Ingwer
30 g Wegwartewurzel
20 g Löwenzahnwurzel
30 g Lapachorinde

Diesen Tee kurz aufkochen, mit Waldhonig süßen und dann langsam schluckweise über den Tag verteilt trinken.

Wenn bei Akne die Haut leicht fettig ist und glänzt, ist folgende Teemixtur anzuraten:

30 g Brennesselblätter
20 g Birkenblätter
50 g Kamille
20 g Stiefmütterchen

Die Mischung kurz überbrühen, 20 Minuten ziehen lassen und lauwarm, eventuell mit Honig gesüßt, einnehmen.

Haben sich im Gesicht bereits recht große Eiterherde angesiedelt, können über Nacht feingeschnittene Gurkenscheiben aufgelegt werden. Eventuell befestigt man die Gurkenscheiben mit einem hauchdünnen, luftdurchlässigen hypoallergenen Pflaster.

HOMÖOPATHISCHE MITTEL

Kalium bromatum D6 kann angewendet werden, wenn sich viele Eiterpusteln gebildet haben, die nahe nebeneinander stehen.

Valeriana D3 sollte dann verwendet werden, wenn der Schlaf unruhig ist, wenn in der Nacht starker Juckreiz besteht und die Neigung vorhanden ist, sich die Haut blutig aufzukratzen.

Sulfur D6 sollte bei gereizter, geröteter, entzündeter und verhärteter Haut eingenommen werden (3 × 10 Tropfen täglich).

Sulfur calcarea D6 ist einzusetzen, wenn es zu zusammenfließenden Eiterherden kommt, wenn Eitergänge unter der Haut entstehen und die Eiterpusteln einen gelben, krustenartigen Belag aufweisen und nur langsam heilen.

Sulfur hepa D6 sollte dann gegeben werden, wenn beulenartige Pusteln entstehen, die die Haut entstellen und auf jede andere Therapie nur sehr langsam und zögernd ansprechen.

Antimon laudaricum D6 ist hilfreich, wenn jede einzelne Aknepustel mit Eiter gefüllt ist und wenn auf jeder Aknestelle kleine Eitertüpfchen entstehen.

Silicea D6, 3 × 10 Tropfen täglich, sollte dann genommen werden, wenn die Akne ständig aufgekratzt wird, die Narben sehr schwer heilen und bisherige Antibiotikakuren erfolglos verlaufen sind.

HYDROTHERAPIE (WASSERANWENDUNGEN)

Mehrmals täglich sollte die Haut abwechselnd kalt und warm gewaschen werden. Beim Baden empfiehlt es sich, hautverträgliche Badezusätze zu verwenden. Auch Vollbäder mit Meersalz vom Toten Meer, angereichert mit Schwefel, Germanium und anderen Spurenelementen, sind empfehlenswert. Die Haut ist vorsichtig mit neutralem Wasser zu waschen. Anschließend ist eine Leucea-carthamoides-Salbe aufzutragen.

NAHRUNGSERGÄNZUNGSSTOFFE

Beta-Carotin, 25 mg pro Tag
Vitamin B_1, 2 mg pro Tag
Vitamin B_2, 2 × 3 mg pro Tag
Niacin, 2 × 20 mg pro Tag
Vitamin B_6, 3 × 5 mg pro Tag

Vitamin C sollte in größerer Menge eingenommen werden, dreimal
täglich etwa 500 mg. Die besten Wirkungen hat das Vitamin C, das
aus der Acerolakirsche gewonnen wird.
Von Vitamin E sind 3 × 300 mg pro Tag zu konsumieren. Am wirksamsten ist das Vitamin E, das aus Weizenkeimlingen hergestellt wird.
Zink ist besonders wichtig. 3 × 25 mg pro Tag reichen aus, um die
Haut vor Bakterien zu schützen.

MENÜ

Frühstück

2 Orangen
1 Zitrone
1 geschälte und entsteinte Mangofrucht
1 entkernte und geschälte Papayafrucht
1 l Wasser

Die Früchte werden zusammen mit dem Wasser im Mixer drei Minuten lang bei hoher Geschwindigkeit zerkleinert und homogenisiert.
Diese große Flüssigkeitsmenge füllt den Magen und läßt jedes andere
abnorme Hungergefühl vergehen.

Zwischenmahlzeit

1 Avocadofrucht

Mittagessen

3 Kartoffeln
Löwenzahnsalat
20 entkernte Oliven
2 feingehackte Knoblauchzehen
1 Prise Meersalz
20 Zwiebelringe
3 TL Distelöl
200 g Feldsalat
1 Prise Cayennepfeffer
1 TL Oregano
1 TL Basilikum
2 aufgeschnittene Tomaten

Zwischenmahlzeit

1 Becher fettarmer Joghurt

Abendessen

100 g Krabben
1 kleiner Kopf Eisbergsalat
100 g Tintenfische

Der Eisbergsalat wird mit Pfefferkörnern und Obstessig gewürzt.

Spätmahlzeit

1 Boskopapfel
2 Satsumas (eine Orangensorte)

Diese Diät ist über drei Wochen einzuhalten. Meist ist die Haut danach von Eiterpusteln, Akne und Entzündungen befreit.

ALLERGIEN

Die häufigsten Symptome einer Allergie sind eine rinnende Nase, Heiserkeit sowie wäßrige Schleimabsonderungen aus der Nase. Die Haut zeigt bei der kleinsten Berührung mit einem Kontaktallergen sofort eine Rötung und Schwellung. Müdigkeit, Depressionen und Lebensunlust können bei Allergien ebenso hervorgerufen werden wie unstillbarer Hustenreiz, gerötete Augen, Schlaflosigkeit, migräneartige Kopfschmerzen, Durchfälle und Brechreiz. Weitere Hinweise auf eine mögliche Allergie sind Herzklopfen und Verstopfung. Allgemein versteht man jedoch unter einer Allergie Symptome, die die Haut betreffen, bzw. eine Überempfindlichkeit der Schleimhäute. Ebenso kann eine Magen- oder Darmempfindlichkeit mit einer Allergie zusammenhängen.

Der Begriff »Allergie« kommt aus dem Griechischen und bedeutet »andersartige Reaktion« oder andersartiges Verhalten des Körpers auf bestimmte Stoffe. Die Stoffe, die die Allergie auslösen, heißen Allergene. Sie führen zu einer Reaktion des Immunsystems. Diese Immunantwort ist die Ursache der Allergie. Nachdem die Allergene verschiedenartiger Natur sein können, ist es manchmal gar nicht möglich, den unterschiedlichen Allergenen immer aus dem Weg zu gehen.

Es gibt jedoch in der Medizin einige Verfahren, um die Überempfindlichkeit des Immunsystems abzuschwächen. In der herkömmlichen Medizin sind Corticosteroide und Antihistaminika die Mittel, die bei Allergien mehr oder weniger erfolgreich eingesetzt werden. Allergien können auch dadurch ausgelöst werden, daß die Leber nicht imstande ist, bestimmte Stoffe zu entgiften, und sich diese Giftstoffe im Körper dann anhäufen.

Eine Substanz, die vom Immunsystem als fremdartig erkannt wird, bezeichnet man als Antigen. Wenn sich diese Antigene vermehrt in den Lymphbahnen befinden, können sie auch im Magen-Darm-Trakt, in der Leber oder Milz angetroffen werden. So versucht das Immunsystem ununterbrochen, diese krankmachenden Eindringlinge zu beseitigen, und die entsprechende Person leidet unter den allergischen Krankheitszeichen. Allergien können verstärkt auftreten, wenn eine bestimmte psychische Charakterdisposition besteht. Menschen, die zu Einsamkeit, zu Isolierung, zu Trennung, zu Überheblichkeit und zu Geiz neigen, entwickeln öfter hartnäckige Allergien als Menschen, die diese Eigenschaften nicht besitzen.

Diese Krankheit ist bei beiden Geschlechtern gleich stark verbreitet. Da bei Jugendlichen das Immunsystem besonders aktiv ist, treten bei ihnen Allergien häufiger auf als bei älteren Leuten, deren Immunsystem nicht mehr so gut arbeitet.

ALLGEMEINE MASSNAHMEN

Es sollte vor allem auf einen gesundheitsbewußten Lebensstil geachtet werden. Als erstes sind die Genußgifte Alkohol und Nikotin zu meiden. Es muß darauf geschaut werden, daß die entsprechenden allergieauslösenden Stoffe erkannt und von ihnen, so gut es geht, Abstand genommen wird.

Bei der Ernährung ist darauf zu achten, daß täglich jeweils nur drei verschiedene, von mal zu mal wechselnde Lebensmittel konsumiert werden. So kann festgestellt werden, auf welche Substanzen der Körper allergisch reagiert. Meistens setzen zwei bis drei Stunden nach dem Verzehr die ersten krankhaften Symptome ein, z. B. Hautjucken, tränende Augen, rinnende Nase, Durchfall oder Brechreiz.

EMPFEHLENSWERTE NAHRUNGSMITTEL

Tritt eine schwere Allergie auf, sollte die Ernährung hauptsächlich aus frischen Obst- und Gemüsesäften bestehen. Anstelle einer Körnerkost sind Weizenkeimlinge, Bambus- oder Luzernensprossen zu konsumieren, denn durch den Keimvorgang werden bestimmte Nahrungsmittel besonders verträglich.

Zur allgemeinen Vorbeugung dienen grüne Blättergemüse, Algenprodukte und eine vitamin- und mineralstoffreiche Kost. Diese Nahrungsumstellung baut das Immunsystem auf. Die Allergienhäufigkeit und der Schweregrad nehmen ab.

VERBOTENE NAHRUNGSMITTEL

Lebensmittel und Getränke, die das sympathische Nervensystem zu sehr erregen, sind wegzulassen. Dazu gehören Schwarztee, Kaffee, Colagetränke sowie eine fleisch- und eiweißreiche tierische Kost. Dringend abzuraten ist von glutenreichen Getreidearten, wie Weizen, Hafer und Gerste, außerdem von Weißzuckerprodukten und Weißmehlgebäck. Jede Art von Alkohol ist verboten.

Nahrungsmittel, die Rückstände von Pestiziden oder Herbiziden enthalten, und chemische Nahrungsmittelzusätze können bei Allergikern verheerende Auswirkungen haben. Auch chemisch veränderte Lebensmittel sind zu vermeiden. Denaturierte Substanzen sind imstande, bestehende Allergien zu verschlimmern. Auch pasteurisierte Kuhmilchprodukte, Käse, Milch, Eier und Eierteigwaren sind für Allergiker schlecht verträglich.

PFLANZENHEILMITTEL

Brennesselsamenextrakt sollte dreimal täglich zusammen mit Kiesel-
erdetabletten eingenommen werden.
Von einer Echinaceatinktur ist dreimal täglich ein Teelöffel voll einzunehmen.
Dadurch wird das Immunsystem richtig aufgebaut.

Folgender Tee ist bei Allergikern günstig:

30 g Brennesselwurzel
40 g Löwenzahnwurzel

Von dieser Mischung einen Teelöffel auf eine Tasse (200 ml) Wasser
geben, kurz aufkochen. Den Tee zehn bis 15 Minuten ziehen lassen
und mit Honig gesüßt langsam trinken.

Eine andere Teemischung, die bei Allergien beträchtliche Erfolge
zeigt, besteht zu gleichen Teilen aus:

Guaveblättern
Mangoblättern
Banabablättern
Pandanblättern
Malgaoblättern
Gotu-Cola-Blättern
Anissamen

Dieses Teegemisch läßt man kurz aufkochen, eine Viertelstunde lang
ziehen und konsumiert dreimal täglich eine Tasse Tee, mit Honig
gesüßt.

Wenn sich die Allergie auf Augen und Nase bezieht, sollte folgender Tee getrunken werden:

30 g Euphrasia
40 g Kamille
30 g Bergschafgarbe
20 g Viola tricolor

Von diesem Teegemisch nimmt man eine Messerspitze auf eine Tasse. Kurz aufkochen, 20 Minuten lang ziehen lassen und mit Honig süßen. Es ist notwendig, diesen Tee über drei bis vier Wochen anzuwenden, um einen optimalen Erfolg zu erreichen.

NAHRUNGSERGÄNZUNGSSTOFFE

Biotin, 3 × 250 mg pro Tag. Dadurch wird das Immunsystem aufgebaut.
Honigwaben von Bienen aus einem Gebiet mit reiner Luft, dreimal täglich ein Stück kauen.
Kelp-Algentabletten, 3 × 2 Tabletten täglich über den Tag verteilt einnehmen.
Biologisch hergestelltes Nebennierenrindenextrakt, 3 × 1 Tablette pro Tag.
Beta-Carotin, 3 × 25 mg täglich
Ascorbinsäure, 3 × 250 mg am Tag
Vitamin E, täglich 3 × 300 mg
Zinkorotat, 3 × 25 mg pro Tag
Selenmethionat, 2 × 10 µg täglich. Wenn genug Selen im Körper vorhanden ist, wird das Immunsystem so aufgebaut, daß Allergien kaum mehr auftreten.

BEWEGUNGSTHERAPIE

Um eine Allergie erfolgreich zu beseitigen, sind auch Bewegungsübungen notwendig. Das tägliche Programm sollte entweder am
Heimtrainer oder auf dem Fahrrad in freier Natur absolviert werden.
30 Minuten am Tag bei mäßiger Belastung genügen.

HYDROTHERAPIE (WASSERANWENDUNGEN)

Unter lauwarm rinnender Brause ist der Körper mit einer Natur-
haarbürste einmal täglich von . abgestorbenen Hautzellen, von
Schmutz und Bakterien zu reinigen. So können auch Toxine über die
Haut ausgeschwemmt werden. Bei manchen Allergieformen ist ein
Saunabesuch anzuraten.
Die Leber- und Milzgegend kann mit einer Rotlichtbestrahlungslampe
täglich 20 Minuten lang beeinflußt werden. Die Tiefenwirkung der In-
frarotbestrahlung regt die Entgiftungsfunktion der Leber an.

MENÜ

Frühstück

1 Teller mit Wasser und Honig angerührte Haferflocken
Als Getränk:
2 geschälte Zitronen
1 Scheibe (ca. 100 g) Zuckermelone
2 geschälte Kiwi

10 Weintrauben
½ Banane
homogenisiert mit 0,75 l Wasser

Mit diesem Getränk verliert sich der Appetit auf ungesunde Nahrungsmittel.

Mittagessen

1 Banane
20 Weintrauben
¼ Ananas
1 Zitrone
3 Feigen
1 l Wasser

Diese Mixtur wird drei bis vier Minuten homogenisiert und dann während der folgenden Mahlzeit getrunken.

3 Pellkartoffeln
2 gehackte Knoblauchzehen
3 EL Distelöl
100 g Brunnenkresse
30 Löwenzahnblätter
1 aufgeschnittene Schlangenhaargurke
1 feingeschnittene rote Bete
1 Kopf römischer Salat
1 feingeschnittener Gewürzpaprika
20 aufgeschnittene schwarze Oliven
Kürbiskernöl
Zwiebelringe

Abendessen

3 Kartoffeln
20 Cashewkerne
20 Haselnüsse
3 EL Distelöl
100 g Kombu royale (Meeresalgen in getrocknetem Zustand)

Als Getränk wird folgende Mischung zubereitet:

1 rote Williams-Christ-Birne
2 Bananen
2 Zitronen
$^3/_4$ l Wasser

Diese Obstauswahl zusammen mit dem Wasser im Mixer homogenisieren. Das wohlschmeckende Getränk stillt den Durst und das Verlangen auf Fleisch- und Milchprodukte, die für fast jede Allergie
schädlich sind. Diese modifizierte Rohkosttherapie erstreckt sich
über drei Monate.

ALZHEIMERSCHE ERKRANKUNG

Der Begriff »Alzheimer« bezeichnet sowohl eine senile wie auch eine präsenile Demenz. »Senile Demenz« bedeutet Abbau des Gedächtnisses, der Merkfähigkeit, des Urteilsvermögens im Alter. Unter »präseniler Demenz« sind Gedächtnisverlust und Verlust der Merkfähigkeit zu verstehen sowie Persönlichkeitsveränderungen vor dem 70. Lebensjahr. Das klinische Erscheinungsbild ist recht unterschiedlich. Die neurologischen Ausfallerscheinungen betreffen hauptsächlich die Schläfen- und Scheitelbeingegend. Dadurch kommt es zu Schwierigkeiten beim Sprechen, Handeln, Denken und Erkennen von Gegenständen. Die räumliche, zeitliche und persönliche Orientierungsfähigkeit sind gestört. Die Folge sind Gedächtnisausfälle, die ganz bestimmte Lebensabschnitte betreffen.

Der Verlauf der Krankheit ist schleichend, es kommt zu Gedächtnis-, Merkfähigkeits- und Orientierungsstörungen, sodann zur Bettlägrigkeit. Der Patient ist unfähig, selbst zu essen, zu trinken und seine körperlichen Bedürfnisse zu verrichten.

Es muß darauf geachtet werden, daß die Diagnose vorsichtig gestellt wird, denn Morbus Alzheimer darf nicht leichtfertig mit einer normalen Vergeßlichkeit verwechselt werden. Gedächtnisstörungen wie bei der Alzheimerschen Erkrankung treten oft im Alter auf. Je älter ein Mensch wird, desto größer ist die Wahrscheinlichkeit, an Morbus Alzheimer zu erkranken.

Die Fälle lassen keine Erblichkeit und keinen Erbgang erkennen, jedoch besteht ein um 15 Prozent erhöhtes Risiko, wenn in der Verwandtschaft Alzheimerfälle vorgekommen sind. Mit 60 Jahren befällt die Alzheimer-Krankheit ein Prozent der Bevölkerung. Mit 65 Jahren beträgt das Erkrankungsrisiko fünf Prozent und zwölf Prozent bei allen 85jährigen. Zwischen 85 und 90 Jahren beläuft sich die Alzheimer-Quote auf 33 Prozent. Die Prognose ist um so schlechter, je früher die Erkrankung einsetzt und je schwerer die Begleiterkrankungen sind.

Alzheimer beginnt mit einem allgemeinen intellektuellen Nachlassen der Leistungsfähigkeit. Die Patienten können sich für längere Zeit nicht konzentrieren, sie können kein Buch zu Ende lesen, keine Fernsehsendung richtig verstehen. Die Erkrankten werden allmählich gleichgültig gegenüber ihrem Umfeld. Sie erzählen tagelang dieselben Geschichten und wissen nicht mehr, ob sie ihre Erlebnisse der betreffenden Person schon berichtet haben. Es kommt auch zu Persönlichkeitsveränderungen. Die Sparsamen werden freigebig, die Friedfertigen streitsüchtig und die Geduldigen ungeduldig. Die persönlichen Bedürfnisse nehmen ab, es muß nur noch das Bier kalt, die Suppe warm und der Kaffee heiß sein, alles andere ist für Alzheimer-Patienten bedeutungslos.

Auffällig ist eine Reihe von Verhaltensstörungen. Die Patienten waschen sich nicht mehr, die alltäglichen Aktivitäten werden bedeutungslos, die körperliche Pflege wird vernachlässigt, die einfachsten Tätigkeiten werden unmöglich. Die Kranken können z. B. nicht mehr kochen, weil sie die Zutaten verwechseln. Die Herdplatte bleibt über Nacht eingeschaltet, ein Pullover wird verkehrt herum angezogen, weil vorn und hinten verwechselt werden. Die Patienten stehen ratlos vor der eigenen Wohnungstür und wissen nicht mehr, wo sie wohnen. Das Datum ist ihnen nicht mehr gegenwärtig. Die Geburtstage der nächsten Verwandten werden ebenso vergessen wie früher geläufige Telefonnummern. Rechts und links kann bei den Schuhen nicht mehr auseinandergehalten werden, und auch ein Reißverschluß kann weder geöffnet noch geschlossen werden. Schließlich werden nahe Angehörige nicht mehr erkannt und Personen verwechselt.

Vor allem durch klinische Testuntersuchungen kann die Diagnose des Morbus Alzheimer gestellt werden. Wenn z. B. beim Bentontest die Fehlerquote stark zunimmt oder beim Durchstreichtest zu viele Fehler gemacht werden, oder wenn beim Reihen-Subtrahieren eine starke Ermüdung auftritt und Zahlen verwechselt werden oder beim Handlung-Wechsler-Intelligenztest der Handlungteil besonders schlecht ausfällt, dann liegt die Diagnose »Alzheimersche Erkrankung« vor. Durch Laboruntersuchungen kann die Diagnose noch bestätigt werden.

Das Vorhandensein einer anderen neurologischen Erkrankung, z. B. einer Schüttellähmung, schließt eine Alzheimersche Erkrankung aus. Denn beim Parkinsonkranken entwickelt sich eine eigenständige Gedächtnisstörung oder Demenz. Ein sicherer Hinweis für die Diagnose eines Morbus Alzheimer sind Konzentrationsstörungen. Die Gedächtnisstörungen betreffen hauptsächlich die Ereignisse der letzten Zeit, während das Langzeitgedächtnis erstaunlich gut erhalten bleibt. Auch die Schrift weist bei Alzheimer-Patienten charakteristische Veränderungen auf. Die Satzzeichen werden nicht mehr korrekt gesetzt. Die Reihenfolge Subjekt – Prädikat – Adjektiv – Adverb gerät durcheinander.

Das Rechnen ist im frühen Stadium der Erkrankung bereits gestört. Besonders fortlaufende Subtraktionen oder Additionen können kaum mehr durchgeführt werden. Es kommt zu Agnosien, wobei Gegenstände nicht mehr erkannt werden können, z. B. wird ein Mobiltelefon mit einer Taschenlampe verwechselt; obwohl ein Kalender vorhanden ist, kann das Datum nicht angegeben werden; trotz Armbanduhr können die Alzheimer-Kranken die Zeit nicht mehr nennen. Die Nachtzeit wird als Tageszeit erlebt und umgekehrt. Mitten in der Nacht stehen die Patienten auf und wollen einkaufen gehen.

Wenn Störungen des Benennens, des Lesens und des Schreibens auftreten, spricht man von einer Aphasie oder Agraphie. Das Sprechen ist unzusammenhängend, und es können keine richtigen Sätze mehr gebildet werden. Die Sätze bleiben unvollständig, es werden Satzteile sinnlos wiederholt oder bestimmte Wortteile drei- bis viermal immer wieder ausgesprochen. Die Schrift wird unzusammenhängend und unleserlich. Telefonvorwahlen werden mit der Postleitzahl verwechselt.

Es muß darauf geachtet werden, daß Kranke nicht ein Fenster öffnen und glauben, es sei die normale Ausgangtür. Manchmal gehen Patienten zu einer Schranktür, öffnen sie und wollen den Raum verlassen.

EMPFEHLENSWERTE NAHRUNGSMITTEL

Vollkornprodukte sind empfehlenswert, denn darin sind sehr viele Mineralstoffe und Spurenelemente enthalten, die für die normale Gedächtnisfunktion notwendig sind, z. B. Zink, Molybdän, Selen, Germanium. Denn die Gehirnüberträgerstoffe (Neurotransmitter) funktionieren nur dann, wenn bestimmte Mineralstoffe als Katalysatoren vorhanden sind.

Sojabohnen und Sojabohnenprodukte sind für die Gedächtnisfunktion besonders wichtig, weil sie Stickstoffverbindungen enthalten, die vom Gehirn unbedingt gebraucht werden. Wichtig ist der Genuß von Früchten, um einer Alzheimerschen Erkrankung vorzubeugen oder eine beginnende Alzheimer-Erkrankung rückgängig zu machen.

Bei Störungen des Kurzzeitgedächtnisses ist die Balsampflaume sehr günstig, denn mit ihrer Hilfe kann die Speicherung von Gedächtnisinhalten besonders schnell erfolgen. Die Avocadofrucht enthält Vitamine und Spurenelemente, die als Katalysatoren des Kurzzeitgedächtnisses gut zu verwenden sind. Damit das Langzeitgedächtnis erhalten bleibt, ist besonders die Papacofrucht empfehlenswert. Diese Frucht kommt aus den hochgelegenen Andentälern. Sie ist in Ecuador, Peru, Bolivien und Venezuela beheimatet und benötigt zum Gedeihen ein kühles, jedoch frostfreies subtropisches Klima und einen leicht alkalischen Boden mit hohem Magnesium-, Kalk- und Phosphatgehalt.

Damit die Verbindung zwischen Kurz- und Langzeitgedächtnis aktiviert wird, ist die Kapstachelbeere, ein ungiftiges, bekömmliches Nachtschattengewächs, hervorragend geeignet. Sie heißt auch Peruanische Judenkirsche. Diese Frucht besitzt Enzyme, die Flavonoide und Botenstoffe enthalten, die für die Funktion eines normalen Gedächtnisses notwendig sind.

Die Kerne der Passionsfrucht, die mitgegessen werden, sind reich an wertvollen Enzymen, die das Abrufen von Gedächtnisinhalten erleichtern. Dattelpflaumen fördern die Gedächtnisfunktionen und sind für die Aufmerksamkeit, die Vigilanz und schnelle Abrufbarkeit von Gedächtnisinhalten wichtig. Besonders empfehlenswert sind die Früchte, die aus dem Sacramentotal in Kalifornien kommen. Die japanischen Früchte, die in der Nähe von Kyoto und Kobe angebaut werden, sind germanium- und selenreich und damit außerordentlich wirksam.

Von den Gemüsesorten sind Brunnenkresse, Kapuzinerkresse, die Urtbohne, Rosenkohl, Brokkoli und Schnittsalat hervorzuheben. Sie sorgen für eine ungestörte Gedächtnisfunktion und das über lange Zeit. Von den Algenprodukten sind besonders Kelp, Chlorella und Spirulina für das Gedächtnis gut geeignet. Durch einen hohen Eiweiß- und Bioflavonoidgehalt ist Quinoia günstig, um das Gedächtnis leistungsfähig zu halten.

VERBOTENE NAHRUNGSMITTEL

Koffeinhaltige Getränke, Tee, Schokolade, Kakao, Cola, Alkohol in jeder Form sind für die Gedächtnisfunktionen störend und von katastrophalen Auswirkungen. Bevor nämlich die Leber zerstört ist, zersetzt sich das Gehirn. Tabak in jeder Form ist abzulehnen, denn durch Nikotin werden die Hirngefäße so beengt, daß eine ausreichende Durchblutung nicht mehr möglich ist. Industriezucker ist zu vermeiden, Industriemehl ebenso. Auch jede Art von tierischen Fetten sollte strikt vom Speiseplan gestrichen werden.

PFLANZENHEILMITTEL

Besonders bewährt haben sich Guarana-Ginseng-Präparate. Von diesen Mitteln sollten drei Kapseln vor den Mahlzeiten eingenommen werden. Auch das immunsystemstärkende Gugul sollte in der Dosierung von dreimal täglich einer Kapsel eingesetzt werden, denn dadurch können Autoimmunprozesse, die zur Zerstörung des Gedächtnisses führen, rechtzeitig blockiert werden.

Wenn die Gedächtnisstörungen schon ein größeres Ausmaß erreichen, sollte Uncaria tomentosa in der Dosierung von 3 × 500 mg pro Tag eingenommen werden. Uncaria tomentosa wächst im tropischen Urwald und besitzt eine besonders intensive, regenerierende Wirkung auf das Immunsystem, auf das Gedächtnis und auf die Großhirnrinde. Mit der Uncaria tomentosa wird die Vigilanz, die Wachsamkeit, die Aufnahme und die Konzentrationsfähigkeit verbessert.

BEWEGUNGSTHERAPIE

Um einer Alzheimererkrankung vorzubeugen, sind ganz bestimmte Bewegungsübungen notwendig, z. B. jeden Tag eine halbe Stunde laufen, eine halbe Stunde wandern, zehn Minuten schwimmen oder dreimal fünf Minuten am Heimtrainer bei 100 Watt treten. Auch Streck- und Dehnübungen sind empfehlenswert, denn sie erleichtern die Blutzufuhr zum Gehirn.

NAHRUNGSERGÄNZUNGSSTOFFE

Beta-Carotin, 3 × 30 mg pro Tag
Vitamin-B-Komplex, täglich 3 × 1 Kapsel
Vitamin C, 3 × 100 mg pro Tag
Vitamin E, 2 × 200 mg täglich
Calcium, 3 × 500 mg am Tag
Magnesium, täglich 3 × 150 mg
Geleé royale, 2–3 Kapseln zu 250 mg pro Tag

MENÜ

Frühstück

1 Zitrone
5 Datteln
1 Mandarine
½ Apfel
in 1 l Wasser homogenisieren.

Dazu:
150 g Brunnenkresse
2 zerdrückte Knoblauchzehen
30 Löwenzahnblätter
20 entkernte schwarze Oliven
feingeriebene Chilischoten als Gewürz
1 Prise Meersalz
3 TL Kürbiskernöl
2 TL Aceto balsamico

Mittagessen

Dasselbe Getränk wie zum Frühstück, dazu:

200 g Haferflocken
4 EL Rosinen
1 EL Honig
250 g Magerjoghurt

Dazu:
200 g Feldsalat
30 Löwenzahnblätter
5 Karotten geraspelt
1 in Scheiben geschnittene rote Bete
1 Prise Meersalz
2 EL Olivenöl

Abendessen

3 Kaktusfeigen
1 Zitrone
1 Apfel
1 Passionsfrucht
1 Kaki
in 1 l Wasser homogenisiert

Dazu:
1 Teller geriebene Haselnüsse mit
Haferflocken
getrockneten Apfelscheiben
1 Handvoll getrockneter Aprikosen
250 ml Magerjoghurt

Bei dieser Ernährungsweise stabilisiert sich das Allgemeinbefinden, die geistige Leistungsfähigkeit nimmt zu, das Kurzzeitgedächtnis bessert sich. Die Diät ist über einen längeren Zeitraum unter fachärztlicher Betreuung durchzuführen.

ANALER JUCKREIZ

Bei dieser unangenehmen Erkrankung kommt es zu einer vermehrten Schleimbildung der Analdrüsen. Dadurch wird die Umgebung der Drüsen gereizt, und ein oft unerträglicher Juckreiz tritt auf. Es können sich Hämorrhoiden bilden und Analfissuren, die recht schmerzhaft sind. In schweren Fällen kann eine Enddarmentzündung entstehen.

Die Ursache dieser Erkrankung liegt in einer verminderten Entgiftungsfunktion der Leber. Die im Blut verbleibenden Giftstoffe reizen dann die Haut und Schleimhäute. Meist ist die Lymphzirkulation im Analbereich gestört. Lebererkrankungen sind häufig die Folge falscher Lebensgewohnheiten und Ernährungsformen. Auch zuviel tierische Fette oder zuviel tierisches Eiweiß können diese Krankheit auslösen.

ALLGEMEINE MASSNAHMEN

Alles, was die Leber und die Milz stärkt, ist vorzuziehen. Alle Mittel, die die Abwehrlage steigern, das Immunsystem aufbauen und die Entzündungsbereitschaft des Körpers verringern, sind geeignet, den analen Juckreiz zu lindern.

Besonders wertvoll sind gymnastische Übungen, Beckenbodengymnastik und andere Bewegungsübungen, wie z. B. Schwimmen, Laufen und Wandern. Auf diese einfache Weise werden die Blutzirkulation im Enddarmbereich und der Lymphabfluß gefördert.

Empfehlenswerte Nahrungsmittel

Vor allem Nahrungsmittel mit einer natürlichen Säure, wie z. B. Orangen und Zitronen, Sauerkraut und Berberitzen, Kiwis, Grapefruits, Trauben und saure Äpfel können die Darmfunktion verbessern, die Entgiftungsfunktion der Leber anregen und den unangenehmen Juckreiz beseitigen.

Zweimal täglich sollte grünes Gemüse verzehrt werden. Auch Karottensaft ist für die Entgiftung der Leber vorteilhaft. Löwenzahnblätter sind imstande, durch natürliche entzündungshemmende Eigenschaften den Juckreiz zu lindern. Radieschen entgiften ebenfalls die Leber und fördern eine normale Ausscheidungsfunktion des Darms.

Verbotene Nahrungsmittel

Weißer Zucker, tierische Fette und starke Gewürze, wie z. B. Chilischoten, und alles, was die Leber belastet, ist wegzulassen. Auch jede Art von Bier, Wein und colahaltigen Getränken sollte vermieden werden.

Bewegungstherapie

Regelmäßige Übungen am Heimtrainer sind anzuraten. Empfehlenswert ist, das Training mit 15 Minuten bei 50 Watt zu beginnen und Woche für Woche um jeweils zehn Watt bis auf 45 Minuten zu steigern.

PFLANZENHEILMITTEL

Auf die juckende Stelle sollte eine Mischung von Aloe-vera-Gel mit Melaleucaöl zu gleichen Teilen gegeben werden. Dadurch werden Bakterien- und Pilzinfektionen beseitigt. Der Juckreiz läßt innerhalb kurzer Zeit nach.

Bei juckendem After ist folgende Teemischung zu trinken:

Löwenzahnwurzeln
Kalmuswurzeln
Lapachorinde

zu gleichen Teilen. Für einen Tee (200 ml) verwendet man eine Messerspitze dieser fein gemahlenen Mischung. Die Mixtur ungefähr zehn Minuten aufkochen, dann 20 Minuten lang ziehen lassen. Der Tee wird mit Honig gesüßt, langsam und schluckweise getrunken.

Zweimal am Tag sollte eine Salatmischung aus folgenden Zutaten gegessen werden:

1 Kopf Endiviensalat
3 feingeschnittene Karotten
30 Löwenzahnblätter
3 gehackte Knoblauchzehen
4 EL Distelöl

Am Abend sollten drei Kapseln Aloe vera zu je 500 mg eingenommen werden. Auch Zinkorotat ist empfehlenswert, in der Dosierung von 3 × 25 mg am Tag. Eine spezielle Vitaminmischung mit Mineralstoffen und Kieselerde, dreimal täglich eine Kapsel, ist geeignet, den Körper zu entgiften und den Juckreiz zu beseitigen.

MENÜ

Frühstück

Orangen
Grapefruits
Zitronen
Feigen
Weintrauben
homogenisiert mit 750 ml Wasser

Dieses wohlschmeckende Getränk wird sehr gern getrunken.

Mittagessen

4 Kartoffeln
30 Löwenzahnblätter
100 g Weizenkeimlinge
3 gehackte Knoblauchzehen
1 Kopf römischer Salat
4 EL Distelöl

Abendessen

Brunnenkressesalat, gemischt mit
feingeschnittener roter Bete
10 Zwiebelringen
30 entkernten schwarzen Oliven
3 EL Distelöl

Spätmahlzeit

2 Vitamin-Kieselerde-Tabletten
$\frac{1}{4}$ l Sahnejoghurt mit Haselnüssen

In der Regel ist bei diesem Diätplan der Juckreiz bereits nach drei Wochen verschwunden. Die Haut rund um den After ist wieder glatt, ohne Analfissuren und ohne wäßrige Sekretbildung. Als Nebeneffekt dieser Therapie verbessern sich die Blutfettwerte. Auch die Immunglobuline erreichen normale Werte. Nach sechs Wochen ist die Therapie abgeschlossen.

Anämie (Blutarmut)

Die Symptome der Blutarmut sind wachsartige Blässe, leichte Erschöpfbarkeit, Müdigkeit, Schwindelgefühl, Kopfschmerzen, Kopfdruck, Depressionen, schlechte Wundheilung, Nachlassen aller sexueller Aktivitäten, Juckreiz, brüchige Fingernägel, nervöses Zittern, Kurzatmigkeit, Herzklopfen, niedriger Blutdruck, unregelmäßiger Herzschlag.

Eine Anämie kann auch daran erkannt werden, daß das Weiße der Augen extrem blaß und die Zunge auffallend hellrötlich gefärbt ist. Wenn eine Leberkrankheit hinzukommt, ist die Zunge lackartig oder himbeerfarben verändert. Die Nagelbetten und die Fingerspitzen sind sehr weiß und blaß, ebenso die Handinnenseiten. Die Wangen und Mundschleimhaut zeigen eine auffallende Blässe. Die Blutkörpersenkung ist stark erhöht, die Anzahl der weißen und roten Blutkörperchen ist meistens drastisch vermindert. Der Eisenstoffwechsel ist gestört. Bei Frauen kann Eisenmangel durch überaus starke Menstruationsblutungen hervorgerufen werden.

Bei falschen Nahrungsgewohnheiten nimmt der Körper ungenügend Eisen auf. Die Folge ist ein gravierender Hämoglobinmangel. Das führt zu Erschöpfung, Müdigkeit, Konzentrationsschwäche, Lernstörungen, erhöhter Unfallbereitschaft, Reizbarkeit, Angst- und Mißstimmungen. Meistens ist die Blutarmut das Ergebnis einer ungünstig zusammengestellten Nahrung, in der zuwenig aufnahmefähiges Eisen vorhanden ist. Außerdem ist es möglich, daß zuviel Eisen durch Blutungen, Unfälle oder Verletzungen verlorengeht. Die Blutungen können auch innerlich sein, so daß durch den Darm größere Mengen Blut ausgeschieden werden. Das ist z. B. bei blutenden Magen- und Zwölffingerdarmgeschwüren der Fall. Bei dieser Art von interner Blutung ist der Stuhlgang schwarz gefärbt und von pechartiger Konsistenz.

In manchen Fällen kann durch eine ausreichende Eisen- und Vitaminzufuhr die Anämie behoben werden. Vor allem Vitamin-B_{12}-haltige

Nahrungsmittel sollten verzehrt werden. Auch Vitamin C sollte in großer Menge eingenommen werden.

Anämie wird häufig bei jungen Frauen nach mehrfachen Schwangerschaften festgestellt bzw. bei Störungen der Menstruation, bei denen mehr Blut verloren wird als gebildet werden kann. Eine Schwangerschaft kann Anämie auslösen, weil in dieser Zeit besonders viel Eisen gebraucht wird.

EMPFEHLENSWERTE NAHRUNGSMITTEL

Günstig sind vor allem rohe Obst- und Gemüsesorten, aber auch Hülsenfrüchte, Körner, Nüsse und Weizen- oder Gerstenkeimlinge. Diese ursprüngliche Nahrungsform ist reich an pflanzlichen Eiweißen, Kupfer, Vitaminen und ausreichend eisenhaltig. Das Eisen, das durch Rohkost zugeführt wird, ist besonders leicht vom Körper aufzunehmen. Wenn zuviel gekochte Nahrung konsumiert wird, ist der Eisengehalt im Blut auffallend niedrig. Deshalb sollten Früchte und Gemüsesorten hauptsächlich roh gegessen werden. Bohnen und Hülsenfrüchte sind nur kurz zu kochen, so daß der Vitaminverlust durch Erhitzen nicht schwer ins Gewicht fällt.

Nahrungsmittel mit viel Vitamin B$_{12}$ sind Eier, Bittermandeln, Fischsorten wie Kabeljau, Dorsch und Scholle, Aprikosen, Pflaumen, Äpfel, Grapefruits, getrocknete Algen, Miso-Soja-Produkte, Weizenkeimlinge, Sonnenblumenkerne, Spirulina-Algen. Andere Nahrungsmittel, die viel Eisen enthalten, sind: Meeresfrüchte, Krabben, Tintenfische, Eidotter, Melasse, rote Bete, Karotten, dunkelgrüne Gemüsesorten, wie z. B. Kohl, Brokkoli, Petersilie, Sellerie, Weißkraut, Gurken, Auberginen, Laucharten, Brunnenkresse. Getrocknete Früchte und Beeren sind ebenfalls reich an gut verwertbarem Eisen, wie Himbeeren, Yamsfrüchte, Datteln, Bananen, Balsampflaumen, Papacofrüchte.

Frisch gepflückte Granatäpfel sind sehr eisen- und mineralstoffreich
und können bei Anämie den Eisenhaushalt ausgleichen. Bei Eisenmangel sind die Jostabeere, Ananas und Guave (diese Frucht heißt
auch Feijoa) empfehlenswert. Ebenso bieten Preiselbeeren und bestimmte Zitronensorten einen ausreichend hohen Eisengehalt, der
sich bei Blutarmut günstig verwerten läßt. An Gemüsesorten sind besonders die Chajotefrüchte zu nennen. Chinakohl ist stark eisenhaltig
und kann ebenso wie Feldsalat eine Anämie günstig beeinflussen. Jedoch sollten nur frische Salatarten verwendet werden, weil dann die
Eisenaufnahme besonders intensiv erfolgen kann.

Folgende Salatmischung ist anzuraten:

100 g Feldsalat
1 kleine Gurke
1 geschnittener Gemüsepaprika
100 g Brunnenkresse
3 gehackte Knoblauchzehen
4 TL Distelöl

Dieser Salat ist nach längerer Anwendungsdauer imstande, die Eisenaufnahme des Körpers zu normalisieren und einen zu niedrigen Hä-
moglobinspiegel im Blut schrittweise zu erhöhen.

Empfehlenswert ist bei Anämie folgendes Getränk:

$1/2$ rote Bete
1 Zitrone
3 Erdmandeln
20 Löwenzahnblätter
1 Golden Delicious Apfel
$3/4$ l Wasser

Diese Mischung läßt man drei bis vier Minuten homogenisieren und
trinkt sie dann innerhalb einer halben Stunde.

NAHRUNGSERGÄNZUNGSSTOFFE

Vitamin-B-Komplex, 3 × 50 mg pro Tag
Vitamin B_2, täglich 1 × 4 µg
Vitamin B_6, 3 × 3 mg pro Tag
Folsäure, 3 × 100 µg am Tag
Vitamin C, 3 × 500 mg pro Tag, am besten in Form von Kautabletten
Vitamin E sollte im Dosisbereich von täglich 300–900 mg eingenommen werden.
Calcium ist in der Dosierung von 3 × 250 mg pro Tag zu konsumieren.
Eisenglukonatkapseln sollten zu 3 × 25 mg pro Tag eingenommen werden. Eisen sollte aber nur dann zugeführt werden, wenn die Eisenspeicher des Körpers erschöpft sind.
Kupfer kann pro Tag im Dosisbereich von 10–20 mg konsumiert werden.
Eine Zinkzufuhr verbessert die Eisenaufnahme im Körper. Von Zink braucht der Körper mindestens 2 × 25 mg täglich – in der Form von Zinkorotat kann der Körper das Zink besonders gut verwerten.

MENÜ

Frühstück

1 Müsli mit
aufgeschnittenen Orangen
aufgeschnittener Ananas
100 g Himbeeren
30 Weintrauben
1 aufgeschnittenen Kiwi
4 in Scheiben geschnittenen Bananen

Dazu einen gemixten Saft:

Orangen
Grapefruits
Äpfel
Zitronen
mit 750 ml Wasser homogenisiert

Zur Stärkung der Widerstandskraft kann das Frühstück mit 100 ml geschlagener Sahne und vier Eßlöffeln Honig angereichert werden.

Mittagessen

4 gekochte Kartoffeln in der Schale

Dazu einen Salat:
100 g Sellerie
100 g Apfel
100 g rohe rote Bete
30 g Mandelstifte
4 EL Distelöl
gehackte Knoblauchzehen
1 Prise Meersalz

Zwischenmahlzeit

250 ml Joghurt mit
Erdbeeren
Schlagsahne
Haferflocken
Himbeeren
Brombeeren

Abendessen

Brombeermüsli, wie folgt zubereitet:

3 EL Hirse
½ Tasse Wasser
1 EL Sonnenblumenkerne
10 getrocknete Aprikosen
1 Golden-Delicious-Apfel
1 Banane
100 g Brombeeren

Darüber kommen:
2 EL Honig
50 g Schlagsahne

Dieses Brombeermüsli hat einen besonders hohen Eisen-, Kalium-, Mangan-, Magnesium- und Molybdängehalt.

Spätmahlzeit

Endiviensalat in folgender Zusammensetzung:
300 g Endiviensalat
3 Scheiben Lavelozbrot
3 gehackte Knoblauchzehen
4 EL Kürbiskernöl
30 Löwenzahnblätter
100 g Brunnenkresse
1 EL Zitronensaft
1 Tomate zum Garnieren

Über den Tag verteilt sind ein bis eineinhalb Liter von folgendem Tee zu trinken:

Ginseng-Pulver
Guarana-Pulver
Leucea-carthamoides-Wurzel-Pulver
zu gleichen Teilen gemixt. Mit Honig süßen.

Die Kur sollte ein halbes Jahr andauern.

ANGINA PECTORIS (HERZBESCHWERDEN)

Der Hauptschmerz bei Angina pectoris ist ein Druck in der Brustgegend. Dieser Druck kann manchmal sehr stark sein und zehn Minuten bis zu einer Viertelstunde anhalten. Oft klagt der Kranke über einen ausstrahlenden Druckschmerz, der sich bis in die Schultergegend und sogar bis zu den Zähnen und dem Oberkiefer ausdehnt. In vielen Fällen wird dieses Krankheitsbild von einem Völlegefühl in der Brust begleitet. Die Kehle ist wie zugeschnürt, der Oberkiefer schmerzt. Es kommt zu Schmerzen im linken Arm, die sich bis zum kleinen Finger hinziehen können. Weitere Symptome sind Übelkeit, Brechreiz, kalter Schweiß, Drehschwindel und Kurzatmigkeit.

Angina pectoris heißt wortwörtlich übersetzt »Engegefühl in der Brust«. Als Ursache wird eine nicht ausreichende Blutzufuhr in den Herzkranzgefäßen vermutet. Dieser Zustand wird als Ischämie bezeichnet. Eine zunehmende Arteriosklerose der Herzkranzgefäße verursacht dann die Beschwerden. Diese Krankheit entsteht als Folge einer Ernährung, die reich an tierischen Fettstoffen und Eiweißprodukten ist. Je höher die tägliche Cholesterinzufuhr ist, desto wahrscheinlicher tritt eine Angina pectoris auf. Die Beschwerden sind als Vorstadium eines Herzinfarkts durchaus ernst zu nehmen.

In erster Linie werden Männer von der Angina pectoris befallen, wobei bestimmte Altersgruppen bevorzugt sind. Diese Krankheit tritt bei Menschen mit der westlichen Lebensart oft schon im Alter von 30 bis 40 Jahren auf. In vielen Fällen läßt sich eine erbliche Disposition nachweisen. Bei der Angina pectoris kommt es zur Erhöhung der Blutfette. Meistens liegt der Meßwert des Cholesterins bei weit über 200 mg/dl, der der Triglyceride zwischen 300 und 600 mg/dl. Auch die Leberfunktionsproben sind bei dieser Krankheit erhöht. Die Beteiligung der Leber ist so zu verstehen, daß durch jahrelange Ernährungssünden auch dieses Organ zu leiden beginnt.

Kurz bevor ein Herzanfall oder eine Herzinfarktattacke zu erwarten ist, zeigen sich im Blut bestimmte Enzyme, die auf den Herzinfarkt hinweisen können. Akute Lebensgefahr besteht, wenn der Unterbauchumfang mehr als 90 cm beträgt. Je höher der Bauchumfang im mittleren Alter, desto größer ist die Gefahr, einen Herzinfarkt zu erleiden.

Wenn z. B. ein Mann 30 bis 40 Jahre lang geraucht hat, sich wenig bewegt, fette, cholesterinreiche Nahrung zu sich nimmt, ist das Risiko, einen Herzinfarkt zu erleiden, besonders hoch. Vor allem dann, wenn der Cholesterinwert über 250 mg/dl und der Triglyceridwert über 300 mg/dl liegt.

Bei der Neigung zu Angina pectoris empfiehlt es sich, die Blutfettwerte alle sechs bis acht Wochen kontrollieren zu lassen, so daß jeder Cholesterinanstieg rechtzeitig bemerkt und korrigiert werden kann. Auch die Blutdruckwerte sollten zwei- bis dreimal täglich gemessen werden. Durch Bewegungstraining sowie durch Knoblauch-Herz-Kapseln kann der Blutdruck auf ein tiefes Niveau gestellt werden. Jede größere Blutdruckschwankung sollte vermieden werden. Ideal ist der Blutdruck, wenn er bei 120/80 mmHg eingestellt ist und keine größeren Schwankungen vorkommen.

ALLGEMEINE MASSNAHMEN

Es sollte jede Art von tierischem Eiweiß vermieden werden. Von gesättigten Fetten und cholesterinreichen Nahrungsmitteln ist auf jeden Fall Abstand zu nehmen. Besonders, wenn in der Familie bei den Eltern oder Großeltern Herzinfarkte vorgekommen sind, sollte darauf geachtet werden, daß der Cholesterinspiegel 150 mg/dl nicht überschreitet.

Bei einer Neigung zu Angina pectoris und der Veranlagung zum Herzinfarkt muß auf jeden Fall ein regelmäßiges körperliches Übungsprogramm absolviert werden. Das bedeutet, daß jeden Tag am Heimtrainer bei 100 Watt eine halbe Stunde lang trainiert wird. Die halbe Stunde kann auch auf fünfmal sechs Minuten über den Tag verteilt werden. Ideal ist es, das Trainingsprogramm auf dem Heimtrainer wöchentlich um zehn Watt zu steigern. Je intensiver das Bewegungstraining im Zusammenhang mit einer cholesterinarmen Diät durchgeführt wird, desto besser sind die Überlebenschancen, und um so größer ist die Wahrscheinlichkeit, einen Herzinfarkt zu vermeiden.

EMPFEHLENSWERTE NAHRUNGSMITTEL

Vor allem hat Vollkorn auf dem Speiseplan zu stehen. Günstig ist auch das Lavelozbrot. Frische Obst- und Gemüsesorten dürfen auf dem Ernährungsplan von Angina-pectoris-Kranken nicht fehlen. Bestimmte Salatsorten sind imstande, die Herzdurchblutung zu erhöhen und die Ablagerungen in den auf- und absteigenden Coronargefäßen zum Großteil zu beseitigen.

Die Nahrung sollte reich an natürlichem Vitamin C und E sein. Auch Beta-Carotine sind durch pflanzliche Kost in großer Menge aufzunehmen. Dadurch wird die Häufigkeit und der Schweregrad der Angina-pectoris-Anfälle vermindert.

Lachs, Forelle, Dorsch und Kabeljau sind Fischsorten, die durch ihren hohen Gehalt an Omega-3-Fettsäuren (vielfach ungesättigt) eine positive Wirkung bei Angina pectoris ausüben und die Anfallshäufigkeit und deren Schweregrad günstig beeinflussen.

Jedes Nahrungsmittel, das cholesterinarm, faser- und mineralstoffreich ist, ist vorteilhaft, um einer Herzerkrankung auszuweichen. Bei der Gefahr von Angina-pectoris-Anfällen ist es notwendig, daß der Faseranteil in der Nahrung von 30 auf 100 g täglich erhöht wird.

Damit wird die Neigung, Fette in den Coronararterien abzulagern, eingeschränkt.

Amerikanische Forschungsergebnisse haben gezeigt, daß die menschliche Kost radikal geändert werden muß, um einem Herzinfarkt aus dem Weg zu gehen. Statt Milchprodukten sollte Kokosmilch, statt Fleisch zwei- bis dreimal pro Woche Fisch verzehrt werden. Geflügel und Eier sowie Käse und Molkereiprodukte können die Gefahr einer schweren Angina pectoris steigern und Herzanfälle auslösen. Je stärker diese Anfälle sind, desto strenger muß die Diät erfolgen und desto intensiver muß das Bewegungstraining aufgebaut werden.

VERBOTENE NAHRUNGSMITTEL

Nahrungsmittel, die reich an gesättigten Fettsäuren sind, z. B. rotes Fleisch, Eier, Geflügel, sind vom Speiseplan zu streichen. Beim Geflügel ist es besonders die Haut, die cholesterinreich ist, da sich unter der Haut das fettreiche Bindegewebe befindet. Auf jeden Fall sind Vollmilchprodukte zu vermeiden. Wer auf Milchprodukte nicht verzichten will, sollte wenigstens ein Glas Magermilch trinken oder zwei bis drei Teelöffel mageren Käse verwenden.

Mehr als ein bis zwei Tassen Tee sind bei Angina pectoris verboten. Durch starkes Kaffeetrinken kann bei dieser Krankheit ein Anfall ausgelöst werden, weil Koffein den Blutdruck unter Umständen stark erhöht. Colagetränke sind ebenfalls nicht anzuraten, da sie zu natriumreich, zu süß und zu kalorienreich sind. Bei Angina pectoris muß der Natrium- und Natriumchloridverzehr (Salz) eingeschränkt werden. Eine Kochsalzmenge von ein bis zwei Gramm täglich reicht aus. Jedes Mehr ist für das Herz schädlich. Auch Lebensmittel, die viel Salz enthalten, sollte man vermeiden. Dazu gehören: Senf, Mayonnaise, geräuchertes oder gepökeltes Fleisch. Ebenso sind chemisch veränderte Öle und Fette, wie z. B. Margarine, von der Nahrungsliste zu streichen.

BEWEGUNGSTHERAPIE

Durch eine entsprechend sinnvolle Bewegungstherapie sowie einen gut durchdachten Ernährungsplan lassen sich auch hartnäckige Fälle von Angina pectoris in kurzer Zeit ausheilen. Das Bewegungstraining sollte jedoch langsam und vorsichtig in der Belastung gesteigert werden (siehe Seite 49). Jedes Wettkampftraining ist zu unterlassen. Der Sport sollte als Ausdauerübung betrachtet werden und nicht als Leistungssport. Leistungssport kommt bei jedem Angina-pectoris-Kranken einem Selbstmord gleich, denn jede Überanstrengung kann bei dieser Erkrankung tödliche Komplikationen auslösen.

PFLANZENHEILMITTEL

Knoblauchextrakte senken das LDL (low density lipoprotein), die Cholesterinfraktion mit schlechten Auswirkungen auf das Herz. Bei Herzkranken sollte dieses Lipoprotein unter 120 mg/dl liegen. Um Angina-pectoris-Anfälle abzuschwächen, ist eine Kombination aus Mistel-Knoblauch-Weißdorn in Kapselform anzuraten, z. B. dreimal zwei Kapseln täglich. Ein Ginkgo-Präparat ist empfehlenswert, um die Coronardurchblutung zu steigern.

Für die Durchblutung der Herzkranzgefäße ist es günstig, jeden Tag von der folgenden Tinktur 3 × 4 Tropfen einzunehmen:

50 g Leucea-carthamoides-Tinktur
50 g Extractum guarana
50 g Extractum Eleutherokokkus

Diese Tinktur ist wohlschmeckend und tonisiert das Herz-Kreislauf-System.

NAHRUNGSERGÄNZUNGSSTOFFE

Vitamin E, das aus natürlichen Quellen gewonnen wird, sollte in der Dosierung von 3 × 300 mg täglich eingenommen werden. Außerdem sind Vitamin-C-Tabletten in der Tagesdosis von 3 × 500 mg anzuraten. Dazu eine Tablette Vitamin B-Komplex, um die Vitaminversorgung des Körpers optimal zu gestalten.

In manchen Fällen von Angina pectoris ist es günstig, täglich 3 × 5 µg Selen einzunehmen. Auch Germanium kann in der Dosis von 1–2 µg pro Tag konsumiert werden. In dieser Dosierung hat Germanium einen guten Einfluß auf den Herzstoffwechsel.

PSYCHOTHERAPEUTISCHE HILFE

Täglich sollte für mindestens zehn Minuten meditiert werden. Bei der Meditation kann man sich vorstellen, daß der ganze Körper entspannt ist, die Muskulatur sich der Reihe nach von oben bis unten entspannt. Es sollte darauf geachtet werden, daß vollkommene Ruhe eintritt. In diesem Zustand soll dann der Herzschlag regelmäßig gespürt werden. Dann übt man, den eben erlernten Ruhezustand immer und überall aufrechtzuerhalten. Dadurch wird jede Hektik, jede Hast, jede Eile von vornherein ausgeschaltet. Streit, Unfrieden, Unzufriedenheit, Haßgedanken sind unter allen Umständen zu vermeiden, denn alles, was die Seele belastet, belastet das Herz.

MENÜ

Frühstück

½ rote Bete
2 Zitronen
20 Weintrauben
½ Chilischote
750 ml Wasser

Diese Mischung läßt man drei bis vier Minuten im Mixer auf hoher Stufe homogenisieren und trinkt sie dann schluckweise.
Das Frühstück sollte Vollkornbrot mit Lavelozkraut enthalten. Als Brotaufstrich ist Distelöl mit feingehackten Knoblauchzehen zu empfehlen.

Zwischenmahlzeit

Am Vormittag folgende Säftemischung:

1 entkernte und geschälte Mango
½ Papayafrucht mit den Kernen
2 Kakifrüchte
2 Zitronen
½ l Wasser

Diese Mischung homogenisieren und innerhalb einer halben Stunde trinken.

Mittagessen

3 Kartoffeln mit der Schale
(bei bestimmten Sorten kann auch die Schale mitgegessen werden,
die besonders mineralstoffreich ist)
150 g gedünstetes Dorschfilet

Dazu Salat:
Daikonkresse
Erbsenkeimlinge
50 g Sojasprossen
20 g Mungobohnenkeimlinge
30 g Alfalfakeimlinge
10 aufgeschnittene Radieschen
3 Knoblauchzehen
3 EL Kürbiskernöl

Als Dekoration:
3 aufgeschnittene Tomaten
20 Zwiebelringe

Abendessen

1 Avocado, 1 Papaya, 1 Mango

Ein Salat aus:
30 Löwenzahnblättern
50 g Kapuzinerkresse
100 g Brunnenkresse
1 kleinen aufgeschnittenen Gurke
3 aufgeschnittenen Erdmandeln
1 Kopf Eissalat

Als Dressing:
5 feingehackte Knoblauchzehen
4 EL Distelöl

Spätmahlzeit

Als Spätmahlzeit kann ein Apfel verzehrt werden, kurz vor dem Schlafengehen eine Orange.

EIN WEITERER MENÜVORSCHLAG

Frühstück

Wie oben

Mittagessen

3 Kartoffeln
2 Tassen Sojabohnensprossen
4 aufgeschnittene Karotten
2 mittelgroße Zwiebeln
2 aufgeschnittene Stangen Sellerie
1 Prise Meersalz
1 Kopfsalat
4 EL Distelöl

Als Getränk:
2 geschälte Zitronen
1 Orange
1 Kiwi
in $\frac{1}{2}$ l Wasser homogenisiert

Zwischenmahlzeit

Nachmittags ein Apfel

Abendessen

1 kleiner Blumenkohl, roh geraspelt
1 in feine Streifen geschnittener Boskopapfel
100 g Linsensprossen
3 EL Zitronensaft
1 Prise Meersalz
2 EL gehackte Petersilie
3 El Sesamöl
1 Prise Cayennepfeffer

Als Getränk:
1 Zitrone
1 Avocado
mit $^1/_2$ l Wasser homogenisiert

Dieses wohlschmeckende Getränk verhindert das Bedürfnis nach tierischen Fetten, denn die Avocadofrucht enthält einen hohen Anteil von Fettstoffen, die für den Körper vorteilhaft sind.

Diese Menüzusammenstellung ist ideal, um Angina-pectoris-Anfälle zu vermeiden.

ANGSTZUSTÄNDE

Angst ist ein Ahnen von Gefahr oder wird durch eine Bedrohung ausgelöst. In den meisten Fällen sind die genauen Ursachen jedoch unbekannt. Manchmal können auch Depressionen Angstzustände hervorrufen. Bei schwerwiegenden Angstanfällen kommt es zu körperlichen Begleiterscheinungen wie z. B. Magendruck, saurem Aufstoßen, Muskelverspannungen, Atemrhythmusstörungen, Herzklopfen, Zittern, Kopfschmerzen, Schweißausbrüchen, Brechreiz, Durchfall, Gewichtsverlust, trockenem Mund, schneller Atmung, Schluckschwierigkeiten, Kloßgefühl im Hals, Heiserkeit, Reizbarkeit, schneller Ermüdbarkeit, Schlafstörungen, Alpträumen, Gedächtnis- oder Verdauungsproblemen. Schließlich kann sich die Angst auf das Berufsleben und im zwischenmenschlichen Bereich auswirken.

Ursächlich sind bei Angstzuständen vermehrte Adrenalin- und Noradrenalin-Ausschüttungen maßgeblich beteiligt. Das kann von einer Überfunktion der Nebennierenorgane stammen.

Angstanfälle kommen bei Frauen um zehn Prozent häufiger als bei Männern vor.

ALLGEMEINE MASSNAHMEN

Es sollten regelmäßig körperliche Übungen durchgeführt werden. Nahrungsmittel, die die nervöse Anspannung steigern, sind zu vermeiden, so Zucker in jeder Form. Außerdem ist auf den Genuß von Limonaden und Süßigkeiten, Colagetränken, Tee, Kaffee und Kakao zu verzichten. Es sollte ein gleichmäßig ruhiger Lebensstil eingehalten werden, unterstützt von Meditationen. Mit verschiedenen Übungen läßt sich das Selbstvertrauen steigern.

EMPFEHLENSWERTE NAHRUNGSMITTEL

Vollkornprodukte, hauptsächlich brauner oder schwarzer Reis sind empfehlenswert. Außerdem Mais, Weizen, Buchweizen, Gerste und Hafer. In kleineren Mengen können auch Meeresalgen konsumiert werden. In erster Linie Kombu royale. Weitere Algen sind bei Angstzuständen nützlich wie Chlorella, Spirulina, Meeresspaghetti, Meeressalat und Norialgen.

VERBOTENE NAHRUNGSMITTEL

Kaffee, Tee, Kakao, Schokolade, Colagetränke, Alkohol, starke Gewürze, roher Zucker, Traubenzucker, jede Art von tierischen Fetten sind tabu. Denn infolge der Unverträglichkeit kommt es zu einer Reihe von körperlichen Begleiterscheinungen wie Völlegefühl, Angst und Unruhe. Dadurch wiederum werden die Angstzustände, die bereits vorhanden sind, verstärkt.

BEWEGUNGSTHERAPIE

Es sollte ein regelmäßiges Bewegungstraining erfolgen. Hilfreich ist es, pro Tag am Heimtrainer eine halbe Stunde zu trainieren. Die Belastung sollte ungefähr 20 Watt über dem Körpergewicht liegen. Nach einiger Zeit kann die Wattleistung pro Woche um zehn Einheiten gesteigert werden.

PFLANZENHEILMITTEL

Sibirischer Ginseng, dreimal täglich ein Teelöffel von dieser Tinktur vor den Mahlzeiten. Durch sibirischen Ginseng wird das Immunsystem aufgebaut und das Allgemeinbefinden verbessert. Jeden Tag sollte auch ein Teelöffel einer Hafertinktur verwendet werden. Damit wird die körperliche Ausdauer günstig beeinflußt. Das Allgemeinbefinden bessert sich, die Krankheit wird schneller überwunden.

Außerdem sollten Bioflavonoide eingenommen werden. Das sind pflanzliche Wirkstoffe, die auf natürliche Weise gegen Angst, Erregung, Unruhe und eine Überfunktion des sympathischen Nervensystems wirken.

Als Badezusatz oder als Inhalationsmittel sind ätherische Öle imstande, Angst- und Spannungszustände abzubauen. Lavendelöl hat z. B. sedierende, aber auch tonisierende Eigenschaften. Einige Tropfen von diesem Öl kann man auf ein Taschentuch geben, um sie bei Bedarf vor die Nase zu halten. Das ätherische Öl wird dann langsam und tief eingeatmet. Auch im Inhalationsapparat können einige Tropfen Lavendelöl die Angst beseitigen und die Stimmung verbessern.

Wenn die Angst mit Depressionen verbunden ist, kann Ylang-Ylang-Öl für einige Sekunden eingeatmet werden. Es hat einen stimmungsaufhellenden Effekt. Es wirkt angenehm entspannend und trotzdem anregend.

Als Badezusatz gibt man von den genannten Ölen jeweils 20 Tropfen auf ein Vollbad.

Als Massageöl bei Angstzuständen kann folgende Mischung verwendet werden:

2 Tropfen Geraniumöl
3 Tropfen Lavendelöl
3 Tropfen Sandelholzöl
5 Tropfen Ylang-Ylang-Öl

Homöopathische Mittel

Ignatia D3 ist besonders bei Furcht, Angst und leichten Depressionen eine wertvolle Hilfe. Von der Tinktur sind täglich 3 × 10 Tropfen einzunehmen.

Nux vomica D4 ist besonders dann gut, wenn gleichzeitig mit der Angst Beschwerden im Magen, im Darm und im Oberbauch bestehen.

Aconitum D6 ist bei Angst mit körperlichen Begleiterscheinungen vorzuziehen, wie z. B. Herzklopfen, Panikattacken, Kopfschmerzen, Schwindel und Schweißausbrüchen.

Nahrungsergänzungsstoffe

Täglich sollte ein Vitamin B-Komplex genutzt werden. 2 × 1 Kapsel sind ausreichend. Von Vitamin C (Ascorbinsäure) sollten 3 × 250 mg am besten in der Form von Lutschtabletten eingenommen werden. Besonders bewährt hat sich Vitamin C, das aus der Acerolakirsche gewonnen wird.

Calcium ist täglich zweimal zu konsumieren (2 × 250 mg). Auch Magnesiumorotat, 2 × 100 mg, ist empfehlenswert. In höherer Dosierung hat Magnesium eine muskelentspannende Wirkung und kann übermäßige Angst und Panikattacken auf natürliche Art beseitigen.

PSYCHOTHERAPEUTISCHE HILFE

Die folgenden Übungen sind immer dann durchzuführen, wenn Situationen erwartet werden, in denen sich erfahrungsgemäß Angstzustände zeigen.

Legen Sie sich auf den Rücken, atmen Sie ganz tief und ruhig. Sie spüren, wie die Arme und Beine schwer werden. Dabei werden nur die Arme und Beine schwer und warm. Das Schweregefühl zieht nun durch den ganzen Körper. Dabei verspüren Sie eine angenehme Ruhe, eine angenehme Entspannung. Die Entspannung erfaßt den ganzen Körper und wirkt sich auf den seelischen Zustand positiv aus. »Ich bin angenehm entspannt, angenehm ruhig.«

Im Zustand der Ruhe lösen sich alle Probleme wie von selbst. »Ich atme ruhig, ich denke ruhig. Unter dieser Ruhe werden alle meine Beschwerden ausgeheilt.« Diesen Zustand der Ruhe lassen Sie jetzt eine Viertelstunde lang auf sich einwirken. Dadurch wird sich der Blutdruck normalisieren, das Herz schlägt ruhig und gleichmäßig, und im Zustand der Ruhe vergeht jede Angst von allein.

Nehmen Sie sich die Sätze des folgenden autogenen Trainings auf Tonband auf. Wenn Sie das Band zwei- bis dreimal am Tag anhören, können Sie sich auf diese Weise bequem entspannen. Bereits nach wenigen Wochen zeichnet sich ein Erfolg ab.

»Ich bin vollkommen ruhig, angenehme Ruhe ist in meinem Körper, ich kann ruhig atmen, ich spüre, wie Atemluft die Lunge füllt und die Lunge verläßt. Mit jedem Atemzug atme ich göttliche Harmonie, ich spüre, wie durch die Atmung der Körper ruhig wird. Ich spüre diese angenehme Ruhe in mir. Wenn ich ruhig atme, werden alle Probleme vollkommen nebensächlich, jetzt ist nur meine Atmung wichtig. Ich atme ruhig, gelassen, ich atme ein und aus, und mit jedem Atemzug stärkt sich mein Selbstvertrauen, mit jedem Atemzug kommt Harmonie in meinen Körper, mit jedem Atemzug werde ich befreit von der schweren Last der Depressionen. Mit jedem Atemzug fühle ich mich wohl, ich spüre die Wärme, ich spüre die Ruhe, ich spüre ein angenehmes Schweregefühl. Ich fühle mich eins mit der Natur. Dadurch vergeht alle Angst. Dadurch kann ich von jeder Angst befreit werden. Jetzt kann ich frei atmen, und wenn ich frei atme, lösen sich alle Probleme wie von selbst.«

Menü

Frühstück

1 Zitrone
1 Orange
1 Kiwi in
½ l Wasser homogenisiert

Dazu:
1 Tasse mit Mandelsprossen
1 Tasse Sonnenblumensprossen

Diese Sprossen werden mit einer Prise Meersalz und einem Eßlöffel Olivenöl schmackhaft gemacht.

Mittagessen

1 Kopf Radicchiosalat
100 g Walnußkerne
100 g blaue Weintrauben
200 g Linsensprossen
5 entkernte schwarze Oliven

Als Dressing werden ein Golden-Delicious Apfel aufgeschnitten, zwei Knoblauchzehen zerdrückt, der Saft einer Zitrone hinzugefügt und drei Teelöffel Traubenkernöl untergemischt. Dazu eine Prise Meersalz aus der Mühle.

Zwischenmahlzeit

Nachmittags eine Joghurtzubereitung aus Himbeeren und Erdbeeren.

Abendessen

100 g Okraschoten
3 EL Olivenöl
2 zerdrückte Knoblauchzehen
1 Prise Meersalz
50 g frische Champignons
Saft von 1 Zitrone
20 Löwenzahnblätter

Als Getränk:
1 Zitrone
1 Orange
1 geschälte Kaktusfeige
mit $\frac{1}{2}$ l Wasser homogenisiert

Dieses angenehm schmeckende Getränk verhindert das Verlangen nach Cola, und die Salatmahlzeiten, von denen man reichlich essen kann, nehmen den Hunger auf Pommes, Hamburger und gegrillte Hähnchen.

Arteriosklerose

Im Anfangsstadium dieser Erkrankung gibt es kaum bemerkenswerte Symptome außer z. B. Herzbeschwerden, Herzdruck, ein Kloßgefühl in der Brust. Das macht die Arteriosklerose so heimtückisch, die schließlich zu Herzattacken, Schlaganfällen, zur Verwirrtheit und Pflegebedürftigkeit führt. In den meisten Fällen wird Arteriosklerose durch Cholesterinablagerungen ausgelöst. Innerhalb der Arterien entstehen Ablagerungen, die sich verhärten, vergrößern, verdicken und schließlich eine ganze Gefäßbahn einengen können. Wenn die Arteriosklerose die Herzgegend betrifft, kommt es zu äußerst gefährlichen Herzdurchblutungsstörungen.

Tritt die Arteriosklerose in erster Linie in den Gehirngefäßen und in der Arteria carotis interna auf, sind cerebrale Ausfallerscheinungen die Folge. So klagt der Kranke über Gesichtsfeldausfälle, undeutliches Sehen und Doppelbilder. Außerdem können Sehstörungen, Charakterveränderungen und eine Reihe von körperlichen und seelischen Ausfällen folgen. Kommt die Arteriosklerose im Kleinhirn vor, gibt es Störungen im normalen Bewegungsablauf. Hat sich die Arteriosklerose hauptsächlich in den Nieren festgesetzt, führt das zur Nierenschwäche, die bis zum Nierenversagen reichen kann.

Die cerebrovasculären Durchblutungsstörungen sind durch folgende Symptome gekennzeichnet: Drehschwindel, Doppelbilder, Mißempfindungen in Armen und Beinen, Sensibilitätsstörungen im Bereich der oberen Extremitäten und im Gesicht, vorübergehende Gesichtsfeldausfälle. Es kann passieren, daß für einige Sekunden oder gar Minuten nicht bewußt gesehen wird. Manchmal treten plötzlich und ohne äußere Ursache Kälteempfindungen auf. Des weiteren wird über Mißempfindungen in den Fingerspitzen, den Fingern und den Armen, in den Füßen und Zehen geklagt.

Die Kopfschmerzen, die sich bei cerebrovasculärer Insuffizienz melden, sind meistens im Hinterkopf lokalisiert. Sehr selten sind Schmerzen im Stirnbereich. In fortgeschrittenen Fällen von Arteriosklerose neigt der Kranke zu Stürzen, ohne daß er deren Ursache erklären kann.

Für diese Art der Gehirnminderdurchblutung sind einige Risikofaktoren verantwortlich, z. B. Alkohol- und Nikotinmißbrauch. Ein über Jahre hindurch schlecht eingestellter Diabetes mellitus (Zuckerkrankheit) kann ebenfalls zu diesem Beschwerdebild führen. Wenn der Blutkreislauf im Gehirn nicht in der richtigen anatomisch gegebenen Gesetzmäßigkeit abläuft (Subclavia-Anzapf-Syndrom), sind ebenfalls cerebrale Durchblutungsstörungen möglich.

Sind die Arterien im Hinterkopfgebiet zu eng geworden, genügt ein Blick nach oben, und Drehschwindel bis zur Bewußtlosigkeit setzt ein. Ein weiteres Phänomen besteht darin, daß die Erinnerung an etwas Gesehenes aussetzt. Das Gedächtnis geht dann für ganz bestimmte Zeitabschnitte verloren.

Die beste Therapie gegen cerebrovasculäre Insuffizienz besteht in erster Linie in der Vorbeugung. Risikofaktoren müssen sofort beseitigt werden. Das gleichzeitige Einnehmen von Antibabypillen und Nikotinkonsum ist auf jeden Fall zu vermeiden. Ein Diabetes gehört ideal eingestellt, denn dann ist die Lebenserwartung fast normal und das Risiko, an Gehirnarteriosklerose zu erkranken, bleibt gering. Bei sitzender Tätigkeit sollte ein Bewegungstraining absolviert werden. Bei fettreicher Kost ist von tierischen Fetten auf pflanzliche Produkte zu wechseln, die vom Körper komplikationslos angenommen werden. Ein übermäßiger Milchkonsum ist einzuschränken, denn der Körper ist nicht auf denaturiertes Fremdeiweiß angewiesen.

Hingegen sollten Vollkornprodukte, frisches Obst, frisches Gemüse, Bohnen und andere Hülsenfrüchte reichlich gegessen werden. Sie helfen, das Arterioskleroserisiko stark zu vermindern.

Verbotene Nahrungsmittel

Fleischprodukte sollen auf ein Minimum reduziert werden, vielleicht auch niemals mehr als Hauptspeise, sondern höchstens als Gewürz verwendet werden. So ist z. B. Speck nur als Krautsalatgewürz zugelassen. Besonders cholesterinreich ist die Haut von Hühnchen. Sie sollte deshalb nicht konsumiert werden. Eier und Vollmilchprodukte sind bei einer Neigung zur Arteriosklerose bzw. einer Familienhäufigkeit von arteriosklerotischer Verkalkung strikt abzulehnen.

Empfehlenswerte Nahrungsmittel

Vollkornprodukte, vor allem brauner Reis, schwarzer Reis, Hafer, Mais, Gerste und Vollkornweizen sollten reichlich gegessen werden. Von den Früchten sind besonders Apfelsinen, Pampelmusen, Feigen, Papayas, Äpfel und Mangos wirkungsvoll. Von den Hülsenfrüchten sind Jungbohnen sowie Erbsen und grüne Bohnen anzuraten. Gemüsesorten, die besonders zur Vorbeugung von Arteriosklerose in Frage kommen, sind Knollen wie Kohlrabi, Mangold sowie Walabachspinat und Neuseeländer Spinat. In diese Richtung wirkt auch Quinoia, eine Gemüseart, die besonders viele Nähr- und Mineralstoffe enthält. Quinoiasamen können als Keimlinge im Alter von zwei Wochen gegessen werden, damit erhält der Körper die Spurenelemente, die er braucht, um Arteriosklerose zu verhindern oder leichte Krankheitsfälle rückgängig zu machen.
Ebenso sind Rotkohl und Spargel bei der Arterioskleroseprophylaxe von Bedeutung. Weißkraut, Dill, Dillwurzel, Gewürzpaprika, Ingwer, Knoblauch, Zwiebel und Chilischoten sind in der Lage, leichte Fälle von Arteriosklerose zusammen mit leichten cerebralen Ausfallerscheinungen rückgängig zu machen.

Auch der Faseranteil der Nahrung ist zu erhöhen. Denn je höher dieser Anteil in der Nahrung ist, desto niedriger ist der Cholesterin- und Triglyceridspiegel. Der Faseranteil bindet überschüssiges Fett, das der Körper nicht mehr braucht, und scheidet es aus.

PFLANZENHEILMITTEL

Knoblauch sollte bei Gefahr einer arteriosklerotischen Erkrankung reichlich verzehrt werden, weil dadurch das HDL (high density lipoproteins) – die für den Körper günstige Fettfraktion – erhöht wird. HDL kann nämlich die Gerinnung des Blutes vorteilhaft beeinflussen, so daß sich keine Pfropfen oder Thromben bilden. Jede Erniedrigung des HDL ist mit einer Erhöhung von LDL (low density lipoproteins) verbunden. Das kann das Risiko von cerebraler Verkalkung, Herz- und Schlaganfällen wesentlich steigern. Zusätzlich zum frischen Knoblauch, der besonders gut schmeckt, wenn er mit Oliven- oder Kürbiskernöl vermengt wird, sollten auch Knoblauchkapseln eingenommen werden. Vom Knoblauch in Kapselform sind mindestens 20 bis 30 g täglich erforderlich, vom frischen Knoblauch genügen fünf bis sechs Zehen pro Tag. Sehr reich an Mineralstoffen und Spurenelementen ist der Knoblauch, der eine violett gefärbte Schale hat.

Ein weiteres Mittel, das Arteriosklerose verhindern oder leichte arteriosklerotische Ausfälle rückgängig machen kann, ist Ginkgo biloba. Dieses Mittel dient der Durchblutung des Gehirns, des Herzens und der Extremitäten. Durch Ginkgo wird die Viskosität des Blutes normalisiert. Je mehr Ginkgoextrakt eingenommen wird, desto besser sind die Auswirkungen. Zu empfehlen sind 3 × 50 mg pro Tag. Die Behandlungszeit sollte mindestens vier Wochen betragen.

Die Wirkstoffe des roten Pfeffers, die auch in Kapselform erhältlich sind, sind imstande, das schlechte Cholesterin zu senken und das gute zu erhöhen. Von diesen Kapseln konsumiert man 3 × 1 oder 3 × 2, in schweren Fällen 3 × 3 Stück pro Tag.

Der Weißdorn (Crataegus oxyacantha) enthält Wirkstoffe, wie z. B. Bioflavonoide, die die Blutgefäße daran hindern, sich ohne Grund zusammenzuziehen. Das schützt vor Angina-pectoris-Anfällen. Weißdorn unterbindet darüber hinaus den lebensgefährlichen Anstieg von Cholesterin im Blut. Die Pflanze verhindert leichte Anfangsstadien der Arteriosklerose. Die günstigste Dosis liegt bei täglichen 100 und 250 mg.

Gugulipid ist ein Pflanzenextrakt, der besonders das gefährliche LDL senken und das vorteilhafte HDL erhöhen kann. Die Dosierungsvorschriften sind drei- bis viermal pro Tag jeweils 20 bis 25 mg.

Durch Haferkleie, einen wasserlöslichen Faserstoff, kann bei regelmäßiger Einnahme der Blutfettgehalt, sowohl das Cholesterin als auch die Triglyceride, deutlich verringert werden. Bei der Gefahr von Arteriosklerose sollten zur Vorbeugung dreimal zwei Eßlöffel Haferkleie genommen werden.

Von einer Bitterwurzeltinktur sind 3 × 30 Tropfen täglich zur Vorbeugung zu konsumieren. Dazu zweimal in der Woche Shiitake-Pilze verzehren. Auch Reishe-Pilze haben die Eigenschaft, das Cholesterin und die neutralen Fette tief zu halten.

BEWEGUNGSTHERAPIE

Ausgedehnte Spaziergänge, Bergwanderungen, Waldläufe und Skilanglauf sind am besten für Leute, die zur Arteriosklerose neigen. Bewegung in der freien Natur ist auch ideal gegen Herzinfarkte, Schlaganfälle und Nierenverkalkung. Natürlich läßt sich dafür auch das Fahrrad (oder der Hometrainer) benutzen. Wirksamer als Fahrradfahren ist es, jeden Tag in einem Hallenbad mindestens 50 Längen zu schwimmen. Die ideale Strecke beträgt 500–600 Meter pro Tag.

Bodengymnastik ist ebenfalls anzuraten, wenn dabei jede einzelne Muskelgruppe systematisch trainiert wird. Auf Wettkampfsituationen im Sport ist zu verzichten. Auch Sportarten, bei denen es zu ruckartigen Bewegungen kommt wie Tennis, Fechten oder Alpinskilauf sind nicht zu empfehlen. Sie wirken sich lediglich negativ auf Knochen und Bänder aus.

NAHRUNGSERGÄNZUNGSSTOFFE

Vitamin C sollte gemeinsam mit Bioflavonoiden eingenommen werden. Dazu eignet sich gut ein Extrakt aus der Acerolakirsche. Davon sind täglich mindestens 3 × 500 mg zu konsumieren. So kann verhindert werden, daß sich arteriosklerotische Veränderungen in den Gefäßen bilden. Außerdem werden der Triglyceridspiegel im Blut gesenkt und die Wände der Kapillaren gestärkt.
An Beta-Carotin sollte täglich eine Menge von mindestens 3 × 25 mg eingenommen werden.

PSYCHOTHERAPEUTISCHE HILFE

Es gilt, Körper und Seele in Einklang zu bringen. Das geschieht am besten durch Entspannungsübungen, durch Meditationen, Yoga, progressive Muskelentspannung oder durch das Biofeedbacktraining.
Folgende Entspannungsübung eignet sich besonders bei Arteriosklerose:
»Ich liege auf dem Rücken, ich bin ganz entspannt, die Atmung geht ruhig und gleichmäßig, die Arme sind warm und schwer. Ich fühle ein angenehmes Schweregefühl in den Beinen, ich bin ganz ruhig, ganz

entspannt, jetzt spüre ich, wie die Atmung durch meinen Körper geht. Durch die Atmung wird mein Körper erwärmt. Diese Wärme verteilt sich gleichmäßig im ganzen Körper. Die Wärme empfinde ich als angenehm. Im Zustand der Ruhe werden alle meine Probleme gelöst. Ich atme ruhig, ich denke ruhig, ich bleibe immer und überall im Zustand vollkommener Ruhe. Diese Ruhe heilt alles aus, diese Ruhe fördert die Durchblutung. Im Zustand dieser Ruhe kann ich besser denken, arbeiten und leben. Diesen Zustand vollkommener Ruhe lasse ich noch weiter einwirken. Die Gedanken verwirklichen sich, und ich bin vollkommen gesund, zufrieden, gelöst, locker und entspannt. Durch diese Übungen wird der Blutdruck normal, die Durchblutung verbessert, das Allgemeinbefinden erfährt erstaunliche Änderungen, die sich positiv auswirken. Auch die körperliche und geistige Leistungsfähigkeit nimmt zu.«

MENÜ

Frühstück

3 EL Senfsprossen
1 Teller Kresse
10 Chinakohlblätter
1 aufgeschnittener Boskopapfel
3 EL Sonnenblumenöl
1 Prise Meersalz

Dazu:
1 kleine geraspelte rote Bete

Als Getränk:
3 Mandarinen
1 Zitrone
2 Kiwi
1 Banane
³/₄ l Wasser

Die Früchte werden im Wasser homogenisiert. Die Mischung langsam schluckweise trinken.

Zwischenmahlzeit

1 Mango
1 Papaya

Mittagessen

5 Pellkartoffeln
3 EL gehackte Petersilie
3 EL Senfsprossen
1 Prise Meersalz
30 entkernte grüne Oliven
4 EL Kürbiskernöl
2 TL Zitronensaft

Als Getränk:
1 Zitrone
3 Kiwi
20 Weintrauben
2 Bananen
in ³/₄ l Wasser homogenisieren

Abendessen

3 Kartoffeln
200 g Feldsalat
30 Löwenzahnblätter
3 gehackte Knoblauchzehen
4 EL Kürbiskernöl

Als Getränk:
1 Papaya
$^1/_2$ Williamsbirne
30 Weintrauben
1 Zitrone
in $^3/_4$ l Wasser mixen

Diese Diät ist mit kleinen Abweichungen vier Wochen lang durchzuhalten. Die Blutfettwerte normalisieren sich, und Kalkablagerungen bilden sich langsam zurück.

ARTHRITIS

Mit Arthritis wird eine Gelenkentzündung bezeichnet. Das wichtigste Symptom dieser Erkrankung ist eine Steifheit der Fingergelenke nach dem Aufwachen. Das Gefühl der geschwollenen Finger dauert meistens länger als eine halbe Stunde an. Dann registriert der Kranke einen Bewegungs- und Druckschmerz in einem Gelenk oder einer Gelenkgruppe. Manchmal kommt es auch zu einer Schwellung der Gelenkskapseln mit Bildung einer wäßrigen Absonderung (Ergußbildung). Fast immer sind zwei bis drei Gelenke gleichzeitig betroffen. Symptomatisch ist dabei eine Schwellung der Gelenke der Gegenseite. In vielen Fällen bilden sich Knoten an der Streckseite der Gelenke. Diese Knoten sind einige Millimeter unter der Epidermis zu ertasten.

Im Röntgenbefund sind für die Arthritis ganz typische Veränderungen zu erkennen. In Gelenknähe kommt es meistens zu einer Mineralstoffverarmung der Knochen. Für eine chronische Arthritis spricht auch, wenn im Blut die Rheumafaktoren positiv sind oder die Blutkörpersenkung stark erhöht ist, z. B. über 30:60. Bei Arthritis liegt in der Regel der Eisenspiegel recht tief, da durch die Entzündungen sehr viel Eisen verbraucht wird. Wenn die entsprechenden Gelenke punktiert werden, zeigt sich eine flockige Muzinausfällung.

Haben sich Rheumaknoten gebildet, ergibt die histologische Untersuchung einen ganz typischen Befund. In manchen Fällen ist die Arthritis mit Harnröhren- und Bindehautentzündung verbunden (Reitersyndrom). Es ist auch ein typischer Hautausschlag festzustellen. Sogar Darmentzündungen wurden in Verbindung mit der Arthritis festgestellt.

EMPFEHLENSWERTE NAHRUNGSMITTEL

Besonders grünblättrige Gemüsesorten sind von hohem Nutzen, wie z. B. Brunnenkresse, Winterkresse, Sellerie, Kohl, Okra, Gartenrauke, Kopf- und Feldsalat. An zweiter Stelle kommen Meeresalgen, wie Kombu royale, Nori, Meeresspaghetti, Meeressalat, Spirulina und Chlorella. An dritter Stelle Karotten, rote Bete, weiße Rüben, Blumenkohl, Weißkohl, Sprossenweizengras, Luzernensprossen, Senf-, Roggen-, Weizen-, Bockshornklee-, Hirse-, Buchweizen-, Kürbissprossen, Leinsamenkeimlinge, Kichererbsensprossen sowie Sonnenblumensprossen.

Als nächstes sind Avocados hervorzuheben. Avocados enthalten ein Fett, das für den menschlichen Körper sehr gut verträglich ist. Bei Arthritis sind außerdem Sojabohnenprodukte hilfreich, in erster Linie Sojasprossen. Außerdem ist brauner oder schwarzer Reis ein empfehlenswertes Gericht. Bestimmte Fischsorten können bei Arthritis helfen, so Lachs, Sardinen, Heringe, Thunfisch, Dorsch, Kabeljau und Scholle.

Eingehende wissenschaftliche Untersuchungen haben ergeben, daß auch bei schwerer Arthritis alle Symptome verschwinden, sobald eine Person sich dazu entschließt, rein vegetarisch zu leben. Die Nahrung sollte frei von tierischen Produkten sein. Die besten Ergebnisse werden jedoch erzielt, wenn eine reine Rohkostdiät eingehalten wird.

VERBOTENE NAHRUNGSMITTEL

Rotes Fleisch, industriell verarbeitete Nahrungsmittel, Hühnereier, Geflügel, Alkohol in jeder Form, Kaffee, Cola und koffeinhaltige Getränke haben bei Arthritis schlechte Auswirkungen auf die Gelenke. Süßigkeiten und Rohrzucker sind ebenfalls zu vermeiden. Auch der

Salzgehalt sollte auf ein bis zwei Gramm pro Tag beschränkt werden. Bei schwerer Arthritis ist von Rhabarber, Preiselbeeren, Pflaumen, Mangold und Chinakohl Abstand zu nehmen. Auch Spinat hat bei schwerer Arthritis bisweilen negative Auswirkungen, jedoch können kleine Mengen von den eben erwähnten Pflanzen konsumiert werden. In manchen Fällen sind auch Nachtschattengewächse schlecht bei Arthritis, dazu zählen Tomaten, Auberginen, Kartoffeln und Pfeffer. Blähende Speisen sind zu vermeiden sowie Instantprodukte, tierische Fette, Erdnußbutter und Margarine.

Pflanzenheilmittel

Teufelskrallen-Tinktur, täglich 3 × 10 Tropfen vor den Mahlzeiten. Weidenrinde ist sehr salicylsäurereich und kann als Tee oder als Tinktur verwendet werden. Bei Arthritis hat auch Krallendorntee einen starken entzündungshemmenden Effekt.

Folgende Teemischung ist bei Arthritis anzuraten:

30 g Chaparral-Blätter
50 g Teufelskralle-Wurzel
40 g Sassafras-Rinde
40 g getrocknete Ingwerwurzel
20 g schwarze Coaoshwurzel
10 g Burdockwurzel
20 g Eschenwurzel

Diese Teemischung wird eine Viertelstunde lang gekocht, dann läßt man sie 20 Minuten ziehen und trinkt schluckweise den mit Honig gesüßten Tee. Die empfohlene Tagesmenge liegt bei $^3/_4$ bis $1\,^1/_2$ Litern. Entzündungen klingen schnell ab.

Wenn die Arthritis ins chronische Stadium übergegangen ist, kann folgende Teemischung hilfreich sein:

40 g Sumawurzel
30 g Kamille
30 g Ebereschenrinde
20 g Luigusticumwurzel
30 g Angelikawurzel
40 g sibirischer Ginseng
20 g Zimtrinde

Dieser Tee kann drei- bis viermal hintereinander ausgekocht werden. Die Kochphase verlängert sich jeweils um zehn Minuten. So können alle Wirkstoffe der wertvollen Bestandteile ausgelaugt werden. Der Tee wirkt besonders gegen Gelenkentzündungen bei gleichzeitigen starken lokalen Schmerzen, die das Allgemeinbefinden schwächen.

Bei schmerzhaften Gelenken können folgende Öle zusammen oder auch einzeln angewendet werden:

Eukalyptusöl
Kiefernöl
Rosmarinöl
Arnikaöl
Pinienöl

Man geht dabei so vor, daß die schmerzenden Gelenke drei- bis sechsmal täglich oder auch stündlich mit dem Öl massiert werden.

Homöopathische Mittel

Rhododendron D6, 3 × 10 Tropfen. Dieses Mittel ist besonders dann gut, wenn die Gelenke geschwollen sind und morgendliche Steifheit in den Fingern auftritt.

Colocynthes D6, 3 × 10 Tropfen. Diese Tinktur unterstützt das Bewegungstraining.

Bryonia D6, 3 × 15 Tropfen vor den Mahlzeiten. Diese Arznei hilft bei geschwollenen Gelenken und wenn bereits geringe Anstrengung oder jeder Bewegungsablauf die Schmerzen verstärkt.

Arnika-Tinktur D6 wirkt bei geröteten und geschwollenen Gelenken hervorragend, selbst wenn schon die Berührung der betroffenen Gelenkstellen Schmerzen verursacht. Die empfohlene Tagesmenge beträgt 3 × 12 Tropfen.

Hydrotherapie (Wasseranwendungen)

Abwechselnd kalte und warme Wasseranwendung regt die Durchblutung an, stärkt das Immunsystem und wirkt vorbeugend. Bei manchen Arten von Arthritis hilft es auch, wenn abwechselnd kalte und warme Kompressen aufgelegt werden. Heiße Bäder mit einem Badezusatz aus Meersalz, Spurenelementen und Mineralstoffen können sich ebenfalls günstig auswirken.

Hin und wieder sind warme Paraffin-Bäder oder ein Saunabesuch nützlich. Das ist jedoch nicht empfehlenswert, wenn die Gelenke geschwollen sind und Fieber mit erhöhter Blutkörpersenkung und positiven Rheumafaktoren besteht.

Nahrungsergänzungsstoffe

Von Beta-Carotin nimmt man 2 × 25 mg pro Tag. In schweren Fällen kann die Dosierung auf 4 × 25 mg gesteigert werden.

Vitamin-B-Komplex kann bei Arthritis ebenfalls von Vorteil sein. Drei Kapseln täglich genügen.

Von Niacinamid sollte 2 × 250 mg konsumiert werden. Dieses Mittel fördert die Beweglichkeit der Gelenke. Die Dosis von Niacinamid ist ganz langsam und vorsichtig zu steigern. Sobald Brechreiz eintritt, muß die Einnahmemenge reduziert werden.

Von Ascorbinsäure (Vitamin C) sollte man drei- bis viermal täglich mindestens 500 mg zu sich nehmen. Vorteilhaft sind die Kaudragees, die aus der Acerolakirsche hergestellt werden.

Von Vitamin E aus natürlichen Bestandteilen sind mindestens dreimal, besser aber fünf- bis sechsmal 300 mg am Tag zu verwenden. Damit werden die Gelenke auf natürliche Weise wieder beweglich.

Menü

Frühstück

100 g Quark
2 TL Sojasprossen
2 TL Kressesprossen
1 EL Rosinen
3 EL Pinienkerne
5 EL Sonnenblumensprossen
frisch gemahlener Pfeffer
3 feingeschnittene Knoblauchzehen
3 EL Olivenöl

Dazu kann man folgenden Saft trinken:

2 geschälte Zitronen, 1 Banane, 3 Feigen
750 ml Wasser
im Mixer drei Minuten lang homogenisieren

Zwischenmahlzeit

1 Fruchtjoghurt mit Kirschen

Mittagessen

4 Pellkartoffeln

1 große Salatplatte:
10 aufgeschnittene junge Karotten
2 aufgeschnittene Äpfel
1 Handvoll Rosinen
3 EL Zitronensaft
1 Kopf Endiviensalat
3 feingehackte Knoblauchzehen
1 feingehackte Chilischote
50 g Ulva lactuca
4 EL Olivenöl

Ulva lactuca ist eine Grünalge, die einen hohen Mineralstoffgehalt aufweist und zwölfmal soviel Vitamin C enthält wie eine Orange. Durch den hohen Jod- und Mineralstoffgehalt ist Ulva lactuca imstande, ein Mineralstoffdefizit innerhalb kurzer Zeit auszugleichen.

Als Getränk:
2 Orangen, 1 Zitrone, 1 Banane
in 1 l Wasser mixen

Abendessen

Salat aus:
20 Pfefferminzblättern
10 g Lavendel
20 Löwenzahnblättern
150 g Feldsalat
3 fein aufgeschnittenen Knoblauchzehen
3 EL Kürbiskernöl

Als Getränk:
3 Kiwi
1 Orange
1 Zitrone
15 Weintrauben
in $\frac{1}{2}$ l Wasser gemixt

Spätmahlzeit

1 Joghurt mit Früchten (250 g)

Bei diesem Menü nehmen die Beschwerden von Tag zu Tag ab. Nach drei Wochen hat sich die Blutkörpersenkung bereits wesentlich gebessert und tendiert zu einem normalen Wert hin. Die Rheumafaktoren sind gerade noch positiv, liegen aber nicht mehr schwer im pathologischen Bereich. Nach einem Jahr ist der Kranke genesen. In den Laborbefunden erinnert nur mehr eine serologische Narbe an die durchgemachte Erkrankung, das heißt, nur ein erfahrener Rheumatologe kann aus den Blutwerten ersehen, daß eine schwere Gelenkerkrankung stattgefunden hat.

ASTHMA

Diese Erkrankung ist gekennzeichnet durch stark erhöhte Empfindlichkeit der Atemwege gegenüber verschiedenartigen Reizen, wobei die Spontanatmung bis zur Atemnot behindert ist. In der inneren Medizin wird zwischen einem allergischen (exogenen) und einem nicht allergischen (endogenen) Asthma unterschieden. Beim exogenen Asthma ist immer ein Zusammenhang mit einer Allergenbelastung vorhanden, und es tritt besonders in der Kindheit und im Jugendalter auf. Häufig kommt es auch in der Familie des Erkrankten zu Fällen von Neurodermitis. Bei exogenem Asthma ist das Immunglobulin E immer etwas erhöht. Beim allergischen Asthma sind die Heilaussichten recht gut, wenn rechtzeitig eine Behandlung einsetzt. Das allergische Asthma im Jugendalter kann auch im Erwachsenenalter zusammen mit einer entsprechenden Therapie gut ausheilen.

Das endogene Asthma, das nicht auf Allergiefaktoren beruht, betrifft hauptsächlich Menschen, die über 30 Jahre alt sind. Die Hauttestuntersuchungen verlaufen negativ. In der Familie ist Neurodermitis kaum vorgekommen. Immunglobulin E liegt meist im Normalbereich. Die Aussicht auf Heilung sieht jedoch beim endogenen Asthma etwas schlechter aus als beim exogenen, denn es kann zu Komplikationen kommen, z. B. zum Pneumothorax, was bedeutet, daß die Lunge die Fähigkeit zu atmen verliert. Es ist oft mit respiratorischer Insuffizienz zu rechnen, dabei wird die Sauerstoffaufnahme immer stärker behindert. Das führt zur langsamen Ermüdung der Atemmuskulatur.

Der in den Bronchien produzierte Schleim kann die Atemwege verlegen. Dann spricht man von einem Status asthmaticus. Wenn Risikofaktoren für das Asthma nicht beseitigt werden, wie etwa das Rauchen, kann sich die Atemkapazität immer weiter verringern, bis es zum Atemstillstand kommt.

Oft wird die Krankheit durch viele Toxine erschwert, die sich im Körper angesammelt haben. Schleim und Stoffwechselschlacken werden

dann vom Körper über die Lunge ausgeschieden. Eine Entgiftung des
Körpers durch eine sinnvolle Diät und eine allgemeine Lebensumstel-
lung können für einen Asthmakranken lebensrettend sein.

EMPFEHLENSWERTE NAHRUNGSMITTEL

Vollkornprodukte, Gemüsesorten, Hülsenfrüchte, chlorophyllreiche
Kost, Lebensmittel mit einem hohen Vitamin-A-Gehalt schützen die
Lunge und fördern ihre Zellregeneration. Besonders Algenprodukte
sind empfehlenswert, etwa Spirulina, Blau-, Grün- und Rotalgen.
Auch Aprikosen, Kürbisse, Kürbiskerne, Karotten, rote Bete, grüner
Senf sind hervorzuheben.
Die Atmung kann erleichtert werden durch Lebensmittel, die reich
an Omega-3-Fettsäuren sind. Dazu gehören Lachs, Makrelen, Sardinen, Heringe, Thunfisch und Regenbogenforelle. Nahrungsmittel, die
reichlich Alphalinolensäuren enthalten, unterstützen den Atmungs-
vorgang. Das sind Lachs, Sardinen, Tofu, Kürbiskerne sowie die Rot-
alge Almaria balmata, dann die Alge Dunaleella salina und auch die
Braunalge Undaria pinnatilida. Außerdem sind bei Asthma die Norialge und fast jedes dunkelgrüne Gemüse zu empfehlen. Das roh ver-
zehrte Gemüse läßt asthmaartige Beschwerden völlig abklingen.

VERBOTENE NAHRUNGSMITTEL

Lebensmittel, die durch einen Fabrikationsvorgang in ihrer Natür-
lichkeit verändert worden sind, z. B. weiterverarbeitete Milchprodukte, Joghurt, Eiscreme, Weißmehl oder Weißzuckerprodukte, sind
verboten. Dazu gehören auch Semmeln, Nudeln, Schokolade oder

Kakao. Außerdem sind Nahrungsmittel, die künstliche Zusätze wie Farben, Konservierungsstoffe, Antipilz- und Antischimmelmittel enthalten, zu vermeiden. Auch jede Art von alkoholischen Getränken ist tabu, denn Alkohol ist ein Destillationsprodukt und im genetischen Plan des Menschen nicht als Nahrungsmittel vorgesehen. Entgegen einer weit verbreiteten Ansicht, zerstört Alkohol nicht nur die Leber. Das Lungengewebe ist gegenüber Alkohol noch viel empfindlicher. In vielen Fällen kommt es noch vor der Leberzirrhose zu einer gefährlichen Gewebeveränderung der Lunge.

Koffeinhaltige Getränke, wie etwa Kaffee, Tee und Cola, haben auf lange Sicht einen schlechten Einfluß auf den Verlauf eines Asthma bronchiale.

PFLANZENHEILMITTEL

Die Pflanze Ephedra enthält natürlich vorkommendes Ephedrin, das die Bronchien stark erweitern kann, der Schleim läßt sich leichter abhusten. Von der Ephedratinktur nimmt man je nach Beschwerdebild 3 × 5 bis 3 × 25 Tropfen.

Lobelia hat spasmolytische Eigenschaften. Die Bronchialmuskulatur kann mit ihrer Hilfe stark erweitert werden. Von der Tinktur verwendet man je nach Beschwerdebild 3 × 5 bis 3 × 25 Tropfen.

Unter Capsicum wird das respiratorische System unempfindlich gegen Reizstoffe und verhindert oder lindert Asthmaanfälle.

Durch die Pflanze Grindelia können Bronchialspasmen ausgeschaltet und zähflüssiger Schleim von den Bronchien entfernt werden. Von der Tinktur sind je nach Schweregrad 3 × 10 bis 3 × 30 Tropfen zu nehmen. Bei Bedarf kann die Dosis gesteigert werden.

Licoritium (Süßholzextrakt) hat entzündungshemmende und antiallergische Eigenschaften. Die Dosis beträgt je nach Schweregrad 3 × 5 bis 3 × 35 Tropfen. Dieses Mittel vermindert allerdings die Natriumausscheidung im Körper. Deshalb sollte Licoritium nur Asthmakranken mit normalem Blutdruckverhalten verabreicht werden.

Teesorten, die bei Asthma zu empfehlen sind:

Fenchelsamen
Flachssamen
Süßholzwurzel
Lobelia
Kamille

zu gleichen Teilen von jeweils 25 g. Diesen Tee kurz aufkochen, dann eine Viertelstunde ziehen lassen und noch heiß, mit Honig gesüßt, schluckweise trinken.

Auch folgender Tee ist bei Asthma anzuwenden:

30 g Pulmonaria (Lungenkraut)
30 g Centella asiatica minor
40 g Spitzwegerich
30 g Urtica (Brennesselblätter)
20 g Schafgarbe

Diese Mixtur heiß überbrühen, eine Viertelstunde ziehen lassen und schluckweise, mit Honig gesüßt, konsumieren.

HOMÖOPATHISCHE MITTEL

Arsenicum album D6 ist besonders dann empfehlenswert, wenn es sich um Asthma handelt, bei dem Angst, Schweißausbrüche, Ruhelosigkeit und andere psychische Symptome im Vordergrund stehen. Die Dosierung beträgt 3 × 10 Tropfen.

Ipecacuanha D3 ist hilfreich bei Hustenreiz mit sehr viel zähflüssigem Schleim, der sonst nicht abgehustet werden kann. Dieses Mittel hilft bei starken Muskelverspannungen, die die Atmung behindern, und bei Asthmaanfällen mit Brechreiz. Die Dosierung beträgt 3 × 10 Tropfen in der 1. Woche der Behandlung, anschließend 3 × 15 Tropfen.

Spongia D6 ist bei Asthma mit Husten, Niesreiz und sehr viel Schleimproduktion in der Dosierung von 3 × 10 Tropfen einzusetzen.

HYDROTHERAPIE (WASSERANWENDUNGEN)

Bei chronischem Asthma haben sich heiße Epsonsalzbäder bewährt. Dieser Badezusatz enthält Mineralsalze, Spurenelemente und vom Körper benötigte Wirkstoffe, die durch die Haut leicht aufgenommen werden. In diesem Bad (drei Eßlöffel pro Vollbad) sollte man eine halbe Stunde bei einer Wassertemperatur von 35 bis 38 °C verbringen. Anschließend lauwarm duschen.

Auch Kompressen, die in Heublumenbädern getränkt und auf die Brust gelegt werden, können gute Dienste leisten. Bei akuten Asthmaanfällen sind Kamillen-Schafgarben-Zinnkraut-Tee-Kompressen auf die Brust zu legen. Gleichzeitig sollte man in der gleichen Teemischung ein heißes Fußbad nehmen.

Ein heißes Fußbad mit Senfkörnern und Lobeliatinktur ist günstig, wenn gleichzeitig eine Eiskompresse auf die Stirn gelegt wird.

Warme Bäder sollten 45 Minuten andauern. Dabei die Atemmuskulatur entspannen und eine gesunde Zwerchfellatmung üben. Gleichzeitig sind Entspannungsübungen ratsam, die auch im heißen Wasser von 35 bis 38 °C gut anzuwenden sind. Dabei ist im autogenen Training an folgende Satzkombination intensiv zu denken:

»Ich bin vollkommen ruhig, das Schweregefühl, das Wärmegefühl ist angenehm, die Atmung geht ruhig und gleichmäßig. Ich konzentriere mich auf die Atmung, ich spüre, wie der Atem kommt, ich spüre, wie die Atmung geht, ich spüre, wie die Atmung gleichmäßig, regelmäßig, rhythmisch verläuft. Ich atme ein, ich atme aus. Mit jedem Atemzug spüre ich Ruhe, Gelassenheit, Frieden, Entspannung, Glück und Ausgeglichenheit. Die Atmung geht leicht, ruhig und gleichmäßig. Sie geht wie von selbst, ruhig, gleichmäßig, ausgeglichen. Nichts kann die Ruhe meiner Atmung stören. Die Atmung geht wie von selbst, ruhig ausgeglichen, gleichmäßig, regelmäßig. Niemand kann mir meine Ruhe nehmen. Dadurch fühle ich mich wohl, kann ich in aller Ruhe denken, atmen, leben.«

Diese Sätze sind so lange zu wiederholen, bis sich die Muskulatur entspannt und ein Zustand vollkommener Zufriedenheit, Ausgeglichenheit und Ruhe erreicht wird.

NAHRUNGSERGÄNZUNGSSTOFFE

Beta-Carotin, 3 × 25 mg täglich
Vitamin B_6, 3 × 5 mg täglich
Vitamin E, 3 × 300 mg täglich
Quercetin (Eichenrinde-Extrakt), 3 × 10 mg täglich
Vitamin C, in der Form von Acerola-Kirschen-Extrakt, 3 × 200 mg am Tag. Vitamin C macht den Körper widerstandsfähiger, ausdauernder und schwächt die Häufigkeit der Asthmaattacken ab.
Bromelain, 3 × 250 mg pro Tag. Bromelain hat einen entzündungshemmenden, krampflösenden und antiallergischen Effekt.
Auch Flachssamenöl sollte in der Dosierung von viermal einem Teelöffel täglich genommen werden. So lassen sich entzündliche Vorgänge im Lungengewebe abschwächen.
Vom Schwarzkümmelöl sind dreimal zwei Kapseln täglich einzunehmen. Bei guter Verträglichkeit kann die Dosis langsam gesteigert werden. Schwarzkümmelöl wirkt auf natürliche Weise entzündungs-

hemmend und setzt die Entzündungsbereitschaft des Lungengewebes herab. Im Schwarzkümmelöl kommt auch eine antiallergische Wirkung zum Tragen.

MENÜ

Frühstück

1 Tasse geraspelte Möhren
1 Handvoll fein aufgeschnittener Sellerie
1 kleine feingehackte Zwiebel
1 Tasse Sojabohnensprossen
2 EL Sonnenblumenkerne
2 EL Rosinen
3 EL Weizenkeimlinge
3 EL kaltgepreßtes Olivenöl
1 EL Sojasoße
1 EL Honig
3 EL Zitronensaft
1 Prise Kümmel
3 EL feingehackte Norialgen

Als Getränk:
1 geschälte Zitrone
3 Kiwi
3 Feigen
$^3/_4$ l Wasser

Diese Mischung wird drei Minuten im Mixer homogenisiert und dann schluckweise getrunken.

Mittagessen

2 Dorschfilets
200 g Feldsalat
1 Stück Stangensellerie
1 geriebene Karotte
1 feingehackte Zwiebel
4 EL Olivenöl
1 EL Zitronensaft
1 Prise Pfeffer aus der Mühle
1 TL Worcestersoße
1 Prise Meersalz
1 Prise getrocknete Kombu-Meeresalgen

Abendessen

1 Kopf Endiviensalat
3 Handvoll Aramae-Algen
3 große, reife Tomaten
50 g Soja-Geschnetzeltes
3 gehackte Knoblauchzehen
3 Blättchen getrocknetes Basilikum
1 Prise Thymian
3 EL Olivenöl
1 gehackte Zwiebel
1 Prise pulverisiertes Peperoncino
1 Prise gehackte Petersilie

Spätmahlzeit

20 Oliven
1 Avocado
1 reife Mango

Als Getränk:
1 Zitrone
1 Apfel
1 Karotte
30 Weintrauben
$^3/_4$ l Wasser

Die Mixtur vier bis fünf Minuten homogenisieren und schluckweise einnehmen. Das Getränk kann man mit zwei Teelöffeln Schwarzkümmelöl pikant würzen. Bei dieser Diät setzen die nächtlichen Asthmaattacken langsam bis zur Gänze aus.

BLASENBESCHWERDEN

B ei Blasenbeschwerden kommt es zu den verschiedenartigsten Problemen – vom Harnverhalten bis zum unkontrollierten Harnabgang. Frauen können häufig den Urin nicht halten. Manchmal kommt es sogar beim Lachen, Niesen, Husten oder Treppensteigen zu einem unfreiwilligen Harnabgang. Mitunter kann die Blase nicht ganz geleert werden. Es bleibt dann immer ein kleiner Restharn zurück. Er wird durch Bakterien zersetzt, was weitere Probleme verursacht. Manchmal kann es vorkommen, daß die Blase in der Nacht jede halbe Stunde entleert werden muß.

Ein fortgeschrittenes Blasenleiden kann alle zehn Minuten einen qualvollen Harndrang auslösen, wobei jedesmal nur geringe Mengen Urin entleert werden. Die Ursache liegt im bakteriellen Befall oder in einer Überaktivität der Schließmuskeln. Auch neurologische Krankheiten führen oft zu Blasenbeschwerden. Bestimmte Medikamente können ebenfalls die Blasenmuskulatur negativ beeinflussen. Bei einer bakteriellen oder Virusinfektion läßt sich der Harn nicht mehr vollständig entleeren. In vielen Fällen ist die Nahrungszusammensetzung schuld, daß die Harnentleerung nicht rechtzeitig und nicht restlos erfolgt.

ALLGEMEINE MASSNAHMEN

Für die Blase schädliche Medikamente müssen auf jeden Fall durch natürliche Mittel ersetzt werden. Alle Giftstoffe sollten aus dem Körper entfernt werden. Das Rauchen ist völlig aufzugeben. Konzentrierte alkoholische Getränke sind auf jeden Fall zu vermeiden.

Überflüssiges Körpergewicht muß reduziert werden. Jede Art von Streß ist, so gut es geht, auszuschalten, denn Streß führt in vielen Fällen, besonders bei Frauen, zur Harninkontinenz (unwillkürliches Harnlassen), bei Männern dagegen eher zur Harnverhaltung.

EMPFEHLENSWERTE NAHRUNGSMITTEL

Besonders günstig auf die Blase wirken sich Vollkornprodukte aus, darunter hauptsächlich Gerste, Hafer und Haferkleie. Auch brauner oder schwarzer Reis ist für die Blase empfehlenswert. Anstelle von Salz sollte Meersalz verwendet werden. Bei Harninkontinenz ist zum Genuß von Bohnen, Fisolen und Erbsen zu raten. Auch schwarze Bohnen und Kichererbsen stärken die Nieren, Blase und die ableitenden Harnwege. Frisches Blattgemüse ist wünschenswert, da es viel Chlorophyll, Vitamin C und eine Menge Mineralstoffe enthält.
Folgende Fischarten sind bei Blasenproblemen vorzuziehen: Regenbogenforelle, Seehecht, Scholle und Kabeljau. Auch getrocknete Algen sind bei Blasenbeschwerden günstig und in vielen Fällen heilend. Dazu zählen Nori-, Wakame-, Kombu-, Aramae-, Kombu-royale-Algen. Diese Meeresprodukte sind außerordentlich mineralstoffreich und unterstützen die Nieren, die Blase und die ableitenden Harnwege. Von den Algenprodukten sollten täglich geringe Mengen zwischen 20 und 60 Gramm zu den Mahlzeiten eingenommen werden.

VERBOTENE NAHRUNGSMITTEL

Von Alkohol ist in jeder Form abzuraten. Besonders chronischer Alkoholgenuß schwächt die Blase, schädigt das Immunsystem und die Widerstandskraft des Körpers. Jede Art von weißem Zucker ist ab-

zulehnen. Rotes Fleisch ist verboten, Weißmehl- und Weißbrotpro-
dukte (z. B. Brötchen, Semmeln) sind ungünstig, das gilt auch für
weißen Reis.
Die Salzzufuhr (Natriumchlorid) ist auf ein Minimum zu beschränken. Ein bis zwei Gramm täglich reichen völlig aus. Nachdem die meisten Nahrungsmittel schon gesalzen sind, darf nicht nachgesalzen
werden.
Auch koffeinhaltige Getränke, wie Kaffee und Cola, sind abzulehnen, ebenso schwarzer Tee. Kaffee verstärkt ein Blasenleiden
sogar, da die in den Bohnen vorkommenden Röstprodukte die Bla-
senwand angreifen. Kakao, Schokolade, kohlensäurehaltige Getränke sind ungünstig, da die Blasenmuskulatur gereizt und überfordert wird.

BEWEGUNGSTHERAPIE

Im Bewegungstraining sollte geübt werden, den Urin zu halten und
dann zu lösen. Besonders für Frauen eignet sich die Beckenbodengymnastik, denn durch mehrere Geburten wird das Urogenitalsystem überbeansprucht.
Günstig für die Blasenmuskulatur und für den Allgemeinzustand sind
auch Fahrradergometerübungen. Täglich sollte ein halbe Stunde trainiert werden, wobei die halbe Stunde auf fünf mal sechs Minuten auf-
geteilt werden kann. Die Belastung sollte dabei zwischen 50 und 150
Watt liegen, je nach Trainingszustand kann die Wattzahl kontinuier-
lich gesteigert werden.

PFLANZENHEILMITTEL

Echinacea eignet sich hervorragend, den Körper zu stärken und das Immunsystem aufzubauen. Dadurch kann die Anfälligkeit gegenüber Bakterien, die sich in der Blase festsetzen, verringert werden. Von der Echinaceatinktur sind dreimal zehn Tropfen täglich einzunehmen. Die Dosis kann jedoch bei stärkeren Beschwerden ohne weiteres verdoppelt oder verdreifacht werden.

Folgende Teemischung ist bei Blasenbeschwerden erprobt:

30 g Goldrute
50 g Kamille
50 g Pfefferminz
30 g Frauenmantel
40 g Bergschafgarbe

Von dieser Teemischung eine Messerspitze auf eine Tasse Tee, einmal kurz aufkochen und 20 Minuten ziehen lassen. Die tägliche Trinkmenge beträgt einen halben bis einen Liter. Bei Blasenentzündungen sollte man viel trinken, denn auf diese Weise werden krankmachende Erreger aus der Blase schnell herausgespült. Das wiederum verhindert, daß sich Bakterien im Blaseninhalt vermehren können.

Eine andere Teemischung, die günstig ist:

30 g Klette
50 g Brennesselwurzel
30 g Meisterwurz
30 g Kalmuswurzel
30 g Spitzwegerichwurzel

Von diesem Gemisch verschiedener Wurzelsorten ein Eßlöffel auf einen halben Liter Wasser kurz aufkochen und auf kleiner Flamme ziehen lassen.

Bei hartnäckigen Blasenbeschwerden ist folgende Teemischung hilfreich:

30 g Ulmenblätter
10 g Ahornblätter
30 g Buchenblätter
40 g Birkenblätter
30 g Löwenzahnblätter
30 g Hagebutten

Ein Eßlöffel von dieser Mixtur auf einen halben Liter Wasser kurz aufkochen und auf kleiner Flamme eine Viertelstunde lang ziehen lassen. Den noch heißen Tee mit Waldhonig gesüßt trinken.

Bei Blasenentzündungen, Bettnässen und unwillkürlichem Harnabgang ist folgende Teemischung gut:

30 g Uva ursi
30 g Preiselbeerblätter
20 g Birkenblätter
30 g Schachtelhalm

Den Tee kurz aufkochen, eine halbe Stunde lang ziehen lassen, dann mit Honig gesüßt trinken. Diese Mischung ist auch für Kinder empfehlenswert, weil sie gut schmeckt und schnell wirkt.

An Nahrungsergänzungsstoffen können Blasenkapseln verschiedener Anbieter, Multivitamin-Mineralstoffkapseln, Alen (Algenpulver) und folgender Blasentee eingenommen werden:

30 g Uva ursi
30 g Spitzwegerichwurzeln
40 g Kalmuswurzeln
50 g Birkenblätter

Von diesem Tee zusätzlich noch einen Liter pro Tag trinken. Damit wird der Harn in ein saures Milieu gebracht, in dem sich die Bakterien nicht mehr weiter vermehren können. In der Regel ist drei Wochen nach Behandlungsbeginn der Harn wieder bakterienfrei und der Allgemeinzustand gebessert.

MENÜ

Frühstück

2 Orangen
1 Zitrone,
10 Weintrauben
1 Kakifrucht
$^3/_4$ l Wasser

Die Früchte werden homogenisiert. Die Mischung langsam trinken. Dazu einen Haferkornbrei mit 30 Rosinen und einem Magermilchjoghurt verrühren.

Mittagessen

4 Kartoffeln

Salat aus:
1 Kopf Endiviensalat
30 Löwenzahnblättern
10 Brennesselblättern
3 Beinwellblättern
20 g Brunnenkresse
3 gehackten Knoblauchzehen

4 EL Olivenöl extra vergine
1 TL Balsamicoessig aus Modena

Hinzu kommt folgendes Getränk:
2 Zitronen
1 Banane
3 Mandarinen
In $^3/_4$ l Wasser homogenisieren

Um die Pellkartoffeln schmackhafter zu machen, werden sie mit
Knoblauchsardellen und Kürbiskernölsoße gewürzt.

Zwischenmahlzeit

1 Sahnejoghurt

Abendessen

2–3 Heringe, (je nach Größe)
2 Kartoffeln

und folgende Salatmischung:
30 Blätter Löwenzahn
20 Zwiebelringe
2 aufgeschnittene Äpfel
2 aufgeschnittene Orangen
100 g Feldsalat
1 Prise Meersalz
3 TL Kürbiskernöl mit
1 zerdrückten Knoblauchzehe

Zusätzlich als Getränk:
1 rote Bete
1 Banane
1 Knoblauchzehe
1 Apfel
in ³/₄ l Wasser homogenisiert

Dieses Getränk hat eine wohltuende Wirkung und beseitigt den Krampf in der Blasenmuskulatur.

BLASENENTZÜNDUNG (ZYSTITIS)

Das eindeutige Symptom einer Blasenentzündung ist ein Brennen während des Urinierens, die Häufigkeit des Wasserlassens ist gesteigert, man spricht von einer Pollakisurie. Manchmal treten auch Schmerzen in der Blasengegend auf, die sich in den Rücken bis zum Kreuzbein hinziehen können. Auch nach dem Wasserlassen bestehen oft noch hartnäckige Beschwerden. Nach einigen Minuten kommt ein neuerlicher Drang, Harn zu lassen, obwohl die Blase bereits entleert ist.

Hin und wieder hat der Urin einen stechend-beißenden Geruch nach Ammoniak. Wenn bakterielle Infektionen vorliegen, riecht er nach Fäulnis oder Verwesung. Bei der Zystitis ist die innere Blasenschleimhaut entzündet, gerötet, geschwollen und schmerzhaft. Die Bakterien lassen sich durch eine Kultur nachweisen.

Bei einer Blasenentzündung ist darauf zu achten, daß häufig der Säurewert des Urins geändert wird. Er sollte öfters von basisch bis sauer wechseln, so daß die Bakterien nicht mehr ihr gewohntes Milieu vorfinden und nicht mehr vermehrungsfähig sind. Bestehende Antibiotika sind imstande, die Bakterienkulturen schnell zu beseitigen. Eines der bewährtesten Mittel ist Furosemid retard.

Wenn der erste Teil des abgelassenen Urins trüb ist oder Blut enthält, liegt die Entzündung in der Harnröhre. Wenn die zweite Menge trüb oder blutig verfärbt ist, handelt es sich um eine Blasenentzündung. Ist das letzte Drittel des Urins blutig verfärbt und dunkel, liegt vermutlich eine Entzündung im Nierenbecken oder der Harnleiter vor. Jedenfalls sollte bei jeder Blasenentzündung eine genaue mikroskopische Untersuchung gemacht werden oder eine Kontrolle mit Teststreifen. Es ist sinnvoll, daß diese Teststreifen neben den Bakterien über den pH-Wert des Urins, die Leukozytenzahl oder eine eventuelle Blutbeimengung Auskunft geben. Auch die Werte von Bilirubin, Eiweiß, Zucker und Keton sollten am Harnstreifen abzulesen sein, so daß mit diesem Schnelltest eine ausreichend sichere Diagnose möglich ist.

Obwohl bei fast jeder Blasenentzündung Bakterien gefunden werden, sind sie nicht die wahre Ursache. Letztendlich ist die Krankheit auf ein schwaches Immunsystem zurückzuführen. Damit bekommen die Bakterien überhaupt erst die Möglichkeit, sich zu vermehren. Mit Hilfe einer naturheilkundlichen Behandlung läßt sich in erster Linie das Immunsystem aufbauen. So wird den Bakterien im Harntrakt der Nährboden entzogen.

Bei Frauen sind Harnblasen- und Harnröhrenentzündungen häufiger als bei Männern, denn ihre Harnröhre ist kürzer, breiter und deshalb gegenüber bakteriellen Infektionen anfälliger als die von Männern. Bei anatomischen Besonderheiten (bei Männern Harnröhrenveränderungen) kommen Entzündungen häufiger vor, denn durch die anatomische Variation haben Bakterien leichter Zutritt.

ALLGEMEINE MASSNAHMEN

Es sollten alle Nahrungsmittel und Heilmittel, die für das Immunsystem gut sind, genommen werden, wie z. B. täglich dreimal eine Tasse Roter-Lapacho-Tee: Eine Messerspitze des Pulvers auf einen halben Liter Wasser eine halbe Stunde kochen und den Tee in größerer Menge lauwarm trinken. Zusätzlich kann auch Uncariatomentosa-Tee eingenommen werden. Zubereitung s. o.

Wenn das Teekochen zu viel Zeit erfordert oder umständlich ist, erfüllen auch Kapseln entsprechender Pflanzengattungen den gleichen Dienst: dreimal täglich eine Lapacho-ruber-Kapsel oder ein Uncariatomentosa(Cat's-claw-)-Dragee.

Empfehlenswerte Nahrungsmittel

Besonders frische, rohe Obst- und Gemüsesorten sind vorzuziehen. Günstig sind folgende Salatarten: Gartenrauke, Brunnen-, Kapuziner-, Winterkresse. Auch Keimlinge und Sprossen sind empfehlenswert, z. B. Sonnenblumenkeimlinge, Bambussprossen, Alfalfasprossen. Durch das Vorkommen von ätherischen Ölen sind Sellerie, Karotten, Radieschen, Kürbis, Süßkartoffeln, Spargel, Steinpilze, Pfifferlinge, Brätlinge und Reizker von Vorteil. Vollkornprodukte wie Gerstenbrot, Haferkleie, Dinkelbrot, Buchweizen, Brote mit Lavelozkraut eignen sich hervorragend, um Harnwegentzündungen vorzubeugen und bestehende Entzündungen auszuheilen.

Proteinreiche Nahrungsmittel wie Hülsenfrüchte, etwa Bohnen, Azukibohnen, aber auch Limabohnen sind in der Lage, Entzündungen aus dem Körper zu treiben, da sie verschiedene schwefelhaltige Eiweißstoffe besitzen, die das Bakterienwachstum eindämmen. Auch Fisch ist bei Blasenentzündungen empfehlenswert; besonders Lachs, Sardinen, Heringe, Dorsch und Kabeljau. Zitronen und Zitrusfrüchte helfen bei Blasenentzündungen, denn sie säuern den Harn an und zerstören damit die Lebensbedingungen für einige Bakterienarten. Das gilt auch für Preiselbeersaft.

Des weiteren enthalten Heidelbeeren einen wassertreibenden Wirkstoff, der die Harnbildung anregt, wodurch Bakterien schneller ausgeschieden werden können. Auch Birken- oder Brennesselblätter, die als Salat gegessen werden, können das Auftreten von Entzündungen in den ableitenden Harnwegen unterbinden. Die Stoffe der Birkenblätter bewirken, daß die Bakterien sich nicht an den Schleimhäuten festsetzen und mit dem Harn ausgeschieden werden, bevor sie sich richtig vermehren können.

Die Behandlung einer Blasenentzündung sollte auch in beschwerdefreiem Zustand noch einige Tage lang fortgesetzt werden, um einen Rückfall zu verhindern.

Ist durch Naturheilmittel allein keine Bakterienfreiheit zu erreichen, kann auch Eusaprin oder Bactrin verwendet werden. Diese Antibiotika bestehen aus bestimmten, sulfonamidähnlichen Produkten, die gegenseitig ihre Wirkung verstärken und ihre größte Aktivität im Harntrakt (Urogenitaltrakt) erreichen. Auch Apfel- oder Weinessig, dreimal einen Eßlöffel täglich, verändern und zerstören das vertraute Milieu der Bakterien.

Bei jeder bakteriellen Besiedlung der Blase oder der Harnwege sollte eine größere Menge von Heidelbeersaft getrunken werden. Am besten ist es, wenn der Heidelbeersaft selbst zubereitet wird:

100 g Heidelbeeren
1 Apfel
1 Kiwi
1 Banane
in 1 l Wasser homogenisiert

Von diesem Getränk alle zwei Stunden einen Viertelliter zu sich nehmen.

Eine andere Mischung, die sich bewährt hat:

100 g Judenkirschen
1 Golden Delicious
3 Kiwi
$^1/_2$ rote Bete
in 1 l Wasser homogenisieren

Dreimal täglich knapp einen Liter trinken.

Auch folgende Säftemischung ist zu empfehlen:

3 Karotten
1 rote Bete
2 Äpfel
in 1 l Wasser homogenisieren

Der Harn wird vermehrt gebildet, und Bakterien lassen sich schneller ausspülen. Andererseits kann diese Säftemischung das Immunsystem aufbauen, wodurch der Körper widerstandsfähiger und belastbarer wird. Die Bakterien haben keine Chance, sich weiter zu vermehren.

Eine andere erfolgreiche Säftemischung:

2 Zitronen
1/₄ rote Bete
2 Karotten
2 Kiwi
1 Mandarine
in 1 l Wasser mixen

Davon sollten am Tag ein bis zwei Liter getrunken werden. Mit dieser Früchtemischung wird das Immunsystem aufgebaut, weil der hohe Vitamin-C-Gehalt den Körper gegenüber Bakterien widerstandsfähiger macht. Gleichzeitig entzieht dieser Saft den Bakterien den Nährboden.

Auch reines Quellwasser, mit Zitronensaft gesäuert, ist zu empfehlen. Die tägliche Trinkmenge beträgt zwei bis drei Liter. Die große Flüssigkeitsmenge verdünnt den Harn, und Bakterien werden schneller ausgeschieden. Bei einer intensiven Säftekur ist der Harn innerhalb von zwei bis drei Tagen bakterienfrei. Wenn es notwendig ist, kann zusätzlich dreimal ein Eßlöffel Aloe-vera-Saft eingenommen werden.

Pflanzenheilmittel

Uva-ursi-Tinktur, täglich 3 × 20 Tropfen. Dieses Mittel ist besonders dann gut, wenn es sich um eine immer wiederkehrende Blasenentzündung handelt.

Ulmenblätter-Tee, gemischt mit Brennessel-, Birkenblättern und Schachtelhalmkraut: Diese Mixtur kurz aufkochen, eine Viertelstunde ziehen lassen und heiß konsumieren. Wenn der Geschmack zu bitter ist, mit Honig süßen.

Auch die Pflanze Chaparral oder Larea tridendata oder Larea devaricata besitzt eine starke antibiotische Eigenschaft und ist besonders bei Harnweginfektionen anzuraten. Diese Pflanze kommt in Europa nicht vor. Es handelt sich um einen Strauch, der im Südwesten der Vereinigten Staaten auf trockenem Boden wächst.

Homöopathische Mittel

Aconitum D6, täglich 3 × 10 Tropfen. Es wirkt hervorragend gegen einen übermäßigen Harndrang, bei dem jedoch immer nur kleine Mengen Urin abgesetzt werden.

Mercurius dulcis D6, 3 × 10 Tropfen am Tag vor den Mahlzeiten. Es kann dann verwendet werden, wenn der Harndrang hauptsächlich in der Nacht auftritt.

Nux vomica D6, täglich 3 × 5 Tropfen, bietet eine gute Hilfe, wenn sich die Schmerzen bis in die Nierengegend hinaufziehen und auch Rückenschmerzen zu beklagen sind.

NAHRUNGSERGÄNZUNGSSTOFFE

Beta-Carotin, täglich 3 × 25 mg
Vitamin C, 3 × 500 mg pro Tag
Niacin, täglich 3 × 20 mg
Vitamin E, 3 × 300 mg pro Tag
Zinkorotat, 3 × 25 mg täglich
Magnesiumorotat, 3 × 50 mg pro Tag

Wenn die Blasenentzündung infolge einer hormonellen Schwäche
aufgetreten ist, empfiehlt es sich, DHEA, 2 × 25 mg einzunehmen. In
bestimmten Fällen ist es auch günstig, am Abend 2 mg Melatonin
dem Körper zuzuführen. Sind schon mehrfach Blasenentzündungen
aufgetreten, sollte Nachtkerzenöl versucht werden. Dieses Präparat
ist mindestens vier bis sechs Wochen regelmäßig in der Dosierung
dreimal eine Kapsel zu verwenden.

Blutdruck, hoher (Hypertonie)

Dem Blutdruck kommt eine besondere Bedeutung zu: Er preßt das Blut vom Herzen durch den ganzen Körper. Der Druck muß so stark sein, daß Gehirn, Nieren, Leber und alle anderen inneren Organe richtig durchblutet werden. Sinkt der Blutdruck unter ein bestimmtes Maß (70/40 mmHg), dann versagt die Durchblutung, und es besteht Lebensgefahr. Andererseits kann auch ein zu hoher Blutdruck das Leben gefährden. Die Blutgefäße werden zu stark abgenützt, was zur Verkalkung führt. Schließlich werden die Blutgefäße immer enger, und der Druck muß noch größer werden, um das Blut durch die engen Gefäße pressen zu können. Bei krankhaftem Hochdruck kommt es zu Nasenbluten, Kopfschmerzen, Schwindelgefühl und Benommenheit.

Bei den meisten Patienten mit hohem Blutdruck sind kaum Beschwerden vorhanden, so daß diese Kranheit als lautloser Mörder bezeichnet werden kann. Wenn der Blutdruck längere Zeit zu hoch ist, nicht kontrolliert und nicht eingestellt wird, können die betroffenen Personen von einer Minute zur anderen tot umfallen oder am Abend einschlafen und am nächsten Morgen nicht mehr erwachen. Deshalb ist es wichtig, regelmäßig ärztliche Kontrollen durchführen zu lassen. Viele Menschen fühlen sich in ausgezeichneter Verfassung, und trotzdem ist der Blutdruck zu hoch. Ohne daß vorher Alarmsignale zu erkennen waren, können plötzlich über Nacht Hirndrucksymptome auftreten wie Brechreiz, Kopfschmerzen, Sehstörungen, vorübergehende Blindheit, Krampfanfälle oder Halbseitenlähmungen. Folge einer Gehirnblutung ist mitunter ein Koma, aus dem der Patient nicht mehr erwacht. Auch ein nur wenig erhöhter Blutdruck kann auf die Dauer gesehen katastrophale Auswirkungen erreichen. Es besteht die akute Gefahr, einen Schlaganfall, Herzinfarkt oder eine Lähmung zu erleiden.

ALLGEMEINE MASSNAHMEN

Übergewicht sollte abgebaut und das Idealgewicht erreicht werden. Das ideale Gewicht errechnet man so: Körpergröße in Zentimeter weniger 100, weniger 10 Prozent beim Mann, bei der Frau minus 15 Prozent. Allein der Gewichtsverlust kann bei einigen Menschen den Blutdruck normalisieren, denn zur Durchblutung eines schlanken Körpers genügt ein geringerer Druck. Fettgewebe wirkt wie ein Widerstand im Kreislaufsystem, der mit viel Aufwand überwunden werden muß.

Sinnvolle Bewegungsübungen sind imstande, den Blutdruck auf ein normales Niveau zu bringen. Beim Training wird Energie verbraucht und daher der Ausgangswert des Blutdrucks gesenkt.

Zigarettenrauchen und jede Art von Tabakkonsum ist bei Blutdruckleiden gefährlich, denn Zigaretten erhöhen den peripheren Widerstand innerhalb der Gefäße. Eine einzige Zigarette kann den Blutdruck für zwei Stunden um 15 bis 20 Prozent ansteigen lassen. Der Wert der für den Körper schädlichen Cholesterinfraktion LDL wird durch Rauchen ebenfalls erhöht.

Der Salzverbrauch ist drastisch einzuschränken. Es sollte niemals zusätzlich gesalzen werden, denn Salz ist in vielen Lebensmitteln ausreichend vorhanden. Das gilt besonders für Hochdruckkranke, die auf Salz empfindlich reagieren. Anstelle von Salz ist entweder Meersalz oder in schweren Fällen von Hypertonie natrium- und chloridfreies Salz zu verwenden. Salze von Kalium, Calcium, Magnesium haben einen kochsalzähnlichen Geschmack, der jedoch den Blutdruck nicht beeinflußt.

Cholesterinhaltige und fettreiche Nahrungsmittel sind auf jeden Fall zu vermeiden, denn cholesterinreiche Lebensmittel steigern die Gefahr arteriosklerotischer Erkrankungen. Dadurch werden Gefäße verengt, und der Blutdruck steigt in den krankhaften Bereich an.

Der Alkoholkonsum darf ein Minimum nicht überschreiten. Es sollte nicht mehr als ein Achtelliter Wein, eine Viertelflasche Bier oder 0,32 Liter Schnaps konsumiert werden.

Eiweißreiche Nahrungsmittel sind ebenfalls tabu: Auf jeden Fall müssen tierische Eiweiße vom Speiseplan gestrichen werden.

Blutdrucksenkende Lebensmittel und Pflanzen sollten jeden Tag auf dem Eßtisch stehen.

EMPFEHLENSWERTE NAHRUNGSMITTEL

Der Akzent sollte auf kaliumreiche Nahrungsmittel gesetzt werden, z. B. auf Vollkornbrotprodukte, frische Obst- und Gemüsesorten, Hülsenfrüchte, Erbsen und Blattgemüse. Je niedriger der Kaliumgehalt im Körper ist, desto höher steigt der Blutdruck. Calcium- und vitaminreiche Nahrungsmittel sind zu bevorzugen. Dazu zählen Salate, Obst und Gemüse, Hülsenfrüchte, Brunnenkresse, Chinakohl, Sojapräparate, Keimlinge, Nüsse. Wenn schon Milchprodukte verzehrt werden, dann ist es besser, auf Magermilchprodukte umzusteigen, denn tierische Fette sind für den Körper eine gefährliche Nahrungsquelle, die zu Komplikationen führen kann, z. B. zu hohem Blutdruck, Herzinfarkt, Schlaganfall, Gallensteinleiden, Depressionen, Darmgeschwüren und Verhaltensstörungen.

Zum Würzen empfehlenswert sind Knoblauch, Rosmarin, Zwiebeln, Wacholder, Bär- und Schnittlauch, Zitronen, Essig, Oregano, Basilikum, Pfeffer und Paprika. Diese Gewürze machen den Gebrauch von Kochsalz nahezu überflüssig. Auf den Zutatenlisten sollte immer nachgesehen werden, wie hoch der Kochsalz-, Natrium- oder Chloridgehalt ist. Auch die Aufschriften auf Mineralwasserflaschen sollten genau gelesen werden, weil ein Überangebot an Kochsalz in jeder Form den Blutdruck schnell in die Höhe treibt.

VERBOTENE NAHRUNGSMITTEL

Fleischspeisen, Eierspeisen, gebackene und gebratene Lebensmittel sind tabu. Ein hoher Fettanteil in der Nahrung ist streng verboten. Auch Vollmilchprodukte, Käsesorten mit einem Fettgehalt über 20 Prozent sind nicht nur wegen des Salz-, sondern auch wegen des Fettgehalts abzulehnen. Besonders Fleisch ist für empfindliche Menschen hinsichtlich der Blutdrucksteigerung gefährlich.

In größeren Untersuchungen wurde festgestellt, daß bei Vegetariern der Blutdruck im Alter nicht überproportional ansteigt, sondern auf einem normalen Niveau stehenbleibt. Je höher bei Menschen der Fleischkonsum ist, desto höher ist dementsprechend der Blutdruck. Denn Fleisch ist für Menschen, die von Natur aus reine Pflanzenesser sind, kein geeignetes Lebensmittel. Daß der Mensch speziell ein Pflanzenesser ist, ergibt sich aus der Darmlänge, der Fingerbeschaffenheit, der Hautatmung, der Gebißform und dem schwachen Grad der Magensäure.

Weiter sind beim Hochdruckkranken stark anregende Genußgifte wie Kaffee, Tee, Kakao und andere Genußmittel streng verboten, denn durch Koffein wird der Blutdruck in vielen Fällen erhöht. Für einen Blutdruckkranken kann eine Tasse Kaffee schon zuviel sein.

BEWEGUNGSTHERAPIE

Bei der Neigung zu hohem Blutdruck sollte jeden Tag ein Bewegungstraining von einer halben oder einer Dreiviertelstunde absolviert werden, wobei die Ausdauer im Vordergrund steht. Jede Art von Wettkampfsport ist zu vermeiden, denn durch die Streßsituation des Wettkampfs steigt der Blutdruck beträchtlich an. Für Hypertoniker geeignete Sportarten sind: Schwimmen, Wandern, Radfahren, Bergwandern, Langlaufen und Bodengymnastik. Auch Tanzen ist für Bluthochdruckkranke eine geeignete Sportart.

PFLANZENHEILMITTEL

Knoblauch ist in jeder Form geeignet, den erhöhten Blutdruck auf ein normales Niveau zu bringen. Shiitake-Pilze senken einen hohen Cholesterinwert, erweitern die Gefäße und normalisieren den Blutdruck. Reishe-Pilze können ebenfalls erhöhte Cholesterinwerte und erhöhte diastolische Blutwerte senken.

NAHRUNGSERGÄNZUNGSSTOFFE

Wenn mit der Nahrung täglich drei bis fünf Gramm Kalium zugeführt werden, ist mit aller Wahrscheinlichkeit der Blutdruck in einem normalen Bereich zu halten. Deshalb sollten täglich ein Gramm Kaliumbrause getrunken oder drei Bananen bzw. drei Äpfel gegessen werden, die ebenfalls den Gegenwert von 1000 mg Kalium enthalten.

Von Calcium sollten täglich 300 bis 500 mg konsumiert werden. Die maximale Dosis liegt zwischen 600 und 800 mg täglich.

Der Fasergehalt der Nahrung hat bei mindestens 30 bis 60 g zu liegen. Es können auch Fasertabletten wie Weizenkleietabletten, Weizenkleie selbst oder Hafertabletten eingenommen werden. Faserstoffe sind reichlich in Vollkornprodukten, frischem Obst und Gemüsen sowie Hülsenfrüchten enthalten.

Psychotherapeutische Hilfe

Autogenes Training baut Streß, Feindseligkeit und negative Gedanken ab. Angst, Aufregungen und Zorn erhöhen den Blutdruck bis zum krankhaften Bereich. Lautes Schreien, wildes Gestikulieren sollte vermieden werden. Wenn das Gesicht gerötet ist und die Halsschlagadern prall hervortreten, ist das meist ein Zeichen, daß der Blutdruck durch Aufregungen, Ärger und Zorn sprunghaft in die Höhe geschnellt ist.

Daher sollte in regelmäßigen Abständen, etwa vier- bis fünfmal pro Woche eine halbe Stunde lang meditiert werden. Die Heilmeditation hat folgenden Wortlaut:

»Ich bin ganz ruhig, ich bin ganz entspannt, ich spüre, wie Schwere und Wärme sich in den Armen und Beinen ausbreiten. Der ganze Körper ist jetzt angenehm schwer. Ich spüre dieses Schweregefühl bis zu den Fingerspitzen. Ich spüre die Wärme im ganzen Körper, die Arme sind warm, der Körper ist warm, die Beine sind warm. Durch diese Wärme wird die Durchblutung verbessert. Ich spüre jetzt ein angenehmes Kribbeln in den Fingerspitzen, ich merke, wie das Blut bis zu den Spitzen fließt. Das Blut fließt langsam, regelmäßig durch den ganzen Körper. Mein Herz schlägt ruhig und gleichmäßig. Mein Herz schlägt ruhig und regelmäßig. Diese angenehme Ruhe senkt meinen Blutdruck. Der Blutdruck ist jetzt im richtigen Bereich. Die Beine sind gut durchblutet, die Arme sind warm und gut durchblutet. Ich spüre, wie der Blutdruck normal wird, ich spüre, daß mein Körper im Einklang mit der Natur und in vollkommener Harmonie lebt. Die Ruhe beruhigt mich, die gleichmäßige Atmung bringt angenehme Ruhe. Die angenehme Ruhe senkt meinen Blutdruck. So fühle ich mich immer und überall wohl. Diese Gedanken wirken weiter. Ich werde mir immer bewußt sein, daß mein Körper richtig arbeitet, daß mein Blutdruck normal ist, daß das Herz gleichmäßig schlägt. Ich spüre, daß ich immer im Einklang mit der Natur lebe. Diese Gedanken beruhigen mich. Nichts kann meine angenehme Ruhe stören.«

Nach dieser Übung sind Arme und Beine zehnmal auszustrecken.

AROMATHERAPIE

Kamillenöl entspannt das Nerven- und Gefäßsystem. Korianderöl hat positive Auswirkungen auf die glatte Muskulatur der Gefäße. So kann es durch Gefäßreflexe zu einem Normalisieren des Blutdrucks kommen. Fichtennadelöl oder auch Kiefernöl kann, wenn es eingeatmet wird, zu einem Absinken des Blutdrucks bis zu einem normalen Bereich führen. Kiefernöl reinigt die Lungen, entspannt und fördert das Selbstvertrauen.

MENÜ

Frühstück

1 Tasse Linsensprossen
2 EL Olivenöl
1 Prise Muskatnuß
1 Prise Meersalz
2 EL Dillkraut
1 EL Zitronensaft
100 g Crème fraîche

Dazu ein Mixgetränk:
2 Orangen
1 Zitrone
1 Banane
$^3/_4$ l Wasser

Zwischenmahlzeit

1 Magerjoghurt

Mittagessen

3 Pellkartoffeln
20 Löwenzahnblätter
3 Himbeerblätter
10 Blätter Ruccola (Gartenrauke)
5 feingehackte Knoblauchzehen
1 Kopf Endiviensalat
20 entkernte Oliven
1 Prise Meersalz

Als Getränk:
3 Orangen
1 Karotte
2 Kiwi
1 Zitrone
10 Weinbeeren
20 Himbeeren
2 Datteln
$^3/_4$ l Wasser

Mit dieser Flüssigkeit werden die Früchte homogenisiert und dann langsam zum Mittagessen getrunken.

Zwischenmahlzeit

1 Magerjoghurt

Abendessen

3 frische Feigen
3 Kaktusfrüchte ohne äußere stachelige Schale
$^1/_2$ Papaya mit den schwarzen Kernen,
aber ohne die äußere Schale
in $^3/_4$ l Wasser mixen

Dazu ein Hauswurzsalat mit
Zwiebelringen
1 TL Öl
1 TL Aceto balsamico
1 Prise Meersalz
1 Prise Pfeffer aus der Mühle

Die Hauswurz ist reich an Gerbstoffen, Vitamin C, Spurenelementen, Mangan, Magnesium, Germanium, Selen und Molybdän. Mit diesen Spurenelementen kann der Blutdruck schnell in den normalen Bereich gebracht werden.

Spätmahlzeit

1 Banane
1 Boskopapfel

Diese kalorienarme Nahrung ist reich an Spurenelementen, Vitaminen und Vitalstoffen, die zu einer raschen Besserung der krankhaften Blutdruckwerte führen.

BLUTFETTE, HOHE (HYPERCHOLESTERINÄMIE)

Hohe Cholesterinwerte im Blut bereiten allein zunächst so gut wie keine Beschwerden. Das ändert sich, wenn das hohe Blutfett jahrelang bestehen bleibt. Hohes Cholesterin ist nämlich die Ursache für Gefäß- und Herzerkrankungen, Arteriosklerose und maßgeblich beteiligt an Herz- und Schlaganfällen. Wenn die Arteriosklerose das Gehirn in erster Linie betrifft, können Vergeßlichkeit, Schwerbesinnlichkeit, Depressionen und Angstzustände auftreten. Unter Umständen führt zu hohes Blutfett auch zu Morbus Parkinson.

Beim Cholesterin unterscheidet man zwei Arten: Die High Density Lipoproteins und die Low Density Lipoproteins. Die Abkürzungen heißen HDL bzw. LDL. Je höher HDL liegt, desto besser ist der Körper vor Herz- und Schlaganfällen geschützt. LDL bewirkt genau das Gegenteil.

Der Cholesterinspiegel ist abhängig von Lebensweise, Erbfaktoren und Stoffwechselvorgängen. So ist z. B. bei Diabetes mellitus das Cholesterin häufig stark erhöht. Fast immer gelingt es, Cholesterin allein durch eine Änderung der Lebensweise auf einen normalen Stand zu bringen. Auch wenn das Blutfett durch Erbfaktoren erhöht ist, kann es durch eine Änderung der Lebensweise deutlich gesenkt werden. Hohe Cholesterinwerte kommen bei Menschen, die sich vernünftig ernähren, gar nicht erst vor. Das setzt voraus, daß Vollkornprodukte, frisches Gemüse und frische Obstsorten sowie ein- bis zweimal in der Woche Fisch auf dem Speiseplan stehen. Bei Südostasiaten sind erhöhte Blutfette so gut wie unbekannt.

`

ALLGEMEINE MASSNAHMEN

Es sollten auf jeden Fall mehr Vollkornprodukte gegessen werden. Obst- und Gemüsesorten mit einem hohen Fasergehalt sind besonders günstig. Auch die Fettsäuren in den Fischen erhöhen nicht den Cholesterinspiegel. Wer unter einem zu hohen Blutcholesterinspiegel leidet, sollte schon zum Frühstück anstelle von Weißbrot Hirse, Hafer, Kleie und pektinhaltige Früchte wie etwa Äpfel essen.
Unbedingt ist darauf zu achten, daß die Leberfunktion in Ordnung ist. Die Leberfunktionsproben sollten möglichst tief liegen. Ideal sind die Werte von GOT 4, GPT 5 (GT 6). Wenn jeden Tag drei bis vier Bier getrunken werden, liegen die Leberfunktionswerte schon in einem Bereich, der fünf- bis zehnmal so hoch ist. Die Leber bestimmt nämlich die Höhe der Blutfette, denn sie baut die Fette um und produziert auch LDL und HDL. Bei guter Leberfunktion wird mehr HDL aufgebaut und weniger LDL gebildet.

EMPFEHLENSWERTE NAHRUNGSMITTEL

Vollkornprodukte, so z. B. brauner Reis, schwarzer Reis, Hafer, Gerste und Buchweizen. An zweiter Stelle stehen Bohnen, ganz besonders die Mungbohne (Sojabohne), an dritter Stelle jede andere Art von Hülsenfrüchten.
Bestimmte Früchte sind imstande, den Cholesterinspiegel schnell zu senken, so etwa Golden-Delicious-Äpfel, Boskopäpfel, Lychee-Früchte, Langsatfrüchte, Karambolafrüchte, Durian-Frucht. Auch Sternäpfel und Rambutanfrüchte sind in der Lage, ein zu hohes Cholesterin abzubauen. Nashifrüchte bringen ebenfalls ein abnormes Cholesterin auf den normalen Wert zurück. Unter den orangenähnlichen Früchten helfen ausgezeichnet die Monreales.

Fast jedes Blattgemüse sowie Brokkoli und Wurzelgemüse normalisieren einen erhöhten Cholesterinspiegel. Hervorzuheben sind Palmito, die Moorwurzel oder Pastinake. Auch Knollensellerie, Kichererbsen, Hopfensprossen, Gurken, Auberginen, Gartenkresse, Erdmandeln, Feldsalat, Endiviensalat, Eissalat, Meerrettich, Ingwer, Bohnenkraut, Beifußblätter, die Yamsbohne, die Wassernuß, Topinambur, die Speiserübe und die Spargelbohne senken erhöhte Blutfettwerte. Dreimal pro Woche sollten Shiitake-Pilze verzehrt werden. Auch die Reishe-Pilze haben sich bewährt.

Das gilt genauso für Nahrungsmittel, die sehr reich an Omega-3-Fettsäuren sind, wie z. B. Lachs, Sardinen, Hering, Dorsch und Kabeljau. Bei einem hohen Cholesterinspiegel sollten täglich drei bis vier mittelgroße Zwiebeln verzehrt werden. Ebenso sollten bei jeder Art von Cholesterinerhöhung pro Tag zwei bis drei Paprika gegessen werden. Schwarzwurzeln, Beinwell, Löwenzahn, Bärlauch, Brennessel, Wiesenbocksbart, Wegwarte, Spitzwegerich und Breitwegerich sind hier ein Elixier. Vom frischen Knoblauch sollten bei erhöhten Blutfettwerten vier bis sechs Zehen pro Tag konsumiert werden. Zusätzlich zum frischen Knoblauch sind Mistel-Knoblauch-Weißdorn-Dragees zu verwenden.

VERBOTENE NAHRUNGSMITTEL

Jede Art von Fleisch, sogar Geflügel, Eier, industriell weiterverarbeitete Nahrungsmittel, wie z. B. Nudeln, Brot und Gebäck sind verboten. Auf die Negativliste gehören ebenso jede Art von tierischen Fetten und Milchprodukte, wie Käse, Joghurt und Sahne. Erlaubt ist höchstens ein Teelöffel Vollmilch pro Tasse Kaffee. Auf jeden Fall ist bei Hypercholesterinämie das Rauchen und sogar das Schnupfen von Tabak streng verboten.

PFLANZENHEILMITTEL

Von der sehr wirksamen Weißdorntinktur sind täglich 3 × 15 Tropfen vor den Mahlzeiten einzunehmen.
Vom Ginkgoextrakt sollten 3 × 20 Tropfen täglich vor den Mahlzeiten konsumiert werden.

NAHRUNGSERGÄNZUNGSSTOFFE

Vitamin C, am besten aus Acerolakirschen, 3 × 250 mg pro Tag.
Vitamin E, 3 × 300 mg pro Tag.
Beta-Carotin sollte dreimal täglich in der Menge von 25 mg vor den Mahlzeiten eingenommen werden.
In Fällen von recht hohen Blutcholesterinspiegeln ist Catuaba medicinalis hilfreich. Dreimal am Tag ein Teelöffel von diesem Pulver kann überflüssige Fettstoffe an sich binden und ausscheiden. Jeden Tag sechs Eßlöffel Haferkleie sind ebenfalls wichtig, um den Cholesterinspiegel tief zu halten.
Heilerde, auch Schindele genannt, ist imstande, einen erhöhten Cholesterinspiegel auf natürliche Weise zu senken. Vom Schindelepulver reichen täglich drei Eßlöffel aus, am besten in lauwarmem Wasser verrührt. Die Mischung kann mit Honig gesüßt getrunken werden. Die positive Wirkung des Schindelepulvers ist bei regelmäßiger Einnahme bereits nach der zweiten oder dritten Woche zu bemerken.

Menü

Frühstück

1 Orange
1 Zitrone
1 Apfel
1 kleine Karotte
in 1 l Wasser homogenisiert

Dazu:
3 Datteln
3 frische Feigen
1 geraspelte kleine rote Bete

Zwischenmahlzeit

1 Magermilchjoghurt

Mittagessen

4 Pellkartoffeln
Meersalz
2 EL gehackte Petersilie
3 EL Senfsprossen
einige Tropfen Zitronensaft

Dazu:
1 Kopf Endiviensalat
1 gehackte Chilischote
2 TL Olivenöl
2 feingehackte Knoblauchzehen

Zwischenmahlzeit

1 Magermilchjoghurt

Abendessen

1 Teller mit Haferflocken
30 Rosinen
2 EL Zitronensaft
200 ml Magermilch

Als Getränk dazu:
3 Datteln
2 Zitronen
in $^3/_4$ l Wasser mixen

Ein halbes Jahr nach Behandlungsbeginn liegen die Blutwerte im Normbereich.

BRONCHITIS

Atemwegserkrankungen auf entzündlicher Basis sind meistens mit Bronchitis trachetis und Pharyngitis verbunden. Bei Erkältungen rufen oft zusätzlich Bakterien oder Viren Infektionen hervor. In der Regel sind die bakteriellen Erreger mit physikalisch-chemischen Reizstoffen verbunden, was dann zu einer Bronchitis führt. Derartige Reizstoffe sind z. B. Ammoniak, Schwefeldioxid, Nitrosegase, Schwefelwasserstoffe und Formaldehyd. Sie können bei einer bakteriellen Infektion eine länger andauernde Bronchitis auslösen.

Als Hauptursache von Infektionen sind Mykoplasmaprotozoen anzusehen; rein bakterielle Infektionen sind eher selten. In vielen Fällen von Bronchitis ist Nikotinmißbrauch eine der Ursachen. Bei Kindern sind es hauptsächlich Viren der Gruppe Reo, die die Bronchitis hervorrufen. Bei Erwachsenen kommen in erster Linie Myxoviren vor, auch Coxsackie- und ECHO-Viren sowie Ornithoseviren sind häufige Bronchitisauslösefaktoren. Als Bronchitiserreger sind weiterhin der Diplococcus pneumoniae und der Hämophilus influenzae zu erwähnen.

Durch diese Erreger kommt es dann zu einer vermehrten Schleimsekretion in den Bronchien. Es treten sogenannten Erkältungssymptome auf: Schmerzen in den Gelenken, eine rinnende Nase, die Augen sind gerötet, die Sprache ist heiser, das Schlucken macht Beschwerden, es wird als unangenehm empfunden. Das Atmen ist mit einem Fremdkörpergefühl in der Lunge verbunden. Manchmal wird auch über Schmerzen im Brustbein geklagt. Vielfach fängt die Bronchitis mit einem trockenen Reizhusten an, zu Beginn ist der Auswurf gelblich bis farblos. Später, wenn die Infektion langsam abheilt, kann der Schleim grünlich werden. Bei der akuten Bronchitis können blutgefärbte Schleimpfropfen ausgehustet werden. Eine typische Bronchitis dauert ungefähr ein bis zwei Wochen. Bei länger anhaltendem Hustenreiz ist unbedingt auf eine andere Ursache zu achten. Denn hinter hartnäckigem, monatelangem Husten kann sich ein Bronchialkarzinom oder ein Lungentumor verbergen.

Wenn der Husten stark und die Atmung behindert ist, kann Pfeifen und Brummen zu hören sein. Bei jedem Atemzug sind grobblasige Geräusche zu vernehmen. Ist bei der Erkrankung der Allgemeinzustand stark beeinträchtigt, sollte am besten eine Keimkultur angelegt werden, damit sich mikroskopisch nachweisen läßt, welche Erreger vorhanden sind und welche Antibiotika die Krankheit am besten beeinflussen können.

Manchmal ist die Blutkörpersenkung erhöht. Besonders bei Virusinfekten ist die Blutkörpersenkung stark gesteigert, etwa 30:60. In den meisten Fällen ist das Blutbild mehr oder weniger unauffällig. Wenn die Leukozytenzahl abnimmt, spricht das eher für eine Virusinfektion, wenn sie zunimmt und eine Linksverschiebung eintritt, kann das auf eine bakterielle Erkrankung deuten, wobei in erster Linie an den Erreger Hämophilus influenzae zu denken ist.

Die Atemwege sollten therapeutisch durch Sekrotolytika und Sekretomotorika gereinigt werden. Es muß darauf geachtet werden, daß eine ausreichende Flüssigkeitsmenge täglich zugeführt wird. Die Ausscheidung von Schleim wird auch durch ätherische Öle, wie Schwarzkümmelöl, erleichtert. In schweren Fällen mit hohem Fieber sollte eine Sulfonamidkombination gegeben werden, etwa Eusaprim, aber auch Tetracycline sprechen manchmal recht gut an.

Weitgehend nebenwirkungsfrei sind die synthetischen Penicillinderivate, wie Amoxygen. Sollte es sich um eine Mycoplasmainfektion handeln, sind auch Erythromycinderivate empfehlenswert. Wird die Bronchitis fachgerecht behandelt, sind die Heilaussichten erstaunlich gut, jedoch müssen erschwerende Faktoren beseitigt werden. Es ist auf Alkohol- und Nikotinkarenz zu achten. Es muß dafür gesorgt werden, daß keine giftigen und beizenden Stoffe die Atemwege reizen.

Die Ernährung sollte umgestellt werden, wobei Giftstoffe in jeder Form fernzuhalten sind. In bestimmten Berufen ist es wichtig, Atem-

masken zu tragen, so daß Staub und Fremdkörper nicht in die Lunge
geraten können. Akute Bronchitisattacken kommen hauptsächlich im
Winter vor. Besonders betroffen sind ältere Menschen, Raucher, Alkoholiker, Übergewichtige. Denn bei Übergewichtigen ist meist die
Lungentätigkeit eingeschränkt, das bedeutet, bestimmte Lungenteile
können nicht mehr im richtigen Umfang beatmet werden.
Auch Kinder sind häufig Opfer einer Bronchitis, denn ihre Widerstandsfähigkeit gegenüber bestimmten Bakterien oder Viren ist noch
nicht voll ausgebildet. Menschen, die in Industriegebieten oder verkehrsreichen Zonen leben, werden besonders häufig von einer
Atemwegserkrankung befallen.

EMPFEHLENSWERTE NAHRUNGSMITTEL

Fast alle Blattgemüsesorten können empfohlen werden. Grünes
Gemüse, das chlorophyllreich ist, kann aufgrund von einem hohen
Vitamin-C- und Mineralstoffgehalt bei Bronchitis gut helfen. Auch
Brunnenkresse, Kapuzinerkresse, Kohl, Kohlrabi, chinesischer Kohl,
Stachelbeeren, Baumtomaten, Melonen, rote Bete, Kiwi, Sanddorn-
früchte und Kapstachelbeeren sind bei Bronchitis von großem Nutzen. Ihr Vitamin-C-Gehalt ist relativ hoch, und die vorhandenen äthe-
rischen Öle erleichtern das Abhusten von zähflüssigem Schleim. Auch
Pfirsiche, Birnen, Hagebutten, Zitrusfrüchte und verschiedene Sprossen sind anzuraten.
Aufgrund ihres hohen Schwefelgehalts sind Senfsprossen, Sesamsprossen, Sojakeimlinge, Bambussprossen, Sonnenblumenkernsprossen und Linsensprossen hervorragend geeignet, eine Bronchitis
schnell abheilen zu lassen. Durch ihren Jod- und Schwefelgehalt sind
Algenprodukte in getrockneter Form sehr wirksam, z. B. Norialgen,
Kombu-royale-Algen, Meeresspaghetti, Meeressalat und Meeresstaub-
algen.

Bei Bronchitis sollten wegen ihres hohen Vitamingehalts Karotten als Saft getrunken werden. Drei- bis viermal 250 ml Karottensaft ist anzuraten, denn der Karottensaft enthält Provitamin A oder Beta-Carotin, das für die Schleimhäute der Bronchien sehr nützlich ist. Bei starker Bronchitis mit Fieber können aufgeschnittene Zwiebeln, vermengt mit zwei bis drei Teelöffeln Waldhonig, empfohlen werden. Spirulina und Chlorella-Mikroalgen sind ebenfalls für die Lungen günstig, um das Abhusten von Schleim aus den Bronchien zu fördern. Jede Art von Sojaprodukten bietet Vorteile, ebenfalls Tofu und Tempeh. Stangenbohnen, Kichererbsen und Reissirup können sich bei Bronchitis ebenfalls positiv auswirken.

Zur Kräftigung des Allgemeinbefindens sollte Ingwer verwendet werden. Man kann von der Ingwerwurzel ein Stück von der Länge eines halben Zentimeters abschneiden und mit Obst, Gemüse und einer entsprechenden Menge Wasser im Mixer homogenisieren. So kommt es zu einer besseren Beatmung der Bronchien und durch die antibakterielle Wirkung des Ingwer zu einer raschen Ausheilung der Bronchitis. Eine chronische Bronchitis spricht auf die Ingwerbehandlung gut an.

Die Funktion der Lungen und Bronchien läßt sich mit Endiviensalat, Daikonrettich, weißen Rüben, Radieschen und Topinambur heilend unterstützen.

Außerdem sollten Vollkornprodukte, die möglichst naturbelassen sind, gegessen werden, ebenso brauner oder schwarzer Reis, Gerste und Hafer, Karotten, Süßkartoffeln, Topinambur, Yamswurzel. Bei Bronchitis kann außerdem zur Haferwurzel geraten werden, ebenso zur Schwarzwurzel.

Andere Gemüsesorten, die bei Bronchitis bevorzugt werden sollten, sind die Wasserkastanie, die Wassernuß (Drapa natans), dann die Yakon-Gemüsesorte, die in Südamerika beheimatet sind und viele ätherische Öle enthalten. Sie erleichtern die Schleimlösung.

VERBOTENE NAHRUNGSMITTEL

Alle Produkte, die Industriezucker enthalten, sind abzulehnen. Viele Lebensmittelfarbstoffe können die Bronchitis verstärken. Auch künstliche Süßstoffe sind nicht empfehlenswert. Produkte, die im heißen Fett oder Öl gebraten, gebacken oder gegrillt wurden, können das Lungengewebe und damit die Bronchien schwächen. Auch von Weißmehlprodukten ist abzuraten, das betrifft Brötchen, Gebäck, Pfannkuchen, Spaghetti und Nudeln. Ebenso ist von Pizza bei Bronchitis Abstand zu nehmen.
Kaffee und andere koffeinhaltige Getränke wie Cola, sowie Alkohol ist in jeder Form abzulehnen. Auch tierische Fette und tierisches Eiweiß wirken negativ.

PFLANZENHEILMITTEL

Für alle Arten von Bronchitis ist Lungenkraut zu empfehlen. Es kann als Tee zusammen mit Birkenblättern, Kamille, Salbei und Himmelschlüsseln zu gleichen Teilen getrunken werden.
Ein wahres Heilmittel ist der Lotuswurzeltee. Zehn Minuten aufkochen und eine Viertelstunde ziehen lassen, mit Honig gesüßt trinken.
Gegen Bronchitis hilft des weiteren Flachssamen. Aufkochen, eine Viertelstunde ziehen lassen und mit Honig gesüßt dreimal pro Tag einnehmen.
Um eine Bronchitis auszuheilen, ist auch Lobelia geeignet. Von der Lobeliatinktur 3 × 15 Tropfen täglich einnehmen.

Wenn sich der Schleim nur schwer löst, ist folgende Teemischung anzuraten:

30 g Spitzwegerichwurzel
40 g Löwenzahnwurzel
30 g Kalmuswurzel
40 g Ingwerwurzel

Diesen Tee 20 Minuten aufkochen, eine Viertelstunde ziehen lassen und schluckweise über den ganzen Tag verteilt, mit Honig gesüßt, konsumieren.

Eine andere Teemischung, die sich bei Bronchitis mit sehr starkem Hustenreiz bewährt hat:

30 g Ulmenrinde
10 g Ingwerwurzel
30 g Süßholzwurzel

Der Tee sollte 20 Minuten lang ausgekocht werden, eine Viertelstunde ziehen und dann mit Honig gesüßt getrunken werden. Die ideale Trinkmenge liegt zwischen einem halben Liter und eineinhalb Litern.

Zum *Inhalieren* bei Bronchitis sollte eine Mischung aus Piniennadelöl, Eukalyptus, Arnikaöl und Kampferöl verwendet werden. Von jeder Ölsorte nimmt man fünf Tropfen auf einen Liter Wasser. Die Lösung zum Kochen bringen und die ätherischen Dämpfe einatmen.

HOMÖOPATHISCHE MITTEL

Ipecacuanhatinktur D4 ist besonders bei krampfartigen Hustenanfällen empfehlenswert. 3 × 20 Tropfen täglich anwenden.
Belladonnatinktur D6: Davon nimmt man 3 × 10 Tropfen pro Tag. Die Belladonnatinktur eignet sich besonders, wenn ein trockener Husten mit wenig Schleimproduktion quält.
Pulsatilla D6 ist besonders dann gut, wenn der Hustenreiz in der Nacht oder in den frühen Morgenstunden auftritt. Die Dosis beträgt drei- bis fünfmal täglich zehn Tropfen.

NAHRUNGSERGÄNZUNGSSTOFFE

Beta-Carotin, 3 × 25 mg pro Tag
Vitamin A stärkt die Lungenfunktion und fördert die Expectoration (Schleimauswurf). Davon ca. 2000–5000 Internationale Einheiten zwei- bis dreimal am Tag.
Vom Vitamin-B-Komplex mit Kieselerde gemischt, nimmt man dreimal eine Kapsel täglich.
Vitamin C zeigt bei Bronchitis ebenfalls günstige Auswirkungen, vier- bis fünfmal pro Tag 250 mg in Form von Acerola-Kautabletten. Damit werden dem Körper auch Bioflavonoide zugeführt, die zur Beseitigung der Bronchitis und zum Ausheilen des Hustens hilfreich sind.

MENÜ

Frühstück

100 g Weizensprossen
1 feingehackte Zwiebel
3 Messerspitzen Petersilie
1 feingeschnittene Knoblauchzehe
1 kleingeschnittene Avocadofrucht
1 EL Zitronensaft
1 EL Kürbiskernöl
1 Prise Meersalz
frisch gemahlener Pfeffer aus der Mühle

Als Getränk:
1 Tasse Mate-Tee

Zwischenmahlzeit

Saft aus:
2 Zitronen, 1 Grapefruit
5 Karotten

Mittagessen

200 g Feldsalat
100 g Sojabohnensprossen
2 gewürfelte Tomaten
1 kleine gehackte weiße Frühlingszwiebel
1 EL Aceto balsamico
1 Prise Meersalz

1 Prise frisch gemahlener Pfeffer
Als Nachtisch:
20 schwarze Oliven
100 g gewürfelten Schafskäse

Dazu folgendes Getränk:
3 Mandarinen
2 Kiwi
2 Feigen
1 Zitrone
in ³⁄₄ l Wasser mixen

Abendessen

30 Löwenzahnblätter
150 g Feldsalat
3 aufgeschnittene Tomaten
2 EL Kürbiskernöl
2 feingeschnittene Knoblauchzehen
1 feingehackte weiße Frühlingszwiebel

Als Getränk dazu:
1 Banane
3 Datteln
1 Zitrone
in ¹⁄₂ l Wasser homogenisieren

Spätmahlzeit

1 Banane

Nach kurzer Zeit bessert sich der Allgemeinzustand. Bei Einhalten dieser Diät läßt sich auch eine chronische Bronchitis innerhalb weniger Monate ausheilen.

BRUSTKREBS

Bei Frauen ist Brustkrebs die am häufigsten auftretende bösartige Erkrankung. In vielen Fällen bildet sich im äußeren, oberen Quadranten der Brust ein kleiner harter Knoten, der im Verlauf von Monaten immer größer wird. Normalerweise ist dieser Knoten nicht schmerzhaft. Die Form der Brust ändert sich dadurch, daß der Knoten immer fester wird und die umgebende Drüsenschicht immer stärker eingezogen wird.

Die Haut an der Oberfläche wird verzogen, und die Kontur der Brust verändert sich. Manchmal kommt es auch zu Blutungen aus der Brustwarze. In 80 bis 90 Prozent aller Fälle ist nur eine Brustseite betroffen. Erst später, im Verlauf von ein bis zwei Jahren, wird häufig auch die gesunde Seite befallen. Wenn nicht rasch eine wirksame Therapie einsetzt, breitet sich das Leiden immer weiter aus. In vielen Fällen liegt die Ursache in einer hormonellen Störung. Sehr oft erkranken Frauen an Brustkrebs, die schon mit elf Jahren ihre Regel hatten und spät in die Menopause kommen.

Die Brustkrebshäufigkeit hängt mit Lebensgewohnheiten zusammen. So ist z. B. in Japan der Brustkrebs 20mal seltener als in den Vereinigten Staaten, in Kanada, Norwegen, Schweden und Nordeuropa. Große übergewichtige Frauen erkranken häufiger an Brustkrebs als kleine magere mit schwach ausgebildetem Brustgewebe. Das Karzinom betrifft vor allem Raucherinnen, Alkoholikerinnen oder Frauen mit schlechten Eßgewohnheiten. Je mehr Fleisch verzehrt wird, desto höher ist das Brustkrebsrisiko. Die Einnahme von empfängnisverhütenden Mitteln hat jedoch kaum einen Einfluß darauf, an Brustkrebs zu erkranken. Je höher der Blutcholesterin- und -triglyceridspiegel liegt, desto mehr nimmt allerdings das Erkrankungsrisiko zu.

In den Nachkriegsjahren war es geradezu ein Phänomen, an Brustkrebs zu erkranken. Erst in den 60er und 70er Jahren kam es zum sprunghaften Ansteigen der Krebsraten. Das hängt damit zusammen, daß in diesen Jahren der Fettverbrauch und Fleischverzehr enorm angestiegen waren. Es wird vermutet, daß Brustkrebs von der körpereigenen Östrogenproduktion abhängig ist. Je mehr weibliche Sexualhormone gebildet werden, desto höher ist das Brustkrebsrisiko. Je mehr tierische Fette verzehrt werden, desto größer ist die Gefahr, an Brustkrebs oder anderen bösartigen Karzinomen im Genitalsystem zu erkranken.

Bei Brustkebs ist die Früherkennung besonders wichtig. Erfahrene Frauenärzte sollten die Brust mindestens einmal jährlich untersuchen. Auch die modernen, bildgebenden Verfahren sind wichtig, um den Brustkrebs rechtzeitig erkennen zu können. In jeder größeren Stadt gibt es medizinisch-chemische Labors, die auf Blutuntersuchungen bei Krebsverdacht spezialisiert sind.

ALLGEMEINE MASSNAHMEN

Um das Erkrankungsrisiko möglichst tief zu halten, sollte so wenig wie möglich rotes Fleisch gegessen werden. Zwei- bis dreimal pro Woche etwas Hühnerfleisch kann unbedenklich verzehrt werden. Alle tierischen Fette sollten durch Pflanzenfette ersetzt werden. Statt Butter Sonnenblumenöl, für Salate sollte entweder Kürbiskernöl oder Nußöl verwendet werden. Besonders gut zur Krebsvorbeugung eignet sich das Fett, das in der Avocadofrucht vorkommt.

Es ist von großem Vorteil, jeden Tag Kapseln mit Nachtkerzenöl oder Borretschöl einzunehmen. Frauen über 40 sollten täglich drei bis vier Tassen frisch gepreßten Karottensaft trinken, denn in diesem Saft ist ausreichend natürliches Beta-Carotin enthalten, das bei der Brustkrebsvorbeugung eine große Rolle spielt.

Es muß nicht besonders erwähnt werden, daß Rauchen das Immunsystem schwächt, und damit den Körper bösartigen Erkrankungen hilflos aussetzt. Denn der Krebs befällt meistens keinen gesunden

Körper, sondern einen, der durch Rauchen, Trinken, schlechte Ernährung, hohen Fleisch- oder Fettkonsum erheblich geschwächt ist.

Zu all diesem Fehlverhalten kommen noch seelische Faktoren, die ebenfalls die Krebsgefahr erhöhen können. Das sind z. B. Eheprobleme, schlechte soziale Bedingungen, häufiger Streit in der Familie, Konfliktsituationen, Leben in Scheidung, schlechte Arbeitsbedingungen sowie Depressionen, Phobien und Angstzustände. Ebenso erhöhen ungelöste erotische Konflikte die Krebsgefahr.

Sobald die Krankheit durch einen Frauenarzt festgestellt worden ist und der Knoten noch keine drei Zentimeter Durchmesser hat, ist eine sofortige Operation erforderlich.

Zur Nachbehandlung ist jeden Tag ein halber Liter folgender Teemischung zu konsumieren:

100 g Lapachorinde (die innere Rinde dieses Baumes
ist besonders heilkräftig)
50 g Uncaria tomentosa
30 g Memecylon oblongata
20 g Leucea carthamoides

Dieser Tee regt auf natürliche Weise das Immunsystem an und verhindert das neuerliche Auftreten einer bösartigen Erkrankung.

MENÜ

Das Essen sollte hauptsächlich aus frischen ungekochten Obst- und Gemüsesorten bestehen. Milch- und Fleischprodukte sind auf ein Minimum zu reduzieren.

Frühstück

Eine Mischung aus
1 Zitrone
1 Orange
2 Kiwi
³/₄ l Wasser

Diese Mischung sollte fein homogenisiert und langsam innerhalb einer halben Stunde getrunken werden.

Mittagessen

2 Kartoffeln
1 Prise Meersalz
2 TL Olivenöl
3 Bananen
1 Mango
5 Walnüsse
1 Teller Erbsen

1 Brennessel-Ruccola-Beinwell-Salat mit Knoblauchdressing

Abendessen

1 Forelle
2 mittelgroße Kartoffeln
200 g Feldsalat
100 g Brunnenkresse

Als Dressing empfiehlt es sich, Kürbiskernöl mit Knoblauch und aufgeschnittenen Zwiebeln zu verwenden.

Salatvorschläge bei bösartigen Brusterkrankungen

30 g Beinwellblätter
20 g Brennesselblätter
100 g Feldsalat

Diesen Salat mit Distelöl anmachen. Eine Mischung aus kleingehackter Zwiebel und Knoblauch paßt am besten dazu.

Zum Abendessen kann folgende Salatmischung zubereitet werden:

100 g Sauerampfer
20 g Brunnenkresse
10 g Borretschblätter
10 g Kerbel
2 Stengel Petersilie
10 g Schnittlauch
10 g Zitronenmelisse
1 Prise Meersalz
1 Prise frisch gemahlener schwarzer Pfeffer

Dazu eine Knoblauchsoße, die mit Kürbiskernöl zubereitet wurde. Dieser Salat ist reich an Spurenelementen, Vitaminen und Mineralstoffen. Auch Eisen, Molybdän, Magnesium und Mangan sind darin in großen Mengen enthalten, so daß das Immunsystem gestärkt wird.

Als Getränk empfiehlt sich dazu folgende Mischung:
3 Zitronen
2 Feigen
20 Weintrauben
1 Banane
in 1 l Wasser homogenisieren

Dieses nahrhafte Getränk senkt den Cholesterinspiegel, bringt die Triglyceride auf einen normalen Wert und fördert die Microzirkulation in den Kapillaren.

Wenn über zwei bis drei Wochen eine gesunde Ernährung mit vielen verschiedenen Salaten durchgeführt wird, erholen sich die Abwehrkräfte wieder.
Hat sich der Tumor gerade erst gebildet, so kann er durch geeignete Maßnahmen ohne chirurgischen Eingriff wieder verschwinden. Hierzu verhilft eine Injektionskur und eine Kräuterteeverordnung. Erster Schritt ist die Einnahme von täglich $^3/_4$ l Laveloztee, der zu gleichen Teilen mit Uncaria-tomentosa-Rinde sowie mit Leucea-carthamoides-Wurzel gemischt wird.

Dazu kommt morgens folgendes Getränk:

2 Zitronen
2 Orangen
1 Banane
3 Kiwi
1 l Wasser

Die Zutaten im Mixer drei Minuten homogenisieren, dann schluckweise im Lauf des Vormittags trinken.

Mittagessen

Salat aus:
Borretschblättern
Löwenzahnblättern
300 g Feldsalat
Distelöl, dem Zwiebeln und Knoblauch
fein zerkleinert beigemengt werden

Abendessen

2 Schnitten Vollkornbrot
2 Kartoffeln
Salat mit Brunnenkresse
Beinwellblätter
2 aufgeschnittene Tomaten
Kürbiskernöl
1 Prise Meersalz
1 Teller Sojakeimlinge

Als Getränk den gleichen Saft wie morgens.

Nach drei Monaten ist der Anfangsknoten in der Brust nicht mehr zu ertasten. Ein Jahr später liegen alle Werte im normalen Bereich.

Depressionen

Depressive Kranke unterscheiden sich durch vielfältige Merkmale von nicht depressiven Menschen. Die Depression überfällt den Betroffenen meistens wie eine Naturkatastrophe. Er erlebt Leiden, Qualen, Angst und Verzweiflung. Jede Vorstellung, jede Erinnerung ist mit Angst, Schrecken und Mißempfindungen verbunden. Die Depressiven kommen sich lebensunwert, häßlich, klein, sündhaft, minderwertig und hilflos vor. Die Mitmenschen werden als bedrohlich, übermächtig und unheimlich eingeschätzt.

Manchmal wird die Depression als Druckgefühl über dem Herzen verspürt, wie eine tonnenschwere Last, die sich auf das Brustbein legt. Dieser Druck ist kaum zu überwinden und zu ertragen. Dadurch wird das Leben unwert, der Lebenswille ist gebrochen, und die Traurigkeit ist bis zum Todeswunsch gesteigert. Mitunter klagen die Patienten, sie könnten nicht mehr weinen, das Herz sei zu Stein erstarrt, innerlich seien sie abgestorben, jedes Gefühl sei von ihnen gewichen. In der Depression wird alles als sinnlos und ohne Ausweg, als grau und ohne Hoffnung erlebt.

Der Pulsschlag drückt in den Arterien, der Kopf wird als zu schwer empfunden, jeder Schritt, jede Tätigkeit braucht eine riesige Überwindung, jeder Antrieb ist gestört. Die Sexualität verliert mit zunehmendem Schweregrad der Depression an Bedeutung bis hin zum Desinteresse. Schon vom Gesichtsausdruck her sind die Verzweiflung, der Schmerz, die Angst und die Fixierung auf die Depression abzulesen.

Über das Oberlid verläuft bei diesen Menschen in der Regel eine schräg abfallende Falte, die sogenannte Veraguthsche Falte. Auffällig ist, daß Depressive beim Weinen kaum eine Tränensekretion zustande bringen. Selbst die Speichelflüssigkeit ist vermindert. Obwohl kein Durst besteht, ist der Mund meistens trocken, die Zunge kaum feucht.

Das Denken ist beim Depressiven gehemmt, verlangsamt und müh-
sam. Fast jeder Gedanke fällt schwer, denn der Gedanke wird durch
Grübeln 1000mal wiederholt und verläuft in negativen Bahnen.
Der Depressive sagt häufig:»Ich denke, und dann kommen so viele
andere Gedanken, daß ich gar nicht zum Ziel komme.« Stundenlang
wird über die einfachsten Dinge des Lebens nachgedacht, ohne eine
Antwort zu finden. Probleme bleiben ungelöst. Die Orientierung ist
meistens eingeschränkt. Das Interesse an einer genauen zeitlichen,
örtlichen oder persönlichen Orientierung kann völlig wegfallen. Die
Aufmerksamkeit ist eingeschränkt. Der Depressive denkt an bevor-
stehende Unglücksfälle, seine Gedanken kreisen um Tod und Verder-
ben. Dadurch steigert sich der Inhaltszwiespalt bis zur Unerträglich-
keit.
Der Depressive kann die einfachsten Entscheidungen nicht mehr tref-
fen. So bleibt er am Mittagstisch sitzen, denn das Aufstehen verursacht unglaubliche Entscheidungsschwierigkeiten. Der Kranke glaubt,
es zahle sich nicht aus, aufzustehen, denn zum Abendessen müsse er
sich ja doch wieder niedersetzen. Genauso verliert jede andere Tätigkeit ganz langsam ihren Sinn. In schweren Fällen bilden sich Wahn-
ideen aus, die manchmal in der Tötung der nahen Angehörigen und
im Selbstmord enden. Die Depressiven nehmen oft ihre Kinder mit
in den Tod, denn den Kindern soll das gleiche Leid wie ihnen er-
spart bleiben. In solchen Fällen kann man nicht von Schuldfähigkeit
sprechen, denn der depressive Wahn erreicht das Ausmaß einer
Psychose.
Depressive nehmen ihre Körperfunktionen nur noch verzerrt wahr.
Auch wenn sie die ganze Nacht geschlafen haben, klagen sie über
Schlaflosigkeit. Selbst wenn der Stuhlgang jeden Tag funktioniert,
meinen sie, an hartnäckiger Verstopfung zu leiden. Obwohl das Herz
im normalen Rhythmus schlägt, glauben sie, daß der Herzrhythmus
gestört sei. Depressive klagen auch über Ohrensausen, Schmerzen
und Mißempfindungen am ganzen Körper.
Manchmal stehen zu Beginn der Erkrankung Schwindelanfälle,
Schmerzattacken, Kreislaufschwächen und vermehrtes Weinen im

Vordergrund. Im fortgeschrittenen Stadium können Depressive kein normales Gespräch mehr führen. Sie können sich nicht mehr unterhalten, denn sie sprechen fortlaufend von Depressionen, Angstzuständen, von erfundenen körperlichen Beschwerden, von Katastrophen, Todesängsten und Selbstmordgedanken. Das liebste Thema der Depressiven handelt von der Art des Selbstmordes. Depressive diskutieren untereinander, welcher Tod der schmerzloseste sei: entweder durch Zyankali, Erschießen, Erhängen oder durch Tabletteneinnahme aus dem Leben scheiden. Die Kranken können über dieses Thema tagelang diskutieren und finden kein Ende, denn jede Selbsttötungsmethode hat Vor- und Nachteile. Deshalb bleiben viele Depressive nur wegen ihrer Entschlußunfähigkeit am Leben. Sie können sich einfach nicht für eine Selbstmordmethode entscheiden.

In solchen Stadien sollten depressionsaufhellende Mittel nur vorsichtig gegeben werden, denn jede damit verbundene Antriebssteigerung könnte die Entschlußfähigkeit unterstützen und einen Selbstmordversuch auslösen.

Die Patienten sprechen sehr leise und langsam, ganz kurz angebunden. In schweren Fällen kommt es zum Versiegen des Sprachflusses, nur noch ein eintöniges Jammern bleibt. Nicht selten empfindet der Depressive die vertraute Umgebung als fremd. Es treten bei der Wahrnehmung Störungen auf, die Angehörigen werden als Fremde erlebt. Die Kranken betreten die eigene Wohnung nicht mehr, weil sie glauben, diese nicht wert zu sein. Viele von ihnen schlafen dann entweder vor der Haustür oder neben ihrem Bett.

Nicht selten suchen diese Menschen im Vorstadium ihrer Erkrankung einen Internisten, praktischen Arzt oder Nervenarzt auf. Sie klagen dann über Herzbeschwerden, Mundtrockenheit, Schlafstörungen, Interesselosigkeit, Appetitlosigkeit, Liebesunlust und Freudlosigkeit. Der gemeinsame Nenner dieser Störungen heißt Depression, und sie sollten auch als solche erkannt werden, denn durch eine isolierte Symptombehandlung ist kaum Erfolg zu erzielen, im Gegenteil, es entstehen nur neue Probleme.

Die Depression ist eine recht häufige Erkrankung. Jeder erlebt im

Laufe seines Lebens mehrere, kürzere oder längere, intensive oder oberflächliche Phasen dieser Krankheit. In vielen Fällen verschwindet die depressive Stimmungsschwankung innnerhalb von einigen Wochen.

Im Grunde genommen ist jeder für eine Depression anfällig, obwohl nur zehn Prozent aller Menschen in ihrem Leben eine schwere depressive Phase durchmachen. Diese seelischen Störungen treten bei Frauen ungefähr fünfmal häufiger auf als bei Männern. Vielleicht auch deswegen, weil Frauen bei Depressionen eher fachärztliche Hilfe in Anspruch nehmen als Männer, die von klein auf darauf trainiert werden, nie zu weinen, tapfer, männlich und selbständig zu sein. So ist die Zahl der depressiven Männer in den Statistiken niedrig, zehnmal so hoch wie diese ist jedoch die Zahl der Selbstmordversuche bei Männern.

Die Ursachen einer Depression bei Frauen sind nicht selten organischer Natur wie Hormonstörungen oder eine Hormonumstellung nach dem Kindbett. In vielen Fällen können Depressionen auch durch bestimmte Medikamente ausgelöst werden, etwa durch Neuroleptika, Schlafmittel, Blutdruckmittel, Cortisontabletten oder Antibabypillen. Störungen im Serotoninstoffwechsel beeinflussen ganz entscheidend die Stimmung. Diese Nerven-Überträgersubstanzen sind für die Gefühle, die Stimmung, für das Wohlbefinden und Selbstvertrauen sowie für ein optimistisches, angepaßtes Verhalten verantwortlich.

Oft genug ruft eine falsche Ernährung depressive Verhaltensstörungen hervor. Wenn die Lebensweise nervenaufreibend ist, wenn unter Zeitdruck gearbeitet wird, die Ernährung aus Brathähnchen, Pommes und Ketchup besteht, verarmt der Körper ganz langsam an den Gallensubstanzen, die für eine normale Stimmung sorgen.

In vielen Fällen kann durch ein Bewegungstraining die Depression gelindert werden, denn durch Bewegung wird die körpereigene Endorphinproduktion angeregt. So entstanden in den letzten Jahren viele Artikel über Bewegungstraining als Hilfe bei depressiven Erkrankungen. Gerade vor kurzem erschien ein Bericht in der *Medical Tribune* unter dem Titel: »Laufen Sie Ihrer Depression davon!«

Auch eine Korrektur des Schlafmusters kann zu einer Verbesserung der Depression führen. Sogar eine Lichttherapie in den lichtarmen Monaten hellt im wahrsten Sinne des Wortes die Stimmung auf.

ALLGEMEINE MASSNAHMEN

Eine an Obst- und Gemüsesäften und an komplexen Kohlehydraten reiche Ernährung sollte dominieren. Dazu gehören Vollkornprodukte, Hülsenfrüchte und Wurzelgemüse. Durch ganz bestimmte Nahrungsstoffe kann der Serotoninspiegel (mitverantwortlich für das Gefühlsleben) ausgeglichen werden. Das führt dann zu einem gesteigerten Wohlbefinden, zu Selbstsicherheit und innerem Frieden. Ein gleichmäßiges Bewegungstraining sollte täglich für mindestens eine halbe Stunde absolviert werden, um den Kreislauf in Schwung zu halten und die Gehirndurchblutung zu normalisieren.

Regelmäßig angewandte bestimmte Entspannungsübungen nach Art des autogenen Trainings sind ebenfalls hilfreich. In manchen Fällen hat es sich als vorteilhaft erwiesen, täglich die jeweilige Stimmung aufzuzeichnen. Damit kann über das eigene Verhalten eine Kontrolle erreicht werden.

EMPFEHLENSWERTE NAHRUNGSMITTEL

Bestimmte Arten von kohlehydratreicher Nahrung, wie z. B. brauner oder schwarzer Reis, Mais, Hafer, Gerste, Weizen, sind bei Depressionen anzuraten. Das bedeutet, daß täglich mindestens vier bis fünf Scheiben Vollkornbrot zu essen sind. Pumpernickel, Grahambrot oder ein Brot mit einem einprozentigen Anteil an Lavelozkraut sind besonders empfehlenswert. Jede Art von Gemüse, besonders die Goa-Bohne, auf deutsch heißt sie Flügelbohne oder Vierwinkelige Bohne, gehört zur täglichen Nahrung.

Statt Salat sollte Bergspinat verwendet werden. Diese Pflanze ist auch unter dem Begriff »Guter Heinrich«, »Großer Gänsefuß« oder »Wilder Mehlspinat« bekannt. Sie ist außerordentlich reich an Spurenelementen, Mineralstoffen und Vitaminen, so daß einer depressiven Erkrankung wirkungsvoll vorgebeugt werden kann. Der Geschmack ist spinatähnlich, jedoch würzig, leicht bitter und angenehm zu essen.

Zur Vorbeugung geeignet ist auch die Ölrauke. Eine andere Bezeichnung ist Gartenrauke oder Raukenkohl, Oke oder Senfkohl. Ihr italienischer Name Ruccola hat sich auch im deutschen Sprachraum eingebürgert. Ebenso ist die Reisbohne zur Behandlung von leichten Depressionen vorteilhaft. Diese Pflanzen sind mindestens dreimal pro Woche zu konsumieren, um einen optimalen Erfolg zu erreichen. Des weiteren sind Gurken, Auberginen und verschiedene Apfelsorten bei einer Neigung zu Depressionen anzuraten. Sehr gut geeignete Apfelsorten sind Golden Delicious, Jonagold, der rote Boskopapfel oder der Granny-Smith. Auch der Glockenapfel, der Red Delicius und der Holsteiner Cox-Apfel sind zur Depressionsbehandlung von Vorteil, da ihr Mineralstoffgehalt relativ hoch ist.

Gute Erfolge lassen sich mit Weizenkeimlingen, Sojasprossen, Sonnenblumenkernsprossen und der Kuzuwurzel erzielen. Bei der biologischen Depressionsbehandlung sollten Blau- und Grünalgen nicht fehlen. Chlorella ist besonders günstig. Größere Mengen von Spirulinaalgenpulver sind imstande, Stimmungsschwankungen nachhaltig auszugleichen.

Weitere Lebensmittel, die von großem Nutzen sind: Luzernensprossen, Senf-, Brunnenkresse-, Bambussprossen, Gerstenkeimlinge und Mandelsprossen. Bestimmte Zwiebelgattungen sind sehr hilfreich, um eine Depression zu erleichtern. Bevorzugt werden sollte die Zwiebel mit der violetten Schale. Auch die rote Bete kann mit ihrem hohen Wirkstoffgehalt an Vitaminen, Mineralstoffen und Spurenelementen endomorphe Depressionen beseitigen. Die Maroni (Eßkastanie) kann den Verlauf einer Depression günstig beeinflussen. Mit Weißkohl, Weißkraut, Kohlrabi, Blumenkohl, Brokkoli, Brüssler Sprossen, Chinakohl und Gemüsefenchel lassen sich bereits aufgetretene Depressionen im Verlauf verbessern und die Stimmung normalisieren. Voraussetzung ist der rohe Verzehr dieser Gemüsearten.

VERBOTENE NAHRUNGSMITTEL

Fleisch und weiterverarbeitete Fleischprodukte, Industriezucker oder Weißmehlprodukte, Eier, gehärtete Fette, besonders Fette tierischer Herkunft sind abzulehnen. Chemisch veränderte Nahrungsmittel, auch pasteurisierte oder homogenisierte Milchprodukte sind zu streichen. Das gilt ebenso für Wasser mit zu hohem Chlorgehalt und jede Art von Aufputschmitteln. Bei den verordneten Medikamenten sollte darauf geachtet werden, daß durch die Medikation keine Depression vertieft oder ausgelöst wird. So rufen z. B. Rawolfia-Produkte Depressionen hervor. Bestimmte hochpotente Neuroleptika können schwerwiegende Depressionen verursachen.

PFLANZENHEILMITTEL UND HOMÖOPATHISCHE MITTEL

Von Gardenia kann ein Tee zubereitet werden, von dem man drei bis vier Tassen täglich trinkt.
Pulsatilla D2, 3 × 10 Tropfen vor den Mahlzeiten.
Ginkgo-biloba-Tee läßt sich ohne weiteres mit Kamillen, Pfefferminz und Salbei zu gleichen Teilen mischen. Davon drei- bis viermal pro Tag eine Tasse vor den Mahlzeiten.

Gotu-Kola, drei bis vier Kapseln pro Tag konsumieren. Gotu-Kola ist die chinesische Bezeichnung für Centella asiatica minor. Dieses chinesische Wassernabelkraut ist für die Stimmung und für die Leistungsfähigkeit im körperlichen und seelischen Bereich wichtig.

Ulmenblätter-Tee: Von diesem Tee sind dreimal täglich eine bis zwei Tassen einzunehmen. Die Ulmenblätter können auch mit Birken- und Brennesselblättern, gemeinsam als Salat mit Essig und Öl angemacht, gegessen werden. Er ist geeignet, besonders reaktive Depressionen innerhalb kurzer Zeit günstig zu beeinflussen.

Von Zitronengras läßt sich zusammen mit Äpfeln und roter Bete plus einem Liter Wasser ein ebenso wohlschmeckendes wie heilsames Getränk mixen. Von diesem Saft trinkt man einen bis eineinhalb Liter pro Tag.

Nahrungsergänzungsstoffe

Vitamin B_1, 3 × 1 mg pro Tag.

Vitamin B_6, 3 × 3 mg pro Tag. Es ist besonders dann erfolgreich, wenn die Depressionen aufgrund von Hormonstörungen aufgetreten sind.

Vitamin B_{12}, 3 × 3 μg täglich; es wirkt um so besser, je größer ein vorhandenes Vitamin-B_{12}-Defizit ist. Ob ein Mangel an diesem Vitamin vorliegt, kann am Schilling-Test festgestellt werden.

Vitamin-B-Komplex, 3 × 50 mg täglich.

Vitamin C, 3 × 500 mg. Diese hohe Dosis ist besonders dann empfehlenswert, wenn ein Vitamin-C-Mangel vorliegt. Das kann durch die Vitamin-C-Ausscheidung im Urin festgestellt werden. Bei Depressionen ist immer darauf zu achten, daß ein Vitamin-C-Überschuß vorhanden ist.

Calcium-, Magnesium-, Spurenelementetabletten sollten verabreicht werden. Sehr wirksam ist es, wenn die Calciumdosis dem Zweifachen der Magnesiummenge entspricht. Täglich sollten 3 × 30 mg Magnesiumorotat eingenommen werden. Magnesium wirkt um so besser, je größer der Magnesiummangel im Blut des depressiven Patienten ist.

PSYCHOTHERAPEUTISCHE HILFE

Täglich ist mindestens eine Viertelstunde lang zu meditieren. Das katathyme Bilderlebnis nach Loymer ist eine besonders wirksame Methode, um mit einer Depression fertig zu werden. Die Gruppentherapie mit anderen depressiven Patienten hilft in vielen Fällen, die eigene Schwermut besser zu verstehen. Auf diese Weise kann vom depressiven Erlebnis Abstand gewonnen werden.

Zusätzlich sollte eine Aromatherapie versucht werden. Mit dem Einatmen einer Mischung aus Lavendelöl und Ylang-Ylang-Öl (Verhältnis 3 : 1) ist es möglich, leichte depressive Verstimmungen zu verbessern. Bei schweren Depressionen kann eine Schlafumstellung in vielen Fällen Hilfe bringen. Der Schlaf sollte auf fünf bis sechs Stunden pro Nacht beschränkt werden. Ein längeres Verweilen im Schlaf fördert den Grübelzwang und das Hängenbleiben an negativen Gedanken.

MENÜ

Frühstück

1 kleine rote Bete
1 kleiner Apfel
1 Banane
in 1 l Wasser homogenisieren

Dazu:
30 g Haferflocken
250 g Rosinen
Magerjoghurt

Mittagessen

4 Pellkartoffeln
250 g Hüttenkäse
200 g Gartenrauke
30 Löwenzahnblätter
1 Prise Meersalz
1 EL reines Olivenöl erster Qualität
3 aufgeschnittene Fleischtomaten

Zwischenmahlzeit

1 Becher Ananasmolke

Abendessen

2 Zitronen
5 Datteln
20 Weintrauben
in 1 l Wasser mixen

Dazu:
5 Scheiben Knäckebrot
Magerquarkaufstrich

Die Diät zeigt bereits nach drei Wochen gute Erfolge.

Diabetes mellitus (Zuckerkrankheit)

Menschen mit Diabetes (Zuckerkrankheit) sind meistens übergewichtig, sie leiden an ständigem Durst und häufigem Wasserlassen. Mit der Zeit kommt es zu Muskelschmerzen, Gewichtsverlust, Schwäche, trockener Haut, Juckreiz, Hautausschlägen, Taubheitsgefühl in den Fingerspitzen und Zehen, Zittern der Hände und Beine. In der Wadenmuskulatur treten Schmerzen auf, die Gefäße degenerieren – es kommt zu einer Mikroangiopathie.

Die Häufigkeit der Arteriosklerose ist bei Zuckerkranken fünf- bis sechsmal so hoch wie bei der normalen Bevölkerung. Auch das Risiko, an einem Herzinfarkt zu erkranken, liegt bei Diabetikern ebenfalls fünf- bis sechsmal höher, und die Gefahr, einen Schlaganfall zu erleiden, ist bei ihnen zehnmal größer als bei gleichaltrigen Gesunden. Zuckerkranke verlieren mit der Zeit die Sehfähigkeit, die Hell-Dunkel-Anpassung läßt nach, sie erblinden. Außerdem kommen Nierenschäden und Durchblutungsstörungen an den Beinen mit offenen Stellen hinzu sowie schlecht heilende Wunden. Die Erklärung für diese Beschwerden liegt in Erhöhung der Blutfettwerte und einem Ansteigen des Blutzuckerspiegels auf bis zu 500 mg/dl.

Die eben beschriebenen Krankheitssymptome sind von der Höhe des Blutzuckers abhängig. Das Versagen der Nieren erkennt man an einem über die Jahre hin ansteigenden Kreatininwert. Nachdem die Kranken hohe Zuckerwerte im Blut aufweisen, können sich Bakterien viel schneller vermehren als unter normalen Bedingungen. Durch die gleichzeitig hohen Cholesterin- und Triglyceridwerte ist die Zirkulation in den Blutgefäßen vermindert oder blockiert und dadurch die Insulinwirkung verringert.

Es gibt zwei Arten von Diabetes, nämlich den Typ I, das ist der jugendliche Diabetes, und den Typ II, der auch als Altersdiabetes bezeichnet wird. Der Diabetes vom Typ I tritt bei jungen Menschen auf, wenn die Bauchspeicheldrüse (Pankreas) nicht mehr imstande ist, ausreichend Insulin zu bilden. Das kann durch eine Virusinfektion von einem Tag zum anderen passieren. Dabei werden in der Regel die insulinbildenden Inselzellen vernichtet. Ohne entsprechenden Insulininjektionen ist die jugendliche Zuckerkrankheit kaum zu beeinflussen. Der Typ-II-Diabetes betrifft meist Erwachsene im Alter von 40 bis 50 Jahren. Bei dieser Erkrankungsform wird mehr Insulin als notwendig gebildet. Infolge zu hoher Blutfettwerte kann es nicht an den Ort gelangen, wo es wirken soll. Dadurch entsteht bei ausreichender Cholesterinbildung ein Insulinmangel bei zuckerverarbeitenden Rezeptoren. Mit der Zeit wird dann die Pankreasfunktion schwächer, und die Insulinbildung kann vollkommen blockiert werden. Zu Beginn der Typ-II-Zuckerkrankheit muß noch kein Insulin zugeführt werden. Allein durch Bewegungstraining, Gewichtsabnahme und Nahrungsumstellung kann diese Form der Zuckerkrankheit beherrscht werden.

In erster Linie ist Diabetes eine Erkrankung unserer zivilisierten Gesellschaft.

In Bevölkerungsgruppen, die kein tierisches Eiweiß essen und keine Weißmehlprodukte verzehren, ist die Zuckerkrankheit fast unbekannt oder extrem selten. Wenn z. B. die mexikanischen Indios in die Großstadt ziehen, kann es sein, daß bei ihnen innerhalb von zehn Jahren durch geänderten Eß- und Trinkgewohnheiten die Krankheit plötzlich auftritt und dann besonders gefährlich verläuft. Wird jedoch die Herkunftsstammessippe wieder aufgesucht, läßt die neuerliche Ernährungsumstellung die Krankheit so schnell verschwinden, wie sie gekommen ist.

Besonders Genußgifte lösen die Zuckerkrankheit aus. Regelmäßiger Alkoholkonsum, mehrere Tassen Espresso pro Tag, 30 bis 40 Zigaretten und all diese Gifte, die in der modernen Zivilisation fast selbstverständlich konsumiert werden, stimulieren und reizen die Bauchspeicheldrüse bis zur endgültigen Erschöpfung, bis zum Versagen der Langerhansschen Zellinseln.

Die Möglichkeit, Diabetes zu heilen, hängt von der Vernunft des Erkrankten ab. Je nachdem, wie groß die Einsicht in eine Ernährungsumstellung ist und die Notwendigkeit einer geänderten Lebensweise verstanden wird, sind auch die Heilungsaussichten oder der Verlauf der Krankheit. Jede Form vom Typ-II-Diabetes kann durch eine Änderung der Lebensgewohnheiten beherrscht und korrigiert werden.

Bei 90 Prozent aller Typ-II-Diabetiker läßt sich durch vernünftige Eß- und Lebensgewohnheiten die Krankheit endgültig besiegen. Als Albert Schweitzer im Alter von 50 Jahren durch seine Zuckerkrankheit arbeitsunfähig wurde und täglich dreimal 20 Einheiten Insulin spritzen mußte, suchte er in seiner Verzweiflung den bekannten Naturheilarzt Dr. Max Gerson auf und ließ sich ein Ernährungskonzept erstellen.

Von diesem Zeitpunkt an aß Albert Schweitzer nur mehr vegetarische Kost, er ließ Fleisch und Fisch weg und ernährte sich von Rohkost. Auf diese Weise konnte sein Blutfettgehalt von 550 mg/dl Cholesterin und 680 mg/dl Triglyceride innerhalb eines halben Jahres gesenkt werden, und Insulininjektionen waren nicht mehr erforderlich. Denn seine eigene Bauchspeicheldrüse war wieder imstande, die notwendige Insulinmenge zu produzieren. Albert Schweitzer blieb bis zu seinem 92. Lebensjahr arbeitsfähig.

ALLGEMEINE MASSNAHMEN

Jede Art von tierischen Fetten sollte vermieden werden. Es sollte ein Blutcholesterinwert von unter 120 mg/dl erreicht werden. Die Triglyceridwerte müssen unter 100 mg/dl liegen, ebenso der LDL-Spiegel. Sind die Blutfette tief gehalten, kann das körpereigene Insulin besser aufgenommen und verwertet werden. Auf diese Weise werden Kreislauf- und Durchblutungsprobleme gelöst. Auch das Risiko, eine Herzerkrankung zu erleiden, wird drastisch vermindert.

Die Schlaganfallbereitschaft verringert sich. Das Risiko von schweren Augenerkrankungen wird stark eingeschränkt. Die Gefahr, durch Diabetes Zehen, Füße oder Beine zu verlieren, ist kaum mehr gegeben.

Es sollte eine an Faserstoffen reiche Nahrung gegessen werden, denn eine faserreiche Kost kann das Cholesterin an sich binden und die Ausscheidung von Cholesterin und anderen Blutfetten fördern. Auch zusammengesetzte Kohlehydrate können dazu beitragen, daß der Cholesterinspiegel verringert wird.

Täglich sind ganz bestimmte Bewegungsübungen durchzuführen. Als sinnvoll hat sich folgende Übung gezeigt: Täglich eine halbe Stunde bei 80 bis 120 Watt am Fahrradergometer trainieren. Je nach körperlicher Verfassung ist mit 50 Watt zu beginnen, dann Woche für Woche um zehn Watt zu steigern. So werden die Zucker- und Fettverbrennung gefördert und das Risiko, an Diabetes-Spätfolgen zu erkranken, nimmt ab (siehe auch »Bewegungstherapie«, Seite 157 f.).

Durch langsames Essen und gutes Kauen kann die Nahrung besser aufgearbeitet werden, und die Bauchspeicheldrüse wird so entlastet. Es ist wichtig, daß bis zu 90 Prozent der täglichen Nahrung aus Rohkost bestehen. Zehn Prozent der Nahrungsmenge können gekocht, gedünstet oder gesotten werden.

EMPFEHLENSWERTE NAHRUNGSMITTEL

An erster Stelle sollte Vollkornbrot stehen, auch Vollkornreis. Die tägliche Einnahme von Weizenkeimlingen ist förderlich. Auch chlorophyllreiche Nahrungsmittel wie z. B Luzernensprossen, Algenprodukte, Blattgemüse sowie Chlorellaalgen, Bohnen, Erbsen und andere Hülsenfrüchte müßten auf dem täglichen Speiseplan eines Diabetikers stehen. Die Hülsenfrüchte unterdrücken nämlich eine überhöhte Bildung des Blutzuckers. Für den Diabetiker haben sich besonders süß-saure oder herb schmeckende Früchte bewährt. Sehr zu empfehlen sind Äpfel, Kiwi, Zitronen und andere Zitrusfrüchte. Vor allem die oben genannten Weizenkeimlinge – besonders Buchweizen ist günstig – sowie Sojabohnenprodukte, Roggen- und Gerstenmehlprodukte, Knoblauch und Laucharten, grüne Bohnen, Auberginen und Kürbisarten können die Wirkung von Insulin verstärken. Auch Brüsseler Sprossen, Feldsalat, Gartenrauke und Sellerie sind hier erfolgversprechend.

Von den Ölen sollte reines Olivenöl bevorzugt werden. Auch das Nachtkerzenöl zeigt in höherer Dosierung bei Diabetikern eine günstige blutzuckersenkende Eigenschaft.

Bewährt haben sich außerdem Algenprodukte, wie die Norialge, die Meeresspaghetti oder der Meeressalat, ebenso Rot- und Braunalgen. Rote Bete, schwarze Bohnen, Süßkartoffeln, Jamsfrüchte, Kürbiskernsamen, Zwiebelgewächse, Bärlauch und Schnittlauch, schwarzer Pfeffer, Ingwer, Zimt, Fenchel und Muskatnuß sowie Datteln und Limonen zeigen bei Diabetes eine ausgezeichnete Wirksamkeit.

Ein Diabetiker hat grundsätzlich auf eine Gewichtsabnahme zu achten. Es sollte unbedingt das Idealgewicht erreicht werden, um den Körper neben der Krankheit nicht zusätzlich zu belasten.

SALATMISCHUNGEN FÜR DIABETIKER

Salat 1

5 Barmachaltblätter
20 Löwenzahnblätter
30 Brennesselblätter

Dazu kommt ein Dressing mit feingehackten Knoblauchzehen und Olivenöl.

Salat 2

100 g Feldsalat
50 g Löwenzahnblätter
2 feingeschnittene rote Gemüsepaprika
feingeschnittene rote Bete

Gewürzt wird mit einem Knoblauchdressing. Darüber kommen drei bis vier Eßlöffel steirisches Kürbiskernöl.

Salat 3

500 g kleingeschnittene Möhren
2 zerkleinerte kleine Äpfel
kleingehackter Knollensellerie

Distelöl, in dem drei Knoblauchzehen und eine Chilischote aufgeschnitten sind, über den Salat gießen. Der Salat besitzt eine insulinähnliche Wirkung und verringert durch seine Ballaststoffe den Blutzuckeranstieg.

Salat 4

$1/_2$ Kilo Spargel säubern und zerkleinern. Zugefügt wird ein Kartoffelsalat und eine Olivenöl-Zwiebel-Mischung darüber verteilt.

Salat 5

50 g Walnüsse, 1 Fenchelknolle
1 großer Apfel, 1 reife Birne
2 Zitronen

Darüber drei Eßlöffel Kürbiskernöl geben.

Salat 6

20 Salatblätter
20 Löwenzahnblätter
20 aufgeschnittene Radieschen
3 feingehackte Knoblauchzehen
100 g getrocknete Norialgen

Dieser Salat ist sehr sättigend und steigert nicht die Cholesterin- und Triglyceridwerte. Auch ein Zuckeranstieg ist nicht zu befürchten.

Salat 7

1 großer Kopf römischer Salat
6 Knoblauchzehen
5 Anchovisfilets
30 Löwenzahnblätter
20 Brennesselblätter
20 ml Zitronensaft
30 ml Olivenöl
100 g Sojasprossen

Diese Mischung enthält besonders viele Mineralstoffe und Spurenelemente und ist für den Energiehaushalt eines Diabetikers sehr zu empfehlen.

Salat 8

20 Pimpernelleblätter
30 Löwenzahnblätter
10 Gartenraukeblätter
3 gehackte Knoblauchzehen
2 EL Distelöl
2 feingeschnittene Chilischoten

Der Salat wird zerkleinert und dann gut gekaut gegessen wie übrigens jeder andere hier genannte Salat auch.

Salat 9

100 g Beinwellblätter
100 g Gartenraukeblätter
3 EL feingeschnittener Schnittlauch
2 gehackte Knoblauchzehen
$^1/_2$ gehackte Zwiebel
200 g Kartoffelsalat

Über diese Mischung drei Eßlöffel Distelöl geben.
Der Salat ist sehr mineralstoffreich und reich an Spurenelementen. So enthält er z. B. Selen, Germanium, Molybdän und Magnesium in ausreichender Menge. Diese Spurenelemente verbessern die Zuckerverwertung im Körper.

Salat 10

20 Bärlauchblätter
20 Brennesselblätter
10 Löwenzahnblätter
20 entkernte Oliven
2 EL Distelöl

Diese Salatmischung kann den Blutzuckergehalt stabil halten und das Auftreten von Ketonkörpern im Blut verhindern. Der Blutdruck wird günstig beeinflußt.

Salat 11

20 Wachbungeblätter (Wachehrenpreis)
30 Löwenzahnblätter
20 Brennesselblätter
100 g Feldsalat
3 gehackte Knoblauchzehen
30 g feingeschnittener Schnittlauch
2 EL Distelöl

Die Mischung ist reich an Chrom, Mangan, Magnesium und fördert die Zuckerverwertung im Körper, ohne daß der Blutzucker stark ansteigt.

Salat 12

20 Borretschblätter
20 Birkenblätter
20 fein aufgeschnittene Hagebutten
20 Rosenblätter
2 feingehackte Knoblauchzehen
2 EL Distelöl

Dieser Salat verhindert, daß der Blutzucker stark ansteigt. Der Blutzucker wird über lange Zeit stabil und im normalen Bereich gehalten. Die Mischung wirkt ausgleichend auf die Blutfette, und die Langerhansschen Zellen in der Bauchspeicheldrüse werden stimuliert und zu einer vermehrten Insulinproduktion angeregt.

Salat 13

30 Löwenzahnblätter
20 Spinatblätter
20 Rote-Bete-Blätter
3 gehackte Knoblauchzehen
3 EL Kürbiskernöl
1 feingehackte Chilischote

Dieser Salat kann den Blutzuckerspiegel lange Zeit konstant halten und auch die Bildung von Ketonkörpern im Blut verhindern. Bei den darin enthaltenen komplexen Kohlehydratformen ist nach einer Mahlzeit der Blutzuckeranstieg minimal.

Salat 14

20 Taubnesselblätter
30 Löwenzahnblätter
3 Ahornblätter
100 g Feldsalat
3 feingehackte Knoblauchzehen
1 gehackte Chilischote
3 EL Kürbiskernöl

Diese grüne Mischung hat eine lang anhaltende, sättigende Wirkung und unterbindet das Bedürfnis nach einer größeren Kalorienmenge. Das Gewicht läßt sich reduzieren.

GETRÄNKE

Folgendes Mixgetränk ist für Diabetiker hervorragend geeignet:

3 geschälte Zitronen
1 Banane
2 Kiwi
³/₄ l Wasser

Die Früchtemischung im Mixer zerkleinern. Die Mixtur schluckweise innerhalb einer halben Stunde trinken. Durch Zimt kann die Insulinwirkung verstärkt werden. Dieses sättigende Getränk kann bei übergewichtigen Diabetikern eine Mahlzeit ersetzen. Der Blutzuckeranstieg nach dieser Mahlzeit ist minimal, außerdem wird verhindert, daß sich Blutketonkörper bilden. Auch der Gehalt an schlechtem Cholesterin läßt sich senken. Wenn diese Saftkur drei Wochen eingehalten wird, verringern sich die Blutzucker- und Cholesterinwerte, und die Leberwerte normalisieren sich. Der Bedarf an Antidiabetika wird drastisch verringert. Auf jeden Fall verschwindet innerhalb einer Woche die Harnzuckerausscheidung.

Tee gegen Zuckerkrankheit:

30 g Solidago
30 g Uva ursi
20 g Löwenzahnwurzeln
30 g Fenchel
20 g Ingwerwurzel
30 g Meisterwurz

Dieser Tee sollte eine halbe Stunde kalt angesetzt, dann 20 Minuten aufgekocht und schließlich ungesüßt getrunken werden. Er regt die

Bauchspeicheldrüse an, ausreichende Mengen von Insulin zu produzieren. Gleichzeitig wird die Leber entgiftet, der Blutfettgehalt verringert und das Wohlbefinden gesteigert.

Bei offenen Beinen hat sich folgende Mischung bewährt:

50 ml Melaleucaöl
50 ml zweiprozentige Erythromycinlösung

NAHRUNGSERGÄNZUNGSSTOFFE

Beta-Carotin sollte mindestens in der Menge von 30 mg pro Tag eingenommen werden. Außerdem benötigt der Körper eine größere Menge vom Vitamin-B-Komplex.
Weiterhin sind täglich 500 bis 800 mg Vitamin C anzuraten. Bewährt hat sich Vitamin C, das aus natürlichen Quellen hergestellt wird, z. B. aus der Acerolakirsche.
Vitamin E ist bei Diabetikern in hohen Dosen vorteilhaft. Es sollten davon dreimal täglich 300 mg konsumiert werden.
Vitamin B_6 in hoher Dosierung ist für den Diabetiker wichtig. 200 bis 300 mg pro Tag sind einzuhalten.
An Zink (Zinkorotat) benötigt der Körper 20 bis 30 mg.

BEWEGUNGSTHERAPIE

Ein Bewegungsprogramm von einer halben Stunde pro Tag sollte eingehalten werden (siehe oben). Hilfreich ist auch ein täglicher Spaziergang von einer Stunde, oder man fährt pro Tag 20 km mit dem Fahrrad.

Sportarten, bei denen es zu ruckartigen Bewegungen kommt, wie z. B. Tennis, alpiner Skilauf, Fußball, Handball, Ringen und Gewichtheben, sind zu vermeiden.

Es sollten Sportarten betrieben werden, bei denen nicht die Gefahr einer körperlichen Verletzung besteht, denn auch Alltagswunden heilen beim Diabetiker äußerst schlecht und langsam. Nachdem Zuckerkranke unter einer schlechten Blutzirkulation leiden, sind alle Sportarten zu empfehlen, die mit einer gleichmäßigen, regelmäßigen Bewegung verbunden sind, z. B. Waldlauf, Radfahren, Schwimmen, Bergwandern sowie Streck- und Dehnübungen.

Günstig sind Übungen, bei denen es zu einem langsamen Ansteigen des Pulses kommt. Je tiefer der Ruhepuls ist, desto besser ist der Trainingszustand. Langzeit-Trainingsformen mit geringer Belastung sind kurzen, extremen Belastungen vorzuziehen.

Die Trainingsformen sollten spielerisch sein, jede Art von übertriebenem Wettkampf ist abzulehnen. Besonders am Anfang einer Trainingsphase ist das Sportprogramm langsam zu steigern. Dadurch werden Herzinfarkte und Muskelrisse sowie Gelenk- und Knorpelschäden vermieden. Jede kleinste Sportverletzung ist beim Diabetiker ernst zu nehmen und fachgerecht zu versorgen.

DIABETIKER-MENÜ FÜR SCHNELLE GEWICHTSABNAHME

Frühstück

2 Äpfel

Zwischenmahlzeit

1 Banane

Mittagessen

3 Kartoffeln
10 Salatblätter
$^1/_2$ Zitrone
3 TL Olivenöl
1 Prise Meersalz

Dazu als Getränk:
3 Bananen
4 Zitronen
10 Weintrauben
3 Feigen

Im Mixer mit einem Liter Wasser zubereiten.

Abendessen

$^1/_2$ l des oben genannten Früchte-Wasser-Gemisches

Spätmahlzeit

1 Joghurt

Zusätzlich Vitamin C und E sowie drei Tassen Diabetestee. Wenn immer noch Durst besteht, kann folgendes Mixgetränk getrunken werden:

1 Zitrone
100 g Brunnenkresse
50 g Taubnesselblätter
10 g Brennesselblätter
1 Pfefferonischote
$^1/_2$ Banane
1 l Wasser

Im Mixer homogenisieren. Das Getränk regt die Insulinproduktion an.

GEDÄCHTNISSTÖRUNGEN

Bei Gedächtnisstörungen kommt es zum Verlust bestimmter geistiger Fähigkeiten. Gedächtnisstörungen können eigentlich in jedem Alter auftreten, jedoch nimmt im Alter deren Häufigkeit beträchtlich zu. Diese Probleme betreffen zwar in erster Linie das Langzeitgedächtnis, sie können aber auch das Kurzzeitgedächtnis negativ beeinflussen. Daneben verringern sich die abstrakte Denkfähigkeit, die Urteils- und die Kritikfähigkeit.

Stark ausgeprägte Gedächtnisstörungen verändern schnell und in zunehmendem Maß die Persönlichkeitsstruktur. In vielen Fällen treten neuropsychologische Ausfälle auf. Diese bestehen in Sprech- und Auffassungsschwierigkeiten, in Personenverkennung und in zeitlichen, örtlichen oder autopsychischen Orientierungsstörungen. Dadurch wird das soziale und berufliche Leben stark beeinflußt.

Meistens beginnt diese Erkrankung im Alter von 50 Jahren, und zwar schleichend. Wenn nicht rechtzeitig eine sinnvolle Therapie einsetzt, sind zunächst psychiatrische Auffälligkeiten, dann psychische Störungen und schließlich die volle Pflegebedürftigkeit sowie langsames Siechtum die Folgen. In diesem Stadium kann oft schon ein Harnweginfekt oder eine Lungenentzündung den Tod bedeuten.

In vielen Fällen zeigen sich Gedächtnisstörungen in der Unfähigkeit, sich an gerade eingetretene Ereignisse zu erinnern. Engramme können nicht durchgeführt werden, das heißt, es kommt zu keiner Speicherung des Gedächtnisinhalts.

Gedächtnisstörungen werden bei Tumoren beobachtet, die im Gehirn, der Gehirnhaut oder im Rückenmark langsam wachsen. Auch Metastasen eines Brustkrebses oder eines Prostatakarzinoms können zu Gedächtnisstörungen führen, wenn die Metastasen das Frontalhirn befallen. Ebenso kann durch einen sogenannten Wasserkopf das Gedächtnis gestört werden. Eine weitere Ursache sind oft Hirnblutungen. Schließlich können im Zusammenhang mit verschiedenen Krankheiten Gedächtnisstörungen entstehen. Das ist z. B. bei Nierenkrankheiten der Fall, denn bei der Dialyse werden giftige Stoffwechselprodukte angereichert, die das Gehirn negativ beeinflussen. Auch eine Unterfunktion der Schilddrüse stört nicht selten die Merkfähigkeit. Davon ist besonders das Kurzzeitgedächtnis betroffen.

Bestimmte Medikamente verringern die Merkfähigkeit. Das sind Mittel, die bei Parkinsonerkrankungen gegeben werden, so z. B. Anticholinergika. Auch Psychopharmaka, antidepressive Substanzen, Mittel gegen Epilepsie, Barbitolsäurepräparate, Schlafmittel und Schmerzmittel können sich auf das Gedächtnis auswirken.

Gedächtnisstörungen sind relativ häufig, wenn eine Epilepsie schlecht eingestellt ist und oft Anfälle auftreten. Denn die bei jedem Anfall erlittene Bewußtlosigkeit führt nach einer bestimmten Zeit neben Veränderungen des Bewußtseins und des Charakters auch zu erheblichen Störungen des Kurzzeitgedächtnisses. Geschlechtskrankheiten wie z. B. Lues (Syphilis) beeinträchtigen die Merkfähigkeit und den Langzeitgedächtnisspeicher. Bei Aids oder Alzheimer sind schwere Gedächtnisausfälle ein Symptom der Erkrankung. Weitere Ursachen können Leberstörungen und Herzschwäche sein.

EMPFEHLENSWERTE NAHRUNGSMITTEL

Bei Gedächtnisstörungen sollten in erster Linie Vollkornprodukte gegessen werden. Dadurch steigt der Zink-, Magnesium-, Mangan- und Selengehalt im Blut an, und die Gedächtnisinhalte lassen sich verläßlicher speichern. Hülsenfrüchte und Sojabohnenprodukte, wie Tofu, Tempeh, Natto und Sojamilch sind besonders günstig, um die Langzeitspeicher im Gedächtnis anzuregen.

Folgende Obstsorten sind hilfreich: Orangen, Weintrauben, Aprikosen, Zitronen, Bananen, Baumtomaten (Tamarillen), Mango, Papaya,
Honigmelonen. Durch diese Früchte wird die Gehirndurchblutung
des Klein- und Stammhirns angeregt. Pomelo und Grapefruit ent-
schlacken den Körper und erleichtern die Speicherung von Gedächtnisinhalten.

Für das Gedächtnis sind darüber hinaus noch folgende Pflanzen vorteilhaft: Romanischer Salat, Spargel, Amaranth, Quinoia. Dieses eiweißreiche Produkt enthält Molekülverbindungen, die für die Speicherung von Gedächtnisinhalten vorteilhaft sind. Außerdem erleichtern Meeresalgen, Braunalgen, Grünalgen, Kelp, Mikroalgen wie
Chlorella und Spirulina, Mungbohnen, Mungbohnensprossen, Luzer-
nen- und Bambussprossen den Übergang vom Kurzzeitgedächtnis in
die Langzeitspeicher. Weizenkeimlinge, Kichererbsen, Weizengras,
Zitronengras, Mandelsprossen, Sojabohnen-, Bockshornklee-, Son-
nenblumenkern-, Roggen- und Sesamsprossen sowie Leinsamenkeimlinge erhöhen die Wachsamkeit, Aufmerksamkeit und Verarbeitungs-
geschwindigkeit der Gedächtnisinhalte.

VERBOTENE NAHRUNGSMITTEL

Koffeinhaltige Getränke, Kaffee, Tee, Kakao, Schokolade, Alkohol in
jeder Form und Tabak sind zu streichen. Die Rauchinhaltsstoffe ver-
engen die Hirngefäße, so daß ein normales Speichern von Gedächtnisinhalten kaum mehr möglich ist. Tierische Fette, tierische Eiweißprodukte führen im Gehirn zu Kalk- und Eiweißablagerung und vermindern die Blutzirkulation. Die Gedächtnismoleküle können ihre Aufgabe nicht mehr richtig erfüllen.

Nahrungsergänzungsstoffe

Kalmustinktur; von dieser Tinktur dreimal täglich 15 Tropfen. Sie wirken gegen Schwerbesinnlichkeit und verlangsamte Denkvorgänge.

Mariendistel; von diesem Extrakt dreimal täglich 15 Tropfen vor den Mahlzeiten. Die Aufnahmefähgkeit wird erhöht und die Prägung der Gedächtnismoleküle beschleunigt.

Ginkgo-biloba-Tinktur; davon 3 × täglich 25 Tropfen eine halbe Stunde vor den Mahlzeiten. Das fördert die Gehirndurchblutung. Außerdem wird das Blut dünnflüssig gemacht, wodurch die Gedächtnisspeicher besser funktionieren und Gedächtnisinhalte schneller abgerufen werden können.

Maca ist der Inhaltsstoff einer südamerikanischen Pflanze. Der Extrakt dieser Andenpflanze (3 × 20 Tropfen täglich) verbessert das Kurzzeitgedächtnis und läßt es schneller funktionieren. Das gilt ebenso für die Pflanze Suma (Pfaffia) sowie für Ginseng, Guarana, Eleutherokokkos, Buligonum ginecolata und Uncaria tomemtosa.

Bewegungstherapie

Um die Gehirndurchblutung zu normalisieren, sind regelmäßige Bewegungsübungen notwendig. Das Gehirn ist ein Organ, das auf eine gleichmäßige Sauerstoffzufuhr angewiesen ist. Durch körperliches Training wird auch die Glukosebereitstellung im Gehirn verbessert, denn dieses Organ hat einen sehr hohen Glukosebedarf. Die Bewegungsübungen sollten so absolviert werden, daß fünfmal pro Woche 45 Minuten lang gelaufen oder 30 Minuten geschwommen wird. Auch Übungen am Heimtrainer sind äußerst nützlich. Dasselbe Ergebnis bringt ein entsprechend langer Waldlauf.

Wichtig ist, daß bei diesen Übungen die Pulsfrequenz um 30
Schläge pro Minute zunimmt. Der maximale Puls beträgt 140
Schläge pro Minute, denn der Körper soll nicht überfordert werden. Wenn dieses Bewegungstraining regelmäßig ein halbes Jahr
lang eingehalten wird, bessert sich die Speicherung von Gedächtnisinhalten.

MENÜ

Frühstück

3 Äpfel in einem Liter Wasser homogenisieren.

Mittagessen

3 Äpfel
1 Zitrone
1 Banane
$^{3}/_{4}$ l Wasser

In der Flüssigkeit werden die Früchte bei hoher Geschwindigkeit
gemixt.

Abendessen

1 Grapefruit
1 Banane
2 Datteln
in 1 l Wasser homogenisieren

Bei Hungergefühlen zwischendurch könnnen Magerjoghurt, Kartoffel-, Krautsalat, Hülsenfrüchte und Endiviensalat in beliebiger Menge verzehrt werden. Diese modifizierte Apfelkur fördert das Gedächtnis und entschlackt den Körper.

Es ist bekannt, daß Raucher keine frischen Obstsorten zu sich nehmen und die Menschen, die viele Früchte und rohen Salat verzehren, aus einem gesunden Instinkt heraus nikotinhaltige Produkte entschieden ablehnen. Die Therapie gegen das Rauchen kann durch Umstellung auf eine gesunde Rohkost unterstützt werden. Bei dieser umfassenden Apfelkur nehmen die geistige Wachsamkeit, Gedächtnisspanne, Wortflüssigkeit und die visuelle Merkfähigkeit täglich zu.

GICHT (HYPERURIKÄMIE)

Eine andere Bezeichnung für Gicht ist Arthritis urica. Unter Gicht ist eine angeborene Störung des Lipidsäurestoffwechsels zu verstehen. Diese Krankheit ist in manchen Fällen vererbbar, meist jedoch entsteht die Gicht durch einen gesteigerten Harnsäureumsatz und eine verminderte Harnsäureausscheidung durch die Nieren. Die Gicht ist gekennzeichnet durch eine erhöhte Harnsäurekonzentration im Blut. Bei Männern liegt der Grenzwert bei 7 mg/dl, bei Frauen sind es 6,5 mg/. Diese erhöhte Harnsäure verursacht Stoffwechselstörungen im Bindegewebe, Nierenschäden und Gelenkbeschwerden.

Eine ganze Reihe von Faktoren sind für diese Krankheit verantwortlich, z. B. eine fett- und eiweißreiche tierische Nahrung, übermäßiger Alkoholgenuß, Fastenkuren, die Nulldiät und ein schlecht eingestellter Diabetes mellitus. Auch starke körperliche Überbeanspruchung, große Temperaturschwankungen und eine einseitige Ernährungsweise können für die Gicht verantwortlich sein.

Hinzu kommen endogene Faktoren, wie z. B. ein Enzymmangel, der verhindert, daß die Harnsäure weiter abgebaut wird. Wenn der Harnsäurespiegel im Serum zu hoch ist, liegt es daran, daß die Niere zu wenig Harnsäure ausscheidet oder daß vermehrt Harnsäure gebildet wird. Ist der Harnsäurespiegel zu stark angestiegen, kristallisiert sich die Säure in den Gelenken, oder Natriumurate lagen sich im Bindegewebe ab. Schon bei leichten Nierenstörungen wird ein Ansteigen des Harnsäurespiegels im Serum verzeichnet.

Nur in sehr seltenen Fällen ist ein erhöhter Harnsäurespiegel angeboren, der zu einem sehr starken Anstieg der entsprechenden Werte im Blut führt. Die Folge sind eine fortschreitende Nierenschädigung, Reflexausfälle, spastische Bewegungsstörungen, Vergeßlichkeit und unkontrollierbare Selbstmordgedanken. Dieses Krankheitsbild heißt Lesch-Nyhan-Syndrom.

Die Gicht tritt in der Regel urplötzlich und anfallweise auf. Meist kommt es in den frühen Morgenstunden zu heftigen Schmerzen in den Fuß- oder Daumengrundgelenken. Gefördert wird der Gichtanfall durch akute Infektionskrankheiten, operative Eingriffe, fleischreiche Mahlzeiten, übermäßigen Alkoholkonsum, Temperaturschwankungen, körperliche Überforderungen oder auch durch unverarbeitete seelische Probleme. Wenn die Schmerzen hauptsächlich von den Zehengrundgelenken ausgehen, spricht man von Podagra. Nur selten sind die Daumengrundgelenke und Handgelenke betroffen. Dann spricht man von Chiragra. Manchmal werden auch die Ellbogen- und Kniegelenke von der Gicht befallen.

Die Haut und das Bindegewebe an den betroffenen schmerzenden Gelenken sind stark angeschwollen, gerötet und fühlen sich heiß an. Die Gichtanfälle werden von Fieber, Herzklopfen, Schüttelfrost, Kopfschmerzen, Krankheitsgefühl und Galleerbrechen begleitet. Die Blutkörpersenkung ist stark erhöht. Auch das C-reaktive Protein – das ist ein Rheuma-Faktor – liegt weit über der Norm. Nach etwa einer Woche klingen die Gichtanfälle von selbst ab. Wenn die Schmerzen in den Gelenken nachlassen, sind Hautrötung und Schuppenbildung festzustellen.

Der Harnsäurespiegel ist fast immer höher als 7 mg/dl, nur in seltenen Fällen liegt bei Gichtanfällen der Harnsäuregehalt im Normalbereich. Geht der Harnsäurespiegel über den Wert 8 mg/dl hinaus, steht mit Sicherheit sehr bald ein Gichtanfall bevor. Liegt der Säurespiegel bei 9–10 mg/dl, sind Nierenstörungen, Nierensteine und häufige Gichtanfälle die Folge. Wenn der Harnsäurespiegel nicht so hoch liegt, bleibt der Patient über einige Wochen oder Monate beschwerdefrei, doch nach einer bestimmten Zeit kehren die Gichtanfälle unvermutet zurück. Bei einem sehr hohen Wert bleibt zwischen den Gichtanfällen ein leichter Dauerschmerz zurück.

Nach jahrelang erhöhten Werten bilden sich Gichtablagerungen an den Händen, Füßen, Ellbogen und an den Ohrmuscheln. Manchmal brechen die Harnsäureablagerungen an den Ohrläppchen auf, und die Kristalle eitern aus.

Die Krankheit befällt auch die Sehnen und Sehnenscheiden. Die Sehnenscheiden verkalken vorzeitig und verkürzen sich. Wenn ein Gichtanfall durch Colchicin gebessert wird, wurde er durch eine erhöhte Harnsäurekonzentration im Serum hervorgerufen. Bei Gelenkschmerzen muß auch immer daran gedacht werden, daß ein rheumatisches Fieber dieselben Beschwerden auslösen kann. Auch eine chronische Polyarthritis führt zu ähnlichen Gelenkbeschwerden wie bei der Hyperurikämie. Die Rheumaknoten sehen ähnlich wie Gichtknoten aus.

Die wichtigste Komplikation bei erhöhten Harnsäurewerten im Blut liegt in der Gichtniere (Nephropathia hyperurica). Diese Erkrankung ist gekennzeichnet durch Harnsäureablagerungen im Nierenbecken und in den Nierenkelchen. Selbst im Nierenmark lassen sich Gichtkristalle nachweisen. Sie rufen im Nierenbereich arteriosklerotische Veränderungen und Funktionsstörungen hervor. Die Niere kann ihrer Aufgabe der Harnfiltration nicht mehr nachkommen.

Bei jeder Gicht besteht die akute Gefahr, daß sich Harnsäuresteine ablagern. Die Steine, die sich bei Gichtkranken bilden, bestehen fast zu 85 Prozent aus Harnsäurekongrementen. In vielen Fällen ist die Gicht mit einer Reihe von Risikofaktoren verbunden, wie hoher Blutdruck, hohes Cholesterin, Zuckerkrankheit und Übergewicht.

Das Hauptziel jeder Behandlung ist es, akute Gichtanfälle zu vermeiden, weiteren Anfällen vorzubeugen und die Harnsäurevorräte in den Gewebespeichern abzubauen. Damit kann eine Harnsäuresteinbildung verhindert werden. Kommt in der Familie Gicht vor, sollte auf jeden Fall die Purinzufuhr mit der Nahrung eingeschränkt werden. Alkohol- und Tabakkonsum sind verboten, das Gewicht sollte im normalen Bereich liegen.

ALLGEMEINE MASSNAHMEN

Purinreiche Nahrungsmittel sollten – wie gesagt – vermieden werden. Innereien wie Bries, Leber, Niere, Herz und Gehirn haben nichts auf dem Speiseplan zu suchen. Auch bestimmte Fischsorten sind verboten, z. B. Heringe, Makrelen, Sardinen, Karpfen und Scholle. Verschiedene Gemüsearten sollte man vermeiden oder nur in geringen Mengen zu sich nehmen. Dazu zählen Spinat, Mangold, Spargel, Bohnen und Erbsen. Bei der Neigung zu Gichtanfällen sollte auch kein Fleisch mehr verzehrt werden. Fleischextrakte, Fleischsuppen und Fleischbrühen sind restlos zu streichen. Molkereiprodukte sind nur in kleinen Mengen erlaubt.

EMPFEHLENSWERTE NAHRUNGSMITTEL

Azukibohnen, brauner und schwarzer Reis, Karotten, Zwiebel, Lauch, Shiitake-Pilze, Brokkoli, Hafer, Roggen, Gerste, Weizen sollten auf dem Speiseplan stehen. Besonders vorzuziehen sind Mischungen, die im Mixer zubereitet werden wie folgender Saft:

2 Karotten
1 Apfel
1 Zitrone
$\frac{1}{2}$ l Wasser

Eine andere Mischung besteht aus:

Rote Bete
1 Zitrone, 1 Apfel
1 Karotte
1 l Wasser

Die Mischungen zwei bis drei Minuten bei hoher Geschwindigkeit homogenisieren.

Sellerie ist ein hervorragendes Mittel gegen Gelenkschmerzen. Er reinigt die Arterien und das Bindegewebe und läßt die Harnsäureausscheidung ansteigen.

Bekömmlich ist folgende Mischung:

2 Äpfel
10 g Sellerie
20 g Ingwer
1 l Wasser

Tomaten sind ebenfalls gut, um einen erhöhten Harnsäurespiegel zu senken, denn Tomaten alkalisieren das Blut. Gegen Gicht sind außerdem Meeresalgen vorteilhaft, wie Fucus, Kombu, Spirulina und Chlorella.

Folgende Gemüsesorten wirken positiv: Kohl, Kohlrabi, Anis, Koriander, Basilikum, die Speiserübe, Radieschen, Rondini, Portulak (Pürzelkohl), Okra, Neuseeländer Spinat (Tetragonia tatragonioides). Der Neuseeländer Spinat kann bei Gichtanfällen verwendet werden, denn er hat zum Spinat keine botanische Verwandtschaft.

Auch Kirschen sind geeignet, den Harnsäurespiegel zu senken und das Blut zu alkalisieren. Das gilt des weiteren für Bananen, Stachelbeeren, Erdbeeren, Himbeeren und Brombeeren. Sie alle ersetzen harnsäureausscheidende Medikamente, die starke Nebenwirkungen aufweisen.

VERBOTENE NAHRUNGSMITTEL

Tierische Proteine, tierische Fette (mit Ausnahme von Magermilchprodukten und mageren Joghurtsorten) sowie Hefe sind verboten. Muscheln, Makrelen und Heringe sind absolut zu vermeiden. Industriezucker, Industriemehle, durch Fabrikationsvorgänge verarbeitete Kohlehydrate sind streng verboten. Nüsse mit einem zu hohen Fettgehalt sind für Gichtkranke ebenfalls tabu.

PFLANZENHEILMITTEL

Colchicum-Tinktur, 3 × 20 Tropfen vor den Mahlzeiten. Damit kann ein heftiger Gichtanfall abgeschwächt werden, denn die erhöhte Harnsäurekonzentration im Blut wird vermindert.
Sellerie-Tinktur, vor den Mahlzeiten 3 × 30 Tropfen.
Bryonia-Tinktur, 3 × 30 Tropfen zu den Mahlzeiten. Sie bremsen die Harnsäureproduktion.

BEWEGUNGSTHERAPIE

Jede Art von systematisch über längere Zeiträume durchgeführte Bewegungsübungen hilft, den Harnsäurestoffwechsel zu normalisieren. Auch Yoga-, Streck- und Dehnübungen sind empfehlenswert. Besonders günstig ist das Training am Heimtrainer, und zwar dreimal 15 Minuten täglich. Nützlich sind des weiteren einzelne Kampfsportarten, Turnübungen am Barren, am Reck oder an der Sprossenwand. Dadurch wird die Harnsäureausscheidung über die Haut und Nieren gefördert. Denn mit dem Schweiß verliert der Körper über die Haut viel an giftigen Harnsäuren.

NAHRUNGSERGÄNZUNGSSTOFFE

Vitamin-B-Komplex, 3 × 1 Kapsel täglich
Thiamin, 3 × 1 mg pro Tag
Riboflavin, täglich 2 × 1 mg
Vitamin B_6, 3 × 3 mg pro Tag

Vitamin B$_{12}$, 3 × 5 µg täglich
Niacin, 3 × 10 mg pro Tag
Vitamin C, 3 × 250 mg pro Tag
Vitamin E, 3 × 100 mg pro Tag

MENÜ

Frühstück

2 Tassen Kräutertee
100 g Magerjoghurt mit
50 g Haferflocken und
100 g Erdbeeren

Mittagessen

2–3 Pellkartoffeln
Lauchragout

Zwischenmahlzeit

1 Banane

Abendessen

100 g Karotten
100 g Sellerie blättrig geschnitten, zusammen mit
1 EL Olivenöl und
braunem Reis gedünstet
1 Prise Meersalz

Spätmahlzeit

100 g Himbeeren

Ein weiterer Menü-Vorschlag

Frühstück

2 Tassen Kräutertee
2 Scheiben Vollkornbrot
zerdrückte Sellerie vom Vorabend als Aufstrich

Zwischenmahlzeit

150 g Magerjoghurt

Mittagessen

150 g Azukibohnengemüse
150 g Brokkoli gedünstet
Kräutersalz

Zwischenmahlzeit

150 g Kirschen

Abendessen

1 EL Olivenöl
$^1/_2$ Zwiebel
150 g Shiitake-Pilze zusammen mit
schwarzem Reis gedünstet
Meersalz
Petersilie

Spätmahlzeit

$^1/_2$ Banane
$^1/_2$ Apfel

HEPATITIS

Die Anfangssymptome einer Hepatitis bestehen in außergewöhnlicher Schwäche, Müdigkeit, Brechreiz, Fettunverträglichkeit. Der Kranke leidet unter Kopfschmerzen, manchmal von Fieberschüben begleitet. Er neigt zu Abgespanntheit, Arbeitsunlust, Appetit- und Freudlosigkeit. Bei der geringsten Anstrengung treten Muskelschmerzen auf. Die Gelenke tun weh, jede Bewegung wird zur Qual. Gleichzeitig besteht ein Gefühl, schwer krank zu sein. Hin und wieder sind Schwellungen in der Lebergegend festzustellen. Dieser Bereich ist im rechten Oberbauch druckempfindlich. Jede Berührung verursacht Schmerzen. Diese Schmerzen können bis zum Rücken ausstrahlen und das Krankheitsbild verschleiern.

Gelbsucht (Ikterus) kann hinzukommen, die Augen werden gelblich verfärbt. Das bedeutet, der Bilirubinspiegel im Blut ist zu hoch angestiegen. Die Überflutung des Körpers mit Bilirubin kann zu Depressionen und Störungen des Kurz- und Langzeitgedächtnisses führen. Je höher der Bilirubinspiegel ansteigt, desto heller wird der Stuhlgang und desto dunkler ist der Urin. Wenn in diesem Stadium der Krankheit keine fachgerechte Behandlung einsetzt, kann sich aus der Leberentzündung eine Gelbsucht entwickeln, die irreversible Störungen im Leberzellstoffwechsel verursacht. Manchmal stirbt das Lebergewebe ab. Wenn das der Fall ist, steigen die Leberwerte innerhalb kurzer Zeit beträchtlich an. Ohne fachärztliche Behandlung sind die Folgen katastrophal, denn eine nicht behandelte Leberzellschädigung führt unweigerlich zu lebensbedrohlichen Komplikationen.

Die Hepatitis ist meist eine Entzündung der Leber aufgrund von bakteriellen Infektionen, in seltenen Fällen spielen auch Viren eine Rolle. Einer unbehandelten Hepatitis folgt mit Sicherheit eine Zirrhose. Umgekehrt kann eine Zirrhose die Hepatitis verursachen oder das Ergebnis einer Leberentzündung sein. Es kommt vor, daß keine Erreger nachweisbar sind, weder Bakterien noch Viren. Dann handelt es sich meist um eine Autoimmunerkrankung, bei der sich die Leberzellen selbst angreifen, wobei es zur Entzündung der Zellen und schließlich zum Zelluntergang kommt.

Liegt eine Viruserkrankung vor, spricht man entweder von Hepatitis A oder B. Hepatitis A ist in den meisten Fällen die infektiöse Gelbsucht. Sie entsteht durch verunreinigte, virusbefallene Nahrungsmittel oder durch Wasser, in dem sich Erreger vermehrt haben. Die Hepatitis B hingegen wird oft durch Bluttransfusionen übertragen. Sie kann außerdem nach sexuellem Kontakt mit infizierten Partnern auftreten. In vielen Fällen ist eine schlecht sterilisierte Infusionsnadel die Ursache für eine Hepatitis. Mit der Einführung von Einwegspritzen und Einwegnadeln ist die Hepatitisgefahr in den letzten Jahren geringer geworden.

Bei vielen Hepatitiskranken ist ihre Lebensweise nicht in Ordnung. Sie trinken zuviel Alkohol oder konsumieren Drogen. Der chronische Alkoholismus wird in der Regel von Unterernährung begleitet, denn lebenswichtige Vitamine fehlen in der täglichen, schlecht zusammengestellten Kost. Auch eine fettreiche Ernährung mit einem hohen Gehalt an gesättigten Fettsäuren führt in vielen Fällen zu einer Entzündung der Leber oder zu einer Anfälligkeit der Leber gegenüber Bakterien und Viren.

EMPFEHLENSWERTE NAHRUNGSMITTEL

Täglich sollten frische Obst- und Gemüsesorten auf dem Tisch stehen. Ideal ist es, wenn 90 Prozent der Kost aus Rohkost besteht. Auf dem Diätplan dürfen Weizenkeimlinge, Hafer, Roggen, Buchweizen, brauner Reis, schwarzer Reis und Quinoia nicht fehlen.

Es sollte eine kalorienbeschränkte Nahrung zu sich genommen werden, die sorgfältig ausgewählt und bei der Einnahme gut gekaut wird. In erster Linie ist es wichtig, Vollkornprodukte zu essen: Roggenbrot,

Pumpernickel, Weizenkeimlinge, Bambussprossen, frisches Berg-
gemüse, Mikroalgenprodukte wie Spirulina, Chlorella und lecithinrei-
che Nahrungsmittel, z. B. Erd- und Haselnüsse.
Gute Heilmittel sind Weizengrassaft, Weizenkeimlinge, des weiteren
Tofu und Sojabohnenprodukte. Bestimmte Pilze haben positive Auswirkungen auf den Genesungsverlauf einer Hepatitis. Dazu gehören
Eierschwämme, Steinpilze und Shiitake-Pilze. Knoblauch, Bärlauch
und Schnittlauch stärken bei der Hepatitis das Immunsystem. Sie besitzen einen Antiviruseffekt und beschleunigen das Ausheilen einer
Hepatitis.
Es ist wichtig, jeden Tag ein Glas Grapefruitsaft zu trinken. Er versorgt den Körper mit den nötigen Vitaminen. Ebenso sind Mineralstoffe im Grapefruitsaft enthalten und zusätzlich Spurenlemente, die
der Körper braucht, um die Hepatitis zu besiegen.

VERBOTENE NAHRUNGSMITTEL

An erster Stelle steht Alkohol, an zweiter Stelle folgen Fleischprodukte, an dritter Milchprodukte. Auch jede Art von Fisch und Geflügel ist verboten sowie Eier, Industriemehle, weißer Zucker und
Stimulantien. Alle Produkte aus Weißmehl sind ungünstig wie z. B.
weiße Nudeln – Vollkornnudeln sind jedoch erlaubt.

PFLANZENHEILMITTEL

Mariendistelextrakt, 3 × 10 Tropfen vor den Mahlzeiten.
Für die Hepatitisbehandlung hat sich auch Echinaceatinktur bewährt.
Davon 3 × 15 Tropfen vor den Mahlzeiten.

Eleutherokokkos sibiricus ist als Elixier ein gutes Heilmittel gegen Hepatitis.
Uncaria tomentosa, täglich 3 x 15 Tropfen oder 3 x 1 Kapsel zu 500 mg. Auf diese Weise können Autoimmunvorgänge korrigiert oder Virusinfektionen der Leber sinnvoll beeinflußt werden.

Folgender Tee ist vorteilhaft: Die Mischung sollte aus Löwenzahnwurzeln, Kalmuswurzeln, Birkenblättern und Leucea carthamoides zu gleichen Teilen bestehen. Von diesem Tee drei Tassen vor den Mahlzeiten mit Honig trinken.

Ein weiterer Tee:

30 g Brennesselwurzel
40 g Löwenzahnwurzel
50 g Kalmuswurzel
20 g Lapachorinde
50 g Una-de-gato-Rinde

Von dieser Teemischung eine Messerspitze auf 250 ml Wasser 15 Minuten lang aufkochen und 20 Minuten ziehen lassen. Mit Honig gesüßt kurz vor den Mahlzeiten trinken.

Zur Stimmungsaufhellung verhilft folgender Tee:

Johanniskraut
Löwenzahnwurzeln
Meisterwurz
Mariendistel
zu gleichen Teilen

Zubereitung wie oben.

Säfte gegen Leberentzündung

Bei einer Bilirubinerhöhung sollte folgende Mischung getrunken werden:

2 Kakifrüchte
2 Zitronen
2 Bananen
³/₄ l Wasser

Diese Mixtur zwei Minuten homogenisieren, dann innerhalb einer halben Stunde einnehmen. Die Leber wird entgiftet, überschüssige Gallensäuren werden ausgeschieden. Die Zeichen der chronischen Leberentzündung gehen langsam zurück.

Liegt eine Leberzirrhose vor, die schon weit fortgeschritten ist, kann folgende Mischung getrunken werden:

3 Zitronen
1 Karotte
3 Salatblätter
¹/₂ cm Ingwerwurzel
1 Messerspitze Nori-Algenpulver
1 Messerspitze Lapachopulver
³/₄ l Wasser

Drei Minuten im Mixer auf hoher Stufe zerkleinern, innerhalb einer halben Stunde langsam trinken. Auf diese Weise verbessern sich die Leberfunktionswerte innerhalb von zwei bis drei Wochen. Diese Kur sollte nicht unterbrochen werden. Am besten ist es, ein bis zwei Monate bei dieser Mischung zu bleiben, bis sich die Leberfunktionswerte normalisiert haben.

Eine andere Mischung, die sich bei Leberzirrhose bewährt hat:

10 g Mariendistelblätter
20 g Beinwellblätter
30 g Löwenzahnblätter
20 g Brennesselblätter
1 geschälte Zitrone
$\frac{1}{2}$ cm Ingwerwurzel

Man läßt diese Mischung bei hoher Geschwindigkeit homogenisieren und trinkt sie innerhalb einer halben Stunde. Bereits nach einer Woche Anwendungsdauer kommt es zu einer deutlichen Besserung der vorher krankhaft erhöhten Leberwerte.

Um die Funktionsfähigkeit der Leber aufrechtzuerhalten, ist es manchmal notwendig, dreimal täglich einen Eßlöffel Lecithinsirup einzunehmen. Wenn Stauungen in den Gallengängen vorhanden sind, sollte dreimal ein Teelöffel Spirulina Algenpulver den Obst- und Gemüsesäften beigegeben werden.

Ist die Leberstörung mit Schwäche verbunden, kann folgende Säftemischung helfen:

20 Löwenzahnblätter
2 kleine Golden-Delicious-Äpfel
1 Zitrone
$\frac{1}{2}$ rote Bete
$\frac{3}{4}$ l Wasser

Dieser Saft entgiftet die Leber, das Allgemeinbefinden bessert sich, und die Widerstandskraft wird gestärkt.

SALATE GEGEN LEBERENTZÜNDUNG

100 g Sojabohnenkeimlinge
100 g Luzernensprossen
2 Huflattichblätter
200 g Feldsalat
1 kleine feingehackte Zwiebel
3 EL Distelöl

Bei Blähungen, Aufstoßen und Völlegefühl im Oberbauch ist folgende Salatmischung anzuraten:

1 Kopfsalat
1 Bund Radieschen
20 schwarze Oliven
1 feingehackte Zwiebel
3 fein aufgeschnittene Knoblauchzehen
3 EL Kürbiskernöl

Dieser Salat senkt die erhöhten Cholesterin- und Triglyceridwerte, das Völlegefühl vergeht, und die Funktion der Gallenblase wird angeregt. Innerhalb von zwei bis drei Wochen verbessern sich die Leberfunktionswerte.

HYDROTHERAPIE (WASSERANWENDUNGEN)

In den ersten Wochen, solange die Leberfunktionsproben deutlich erhöht sind, ist Bettruhe einzuhalten. Über den Bauch kann man abwechselnd kalte und warme Kamillentee-Kompressen legen.

Nahrungsergänzungsstoffe

Beta-Carotin, 3 × 25 mg pro Tag
Folsäure, 2 × 3 mg pro Tag
Vitamin-B-Komplex, 2 × 25 mg pro Tag
Ascorbinsäure, 3 × 500 mg vor den Mahlzeiten
Vitamin E (Alhatocopherol), 3 × 300 mg pro Tag
Zinkorotat, 2 × 20 mg pro Tag
Magnesiumorotat, 2 × 50 mg pro Tag

Menü

Frühstück

1 Teller Haferflocken
30 Rosinen
1 Magerjoghurt
und einen Orangen-Grapefruit-Zitronen-Apfel-Saft,
in einem Liter Wasser homogenisiert

Mittagessen

Das gleiche Getränk wie zum Frühstück, dazu ein Eßlöffel Artischockenextrakt mit Honig sowie Echinaceaextrakt, 3 × 10 Tropfen, Leucea carthamoides-Tinktur, 3 × 15 Tropfen

3 Pellkartoffeln
200 g Feldsalat
30 Löwenzahnblätter

30 entkernte schwarze Oliven
1 Prise Meersalz
2 EL Kürbiskernöl
1 TL Aceto balsamico

Abendessen

100 g Magerquark
50 Löwenzahnblätter mit Essig und Öl
1 zerdrückte Knoblauchzehe

Zur Stimmungsaufhellung verhilft folgender Tee:

Löwenzahnwurzeln
Meisterwurz
Mariendistel
zu gleichen Teilen.

Dieser Tee ist für die Stimmung und die gestörte Leberfunktion vorteilhaft.

Bei diesem Diätschema werden bereits nach sechs Wochen normale Leberwerte erreicht. Der gelbe Farbton aus den Augen verschwindet, die Kraft nimmt zu, die Ausdauer und die Leistungsfähigkeit sind wieder wie vor Beginn der Erkrankung.

EIN WEITERER MENÜ-VORSCHLAG

Frühstück

3 Orangen
1 Apfel
1 Zitrone
³/₄ l Wasser

Diese Obstmischung im Mixer für zwei bis drei Minuten zerkleinern, während einer halben Stunde trinken.

Mittagessen
2 Kartoffeln
3 Oliven
1 Teller Feldsalat
aufgeschnittene Tomaten
10 Zwiebelringe
etwas Sellerie
3 feingehackte Knoblauchzehen
20 Löwenzahnblätter
10 Spargel
1 Prise Meersalz
3 EL Olivenöl extra vergine
2 EL Zitronensaft
2 Blätter Estragon

Nachtisch:
1 Banane
2 Grapefruits

Zwischenmahlzeit

10 g Petersilie
30 g Brunnenkresse
40 g Feldsalat
1 Zitrone
$^1/_2$ Chilischote
$^3/_4$ l Wasser

Im Mixer homogenisieren und innerhalb einer halben Stunde einnehmen.

Abendessen

2 Bananen
2 Ananasscheiben
1 Apfel
1 Zitrone
$^3/_4$ l Wasser

Diese Mischung zwei bis drei Minuten im Mixer homogenisieren und den Saft langsam trinken.

Nach zwei Wochen den Diätplan umstellen.

Frühstück

2 geschälte Kiwi
1 geschälte Malaquina-Frucht
(das ist eine orangenähnliche Frucht, eine Kreuzung aus Mandarine und
Blutorange; sie enthält weniger Kerne als die Mandarine, ist besonders
reich an Magnesium, Mangan, Molybdän, Selen und Germanium)
1 kleiner Apfel
³/₄ l Wasser

Im Mixer zerkleinern und konsumieren.

Zwischenmahlzeit

1 Scheibe Vollkornbrot
3 Oliven
100 g Feldsalat
1 fein geschnittene Knoblauchzehe
Distelöl

Mittagessen

300 g Feldsalat
Knoblauchdressing
3 EL Zitronensaft
100 g Sauerklee
1 aufgeschnittene Schlangenhaargurke
5 Blätter römischer Salat
1 kleiner weißer Rettich, fein aufgeschnitten

Als Getränk:

2 Zitronen

2 Orangen

20 Weintrauben

1 Kaktusfeige

$^3/_4$ l Wasser

Diese Mischung drei bis vier Minuten im Mixer zerkleinern.

Abendessen

150 g aufgeschnittener Mozzarella

3 aufgeschnittene Tomaten

1 zerkleinerte Chilischote

3 EL Distelöl

Nachtisch:

1 reife Mangofrucht

Spätmahlzeit

1 Glas (100 g) fettarmer Joghurt

Nach zwei Monate liegen die Leber-, Cholesterin- und andere Blutwerte im normalen Bereich.

Impotenz

Unter Impotenz versteht man die vorübergehende oder dauerhafte Unfähigkeit, einen Geschlechtsverkehr durchzuführen. Ein Synonym zu dieser Bezeichnung ist vorübergehende oder bleibende Erektionsschwäche. In vielen Fällen ist die Ursache psychologischer Natur. So können Streß, Müdigkeit, Überanstrengung, Arbeit unter Zeitdruck, aber auch Schuldgefühle, Angst, ungelöste, die Seele belastende Probleme, Partnerschaftskrisen und Depressionen zu einer Potenzschwäche oder zu Potenzverlust führen. Nur eine relativ kleine Anzahl von Impotenzfällen wird durch körperliche Faktoren ausgelöst.

Die Hauptursache der organischen Impotenz ist Diabetes, chronische Alkoholvergiftung, Drogen- und Medikamentenmißbrauch. Auch Arzneimittel können die Potenz schwächen und bis zur Impotenz führen, etwa Medikamente gegen hohen Blutdruck, gegen Entzündungen im Körper oder gegen Depressionen. Jede Art von Psychopharmaka oder Beruhigungsmitteln kann derart auf die Potenz einwirken, daß ein Geschlechtsverkehr nicht mehr möglich ist. Ebenso sind verschiedene Lebensmittel mit einem hohen Fettanteil und hohem tierischen Eiweißgehalt die Ursache für eine Impotenz, des weiteren Genußmittel, wie koffein- und teeinhaltige Getränke oder Nikotinmißbrauch.

Empfehlenswerte Nahrungsmittel

Vollkornprodukte üben einen günstigen Einfluß auf die Potenz aus. Dazu gehören brauner und schwarzer Reis, Hafer, Weizen, Gerste, Dinkel, Buchweizenprodukte. Außerdem kohlehydratreiche Nahrungsmittel wie Karotten, rote Bete, jede Art von Rüben, Kartoffeln, Süßkartoffeln, Yamsfrüchte, Kürbisse, Auberginen, Kresse, Brunnen- und Kapuzinerkresse. Potenzsteigernd wirken auch Zwiebel, alle Laucharten, Fenchel, Knoblauch und Chilischoten.

Die organisch bedingte Impotenz kann durch Gewürznelken, Fenchel- und Anissamen, schwarze und weiße Pfefferkörner sowie frischen, getrockneten oder kandierten Ingwer positiv beeinflußt werden. Das gilt ebenso für Zimtrinde, Walnüsse, Mandeln, Cashewnüsse, schwarze Bohnen, Adzukibohnen, Quinoiaprodukte, Lachs und Regenbogenforelle.

Die Liste der potenzfördernden Nahrungsmittel umfaßt des weiteren grüne Gemüsesorten, jede Art von Keimlingen, besonders Weizengraskeimlinge, Alfalfasprossen, Sonnenblumenkerne und Sonnenblumenkeimlinge, kaltgepreßte Öle wie Sonnenblumenkern- und Kürbiskernöl. Es folgen Weizenkeimlinge, Bambussprossen, Meeresalgen, z. B. Meeressalat, Meeresspaghetti oder Norialgen.

Verbotene Nahrungsmittel

Jede Art von tierischem Eiweiß mit Ausnahme von Fisch, Meeresfrüchten und Eiern. Weißmehlprodukte, weißer Industriezucker, Tabak, Alkohol und starke koffeinhaltige Getränke sind zu vermeiden.

Pflanzenheilmittel

Wenn jemand unter Depressionen leidet und gleichzeitig zur Impotenz neigt, sollte er das Mittel Tritico einnehmen. Dieser Wirkstoff ist als einzige antidepressive Substanz geeignet, die Potenz zu fördern.

Wer unter hohem Blutdruck leidet, sollte reserpinhaltige Antihypertensiva meiden und dafür Malonggay comp., täglich 3 × 1 Kapsel, einnehmen. Der Blutdruck wird gesenkt, ohne daß die Potenz negativ beeinflußt wird.

Ginkgo-biloba-Präparate verstärken die Zirkulation im Plexus potendus, das heißt in der Sexualregion. Zimtrinde hat sich als sehr wirksam erwiesen. Auch koreanischer Ginseng ist imstande, eine im Alter nachlassende Potenz wieder aufzubauen. Ein Extrakt aus schwarzen Heidelbeeren ist bei Potenzschwäche ebenfalls empfehlenswert (Myrtilene-Kapseln).

Auch folgender Tee kann helfen:

50 g Ginsengwurzelpulver
20 g Lavelozrindenpulver
50 g Guaranapulver
30 g Kalmuswurzelpulver
20 g Brennesselwurzelpulver

Eine Messerspitze von dieser Pulvermixtur läßt man in einem halben Liter Wasser 20 Minuten lang kochen, eine halbe Stunde ziehen und trinkt die Mischung mit Honig gesüßt über den Tag verteilt.

HYDROTHERAPIE (WASSERANWENDUNGEN)

Abwechselnd kalte und warme Bäder verbessern die Durchblutung im Unterleib. Wenn keine Badewanne zur Verfügung steht, können auch Sitzbäder genommen werden.

NAHRUNGSERGÄNZUNGSSTOFFE

Beta-Carotin, 3 × 25 mg pro Tag
Thiamin, 2 × 1 mg pro Tag
Riboflavin, 3 × 3 mg pro Tag
Vitamin B_6, 3 × 5 mg pro Tag
Vitamin B_{12}, täglich 3 × 3 µg
Niacin, 3 × 10 mg pro Tag
Vitamin C, 3 × 250 mg pro Tag
Vitamin E, 3 × 100 mg pro Tag
Zinkorotat, 3 × 20 mg pro Tag

Wenn diese Mittel nicht ausreichen, kann auch noch Cinnamomum, 3 × 1 Kapsel täglich eingenommen werden, ebenso Catuaba, 3 × 1 Kapsel zu 200 mg.

MENÜ

Frühstück

Bambussprossen
Weizenkeimlinge
Brunnenkresse
schwarze, entkernte Oliven
1 Teller Haferflocken mit Sojabohnenmilch

Dazu folgendes Getränk:
2 Karotten
1 Stück rote Bete
1 Apfel
in 1 l Wasser homogenisieren

Mittagessen

1 Teller Walnüsse, Mandeln, Cashewnüsse
1 Glas Sojamilch
3 Pellkartoffeln
20 g Norialgen
$^1/_2$ Wassermelone

250 g Feldsalat mit Essig und Öl angemacht
Dressing aus:
Zwiebelringen
zerdrückten Knoblauchzehen
weißem und schwarzem Pfeffer

Abendessen

Das gleiche Getränk wie morgens

3 Pellkartoffeln
1 Salat mit Brüssler Sprossen
Tomaten
Brunnenkresse
Kürbiskernöl mit geriebenen Mandeln und Haselnüssen

Spätmahlzeit

1 Kohlrabi
$^1/_2$ rote Bete
$^1/_2$ Apfel
in $^1/_2$ l Wasser homogenisiert

Dieses Getränk wirkt so ausgezeichnet, daß in kurzer Zeit die gleiche
Potenzstärke erreicht wird, die ein 35jähriger gesunder Mann hat.

KÖRPERGERUCH, UNANGENEHMER

Da der menschliche Schweiß für Bakterien einen guten Nährboden darstellt, können sich diese in der Umgebung der Schweißdrüsen sehr stark vermehren. Die Zersetzungs- und Ausscheidungsprodukte der Bakterien verursachen dann den unangenehmen Geruch. Die Armbeugen und der Urogenitalbereich stellen für das Bakterienwachstum eine ideale Brutstätte dar, denn dort befinden sich sehr viele apokrine Drüsen. Diese Schweißdrüsen produzieren Fettsäuren, die leicht ranzig werden. Sie beginnen dann, unangenehm zu riechen. Dieser Körpergeruch kommt durch den bakteriellen Befall zustande, denn normalerweise besteht der Schweiß nur aus überflüssigen Salzen, die der Körper ausscheidet, und Wasser, das der Körper nicht mehr braucht.

Solange die Schweißdrüsen gesund sind, kann es niemals zu einem bakteriellen Befall kommen. Werden aber z. B. hohe Schuhe mit Gummisohlen getragen, kann der Schweiß nicht richtig abfließen und auch nicht verdunsten. Das wiederum verursacht oft einen bakteriellen Befall, und daneben können sich auch Pilze auf den Fußsohlen oder zwischen den Zehen ausbreiten. Dann ist es am besten, den Körper mit einem Badezusatz zu baden, der eine desinfizierende Wirkung hat wie etwa ein Badezusatz mit Melaleucaöl.

Die Ursache für einen Pilz- und Bakterienbefall des Körpers liegen hauptsächlich in einer falschen Nahrungszusammensetzung. Wenn der Natriumanteil überwiegt, der Kaliumanteil zu gering und der Eiweißgehalt der Nahrung zu hoch ist, werden über die Haut Salze und Eiweißabfallprodukte ausgeschieden. Bei letzteren handelt es sich hauptsächlich um Fettsäuren, an denen sich leicht Bakterien ansiedeln.

Es darf nicht vergessen werden, daß die Haut neben den Nieren ein großartiges Ausscheidungsorgan für Eiweiß- und Fettbestandteile ist. So können auch Toxine und Giftstoffe, die über die Leber, Nieren und Lymphe nicht ausgeleitet werden können, über die Haut den Körper verlassen. Wenn die Leber- oder Nierenarbeit durch Toxine blockiert ist, übernimmt die Haut eine wichtige Ersatzausscheidungsfunktion.

Unangenehmen Körpergeruch haben etwas mehr Männer als Frauen, weil deren Ernährung nicht so gesundheitsbewußt wie die von Frauen ist. Frauen jedoch leiden unter schlechten körperlichen Ausdünstungen viel stärker als Männer. Sie fühlen sich nicht selten krank und geraten unter Leidensdruck.

ALLGEMEINE MASSNAHMEN

Schweißhemmende Mittel sollten vermieden werden, denn manchmal enthalten Sprays und schweißhemmende Stifte Aluminiumverbindungen, die für den Körper letztlich gefährlicher sind als eine übermäßige Schweißbildung. Andererseits wird durch schweißhemmende Mittel der Körper einer wichtigen Ausscheidungsfunktion beraubt.

EMPFEHLENSWERTE NAHRUNGSMITTEL

Fast jede Art von vegetarischer Rohkost ist vorteilhaft, denn diese Diät enthält kein überflüssiges Eiweiß, mit dem der Körper nicht fertig werden kann. Außerdem ist diese Ernährungsform fettarm. Es ergeben sich keine abnormen Fettabbauprodukte, deren Ausscheidung recht schwierig ist.

VERBOTENE NAHRUNGSMITTEL

Tierische Fettstoffe, auch Butter, Lebertran, tierische Eiweißprodukte, rotes Fleisch, industriell gefertigte Nahrungsmittel, Eier, Hühnchen, Putenfleisch. Chemisch veränderte pflanzliche Fettstoffe sind nachteilig, wie z. B. gehärtete Fette. Jede Art von Weißmehlprodukten sollte vermieden werden, also keine Semmeln, kein Brot aus Weizenmehl, keine Kuchen und Torten. Auch weißer Zucker, Industriezucker, ist abzulehnen. Wenn unbedingt etwas gesüßt werden soll, dann mit Honig oder natürlich süßen Pflanzensäften.
Auch alkoholische Getränke sollten vermieden werden, denn durch die darin enthaltenen Fuselöle wird ein vorhandener Körpergeruch noch verstärkt. Auch von Tabakwaren ist Abstand zu nehmen, denn zusammen mit einem unangenehmen Körpergeruch wirkt der Tabakgeruch zusätzlich abstoßend.

HYDROTHERAPIE (WASSERANWENDUNGEN)

Während einer warmen Dusche sollte die Haut mit einer Bürste aus Naturhaarborsten kräftig geschrubbt werden. Das beschleunigt die Ausscheidung von Abfallprodukten, die sich unter der Haut ablagern. Auch Bäder mit desinfizierenden Lösungen (Badezusatz mit Melaleucaöl) sind vorteilhaft, um Bakterien und Pilze von der Hautoberfläche zu entfernen. Bei einem täglichen zehnminütigen Bad mit diesem Badezusatz können Pilzbesiedelungen oder bakterielle Kolonien, die sich in den beschriebenen Körperregionen festgesetzt haben, beseitigt werden. Nach dem Baden sollte auf jeden Fall kalt geduscht werden, damit sich die Poren gut verschließen und einen neuerlichen Pilz- und Bakterienbefall abwehren können.

Auch Meersalzbäder mit Schwefel und Mineralstoffzusätzen sind vorteilhaft. Der Schwefelzusatz wirkt antibakteriell, die anderen Zusätze verhindern ein Auslaugen der Haut und fördern die Ausscheidung von Stoffwechselprodukten und Schlacken.

Falls zu Hause keine Badewanne vorhanden ist, ist der Körper mit einem Badezusatz, der Melaleucaöl enthält, einzumassieren. Anschließend unter kalter und warmer Dusche die Haut abspülen.

Nahrungsergänzungsstoffe

Zinkorotat sollte in der täglichen Menge von 3 × 30 mg eingenommen werden. Zink unterstützt nämlich die Hautfunktion und fördert die Ausscheidung über die Schweißdrüsen, ohne daß Rückstände bleiben, die schlechten Körpergeruch verursachen können.

Chlorophylltabletten, täglich 3 × 2 Stück, befreien auf natürliche Weise von zu starken Geruchsstoffen. Sie brauchen nicht eingenommen zu werden, wenn eine strikte vegetarische Rohkost eingehalten wird, da dann durch das Blattgrün genug Chlorophyll in den Körper gelangt.

Essentielle Fettsäuren sind in Tablettenform zu konsumieren. Sie unterstützen die Ausscheidungsfunktion der Schweißdrüsen. Die Dosierung beträgt 3 × 2 Kapseln täglich.

Lecithinsaft ist besonders wichtig für eine gute Funktion der Schweißdrüsen. Es genügen 3 × 2 Telöffel Granulat oder 3 × 1 EL Saft.

MENÜ

Frühstück

2 Tassen Kichererbsensprossen
100 g fein geraspelte Karotten
1 fein aufgeschnittene Zwiebel
20 Blätter Chinakohl
1 kleiner gewürfelter Apfel
1 Prise Meersalz
1 EL fein geschnittener Schnittlauch
1 Prise Muskatnuß
2 EL Olivenöl

Dazu folgendes Getränk:
2 Mandarinen
1 Zitrone -
1 Banane

in $^3/_4$ l Wasser drei Minuten mixen, dann schluckweise trinken.

Mittagessen

3 Pellkartoffeln
20 Löwenzahnblätter
100 g Feldsalat
20 entkernte Oliven
3 aufgeschnittene Baumtomaten (Tamarillen)
100 g Brunnenkresse
1 Prise Meersalz
1 Prise Pfeffer aus der Mühle

Zwischenmahlzeit

1 Sahnejoghurt

Abendessen

1 kleiner Rotkohl
2 Mandarinen
20 g geschälte Mandeln
1 EL Sonnenblumenöl
1 EL Aceto balsamico
1 kleingehackte Zwiebel
1 Prise Meersalz
1 Prise frisch gemahlenen schwarzen Pfeffer

Als Getränk:
3 geschälte Kiwi
1 Mandarine
1 Zitrone
30 Weintrauben
1 kleiner Apfel
in 1 l Wasser homogenisieren

Dieses wohlschmeckende Getränk wirkt im Körper entgiftend.

Bei dieser Diät sind bereits nach zwei Wochen die Schweißdrüsen von Bakterien gereinigt. Zugleich beseitigt die Kostumstellung üble Körperausdünstungen.

KREBS

Die Symptome und Beschwerden, die vom Krebs ausgelöst werden, hängen von der Lage des Tumors ab, ebenso von dem Entwicklungsstadium, in dem sich der Krebs befindet. Im Anfangsstadium ist jede Krebserkrankung symptomlos, daher sind Vorsorgeuntersuchungen besonders wichtig, um die Erkrankung rechtzeitig entdecken zu können. Je früher das Stadium ist, in dem der Krebs geortet wird, desto besser sind die Heilungsaussichten. Denn durch vermehrtes Wachstum werden lebenswichtige Organe unter Druck gesetzt, infiltriert und funktionsunfähig gemacht.

Der Körper sollte regelmäßig daraufhin untersucht werden, ob irgendwo Knötchen, Hautveränderungen, Verhärtungen, Veränderungen in der Hautfarbe oder andere verdächtige Symptome gefunden werden. Auch Gewichtsverlust, Müdigkeit, Schwäche, Sehstörungen, Blutdruckabfall, Appetitverlust, schlecht heilende Wunden oder Warzen, die sich vergrößern, hartnäckige, starke Kopfschmerzen, Schluckbeschwerden, ständiger Husten, Heiserkeit, außergewöhnliche Blutungen, stechende Bauchbeschwerden, Blut im Stuhl oder Urin, schneller Wechsel von Durchfall zu Verstopfung, Größenzunahme der Hoden, Veränderung der Brustform oder -größe, unregelmäßige Menstruationsblutungen, suspekte Ausscheidungen von den Brustwarzen, unerklärlicher Haarausfall, starke ungewohnte Schmerzen im Bauch oder Rücken, Beschwerden beim Atmen, Gleichgewichtsverlust, starker Blutdruckabfall können Symptome einer beginnenden Krebserkrankung sein.

Neben Herz-Kreislauferkrankungen ist ein bösartiges Tumorwachstum eine der Hauptursachen für einen vorzeitigen Tod. Aus morphologischer Sicht bedeutet Krebswachstum eine ungehinderte und uneingeschränkte Zunahme bösartiger Zellen, die sich ohne Rücksicht auf die Nachbarschaft und auf das Verdrängen lebenswichtiger Organe ausbreiten. Bösartige Tumoren treten meistens in großen, lebenswichtigen Organen auf, in den Brüsten, Lungen, im Verdauungstrakt, Haut, Bauchspeicheldrüse, in den Knochen und im Bindegewebe. Daneben gibt es noch Tumoren im Gehirn, die Glioblastome und Astrozytome. Befallen werden auch das Blut- und Lymphsystem. Bekanntetes Beispiel ist die Leukämie.

Die häufigste Therapie, die bei Tumoren angewandt wird, ist die chirurgische Entfernung der verdächtigen Knoten und Wucherungen mit anschließender Bestrahlungstherapie. Dann gibt es noch eine Reihe von zytostatisch wirkenden Medikamenten. Das sind Mittel, die das Zellwachstum blockieren, so daß sich der Krebs nicht mehr ausbreiten kann. Diese Mittel haben aber starke Nebenwirkungen auf gesunde Zellen. Es kommt bei der Therapie mit Zytostatika oder Chemotherapeutika oft zu Haarausfall, Schwäche, Müdigkeit, Blutbildschäden und Blutdruckabfall.

Krebs ist bei Tieren, die in der Wildnis im Einklang mit der Natur leben, kaum bekannt. Tumoren können als Antwort auf eine ernährungsmäßige Vergewaltigung des Körpers über Jahre und Jahrzehnte hinweg verstanden werden. Wenn Fette gegessen werden, die der Körper nicht verträgt, weil sie artfremd sind, oder tierische Eiweißprodukte konsumiert werden, die den Körper an die Grenze seiner Belastbarkeit bringen, oder wenn 40 Jahre hindurch täglich 40 Zigaretten geraucht werden, bedeutet dies, daß der Körper mit Krebs, in diesem Fall mit Lungenkrebs, antwortet. Krebs bildet sich durch einen Widerspruch zwischen dem, was der Mensch angeblich benötigt, und dem, was er wirklich braucht.

Nimmt jemand 30 Jahre hindurch täglich 150 g reinen Alkohol zu sich (das entspricht ungefähr einem Liter Wein oder einem Viertelliter Schnaps), entwickelt sich zwangsläufig eine Krebserkrankung der Zunge, der Speiseröhre, des Magens oder des Darms. Frauen, die viel empfindlicher auf Alkohol und Tabak reagieren, müssen schon bei geringeren Alkohol- oder Zigarettenmengen mit bösartigen Erkrankungen rechnen.

Die Krebserkrankungen befallen in 95 Prozent aller Fälle Menschen, die sich durch falsche Ernährung, falsche Trinkgewohnheiten, durch Streß, Rauchen und Tablettenmißbrauch geschwächt haben. Konsumiert jemand 20 Jahre hindurch Abführmittel, wird die Darmschleimhaut so gereizt, daß sie schließlich degeneriert und anfällig für die Krebserkrankung wird. Weil jedoch falsche Eßgewohnheiten, falsche Trinksitten und suchtartiges Rauchen psychische Krankheiten sind, an denen mit großem Widerstand festgehalten wird, treiben manche Menschen, zum Teil auch bewußt, dem Krebstod entgegen. Nicht wenige glauben, daß Krebs wie ein Damoklesschwert über jedem Lebewesen schwebt. Das ist jedoch ein großer Irrtum. Krebs ist immer das Endergebnis einer langen Leidensphase des Körpers.

Dieses Leiden des Körpers kann auch seelisch bedingt sein. So stirbt oft etwa ein bis zwei Jahre nach dem Tod des Lebenspartners auch der Alleingelassene. In vielen Fällen durch Krebs, seltener durch Herz- oder Gefäßerkrankungen. Empfindliche Untersuchungsmethoden können schon lange, bevor der Krebs ausbricht, Änderungen im Immunsystem (T-Zell-Defizit, Ansteigen der Blutkörpersenkung) nachweisen und auf die Anbahnung bösartiger Erkrankungen hindeuten.

Eine schlechte berufliche Situation oder jahrelange Eheprobleme können sich zusammen mit Bewegungsmangel, falschen Lebens- und Trinkgewohnheiten, Rauchen, Streß und negativen Gefühlen auf den Körper verheerend auswirken, so daß bösartige Erkrankungen die Folge sind.

Daneben gibt es noch eine Reihe andere Krebsursachen. So besteht eine Krebsgefahr, wenn der Schlafplatz in der Nähe von Hochspannungsfeldern oder nahe einem Kernkraftwerk und seiner Radioaktivität liegt. Als längs des Eisernen Vorhangs zahlreiche Atombomben gelagert waren, kamen an dieser Linie bösartige Blut- und Krebserkrankungen viermal häufiger als im Durchschnitt vor.

ALLGEMEINE MASSNAHMEN

Es sollten hauptsächlich Vollkornprodukte, Obst, Gemüse, Bohnen, Knollen, Nüsse und Meeresfrüchte gegessen werden. Besonders wichtig sind Lebensmittel, die eine spezifische Antikrebswirkung aufweisen wie Korallendorntee, Pfaffia, Leucea carthamoides, Dendrocalamus spinosus.

Auch regelmäßige gymnastische Übungen sind von größtem Nutzen, z. B. das Bewegungstraining nach Cooper oder ein Training am Fahrradergometer, wobei täglich dreimal 15 Minuten am Heimtrainer zu üben ist.

Regelmäßige Meditationsübungen nach Art des autogenen Trainings können Wunder wirken. Eine bewährte Übung ist folgende:

»Ich liege auf dem Rücken, die Hände sind warm, der ganze Körper ist entspannt, ich atme ruhig und gleichmäßig, das Herz schlägt ruhig und gleichmäßig. Ich spüre, wie der Atem den Körper erfüllt, ich spüre, wie der Atem den Körper verläßt. Dabei fühle ich mich wohl. In meiner Ruhe lösen sich meine Probleme wie von selbst. Diese angenehme Ruhe verteilt sich gleichmäßig im ganzen Körper, ich fühle mich wohl, ich fühle mich eins mit der Natur. Göttliche Ruhe und Gelassenheit durchströmt meinen Körper, ich fühle mein inneres Gleichgewicht, diese angenehme Ruhe begleitet mich durch den ganzen Tag.«

Die Konflikte des Lebens müssen auf sichere Weise gelöst werden, so daß keine krankmachende Energie davon ausgeht und den Körper in Mitleidenschaft zieht. Gefühle wie Haß, Neid, Unzufriedenheit, Jähzorn, Ungeduld, Aggressivität, Rachsucht, Eifersucht und andere negative Gefühle sollten die Seele und dadurch auch den Körper nicht belasten. Denn von negativen Gedanken geht eine krankmachende Energie aus, die den Körper zerstören kann.

Es muß ein Lebensziel sein, alles zu tun, um das Leben gesund, lebenswert zu erhalten. Förderlich ist eine Lebensbeschäftigung, die ganz dem jeweiligen Charakter mit seinen Bedürfnissen und Begabungen entspricht. Wenn jemand in einer unglücklichen Ehe oder in einem ungeliebten Beruf Jahrzehnte verbringt, ohne der Situation entkommen zu können, vervielfältigt sich das Risiko einer bösartigen Erkrankung beträchtlich.

Nach Ansicht der meisten Naturheiler sollte bei Krebsgefahr oder in Frühstadien von bösartigen Erkrankungen darauf geachtet werden, möglichst viel Sauerstoff zu inhalieren und die Luft von verkehrsreichen Straßen zu vermeiden. Auch Tiefgaragen sollten nicht aufgesucht werden.

Lebensmittel sind kaum oder gar nicht zu kochen, um die Vitalstoffe, die für die Gesundheit unbedingt notwendig sind, nicht zu zerstören. Durch den Kochvorgang werden nämlich wertvolle Spurenelemente nicht mehr resorbierbar gemacht. Die Wertigkeit des Eisens z. B. wird von drei- auf zweiwertig verändert. Der Körper kann das Eisenion nicht mehr aufnehmen, da es die Darmpassage nicht mehr überwindet. Außerdem werden wasserlösliche Vitamine durch Kochen zu 80 Prozent vernichtet. Fettlösliche Vitamine verlieren bis zu 40 Prozent ihrer Wirksamkeit.

EMPFEHLENSWERTE NAHRUNGSMITTEL

Die Nahrung sollte kaum Fleisch, ganz wenig Fisch und kaum tierisches Fett oder tierisches Eiweiß enthalten. Als reiner »Pflanzenfresser« ist der Mensch auf tierisches Eiweiß gar nicht angewiesen – im Gegenteil –, tierische Eiweißprodukte machen den Menschen träge, krank und schwach. Pflanzliche Eiweißprodukte enthalten zehn bis 15 Prozent vom Körper gut resorbierbares Eiweiß. Dazu gehören Sojabohnen und Sojabohnenprodukte, andere Hülsenfrüchte, Hafer, Gerste und Roggen, Kartoffeln, Nüsse.

Besonders geeignet sind Nahrungsmittel, die reich an Antioxidantien sind und direkt gegen den Krebs wirken. Wichtig sind z. B. Meeresalgen wie Meeresspaghetti, Meeressalat, Kombu, Kombu royale, Nori, Spirulina und Chlorella. Auch Blutwurzel, Gewürznelken, Echinacea, Löwenzahnwurzel, Bocksdornrinde, Klettenwurzel, Yobawurzel, Süßholzwurzel, Inkatee, Lavelozrinde und Korallendorntee (Una de gato) weisen eine Antitumorwirkung auf. Bei der Gefahr von Krebserkrankungen sind besonders chlorophyllreiche, dunkle Blattgemüse vorzuziehen.

Hülsenfrüchte sind gegen Krebsarten der Urogenitalregion anzuraten. Ebenso Luzernensprossen, Gersten-, Hafer-, Sonnenblumensprossen. Blau-grüne Algen haben eine ausgezeichnete Anti-Tumorwirkung gegen Brustkrebs und Krebsarten der Eingeweide und des Verdauungstrakts. Flachssamen haben eine Antitumor-, Antiöstrogen- und eine Antioxidantienwirkung. Reishe- und Shiitake-Pilze stärken das Immunsystem und fördern das Wachstum der natürlichen Killerzellen sowie der T-Zellen und der Lymphozytenpopulationen, die für eine bessere Krebsabwehr wichtig sind.

Zwiebel und Bärlauch sowie Knoblauch kräftigen das Immunsystem und können Toxine, die auf lange Sicht krebserregend sind, beseitigen.

Besonders Kreuzblütler wie Kohl, Kohlrabi oder Brokkoli haben eine spezifische Antikrebswirkung und unterstützen das Immunsystem, so daß Krebszellen sich nicht mehr weiter vermehren, vom Immunsystem erkannt und vernichtet werden können. Bei Krebs wirkt sich auch der Verzehr von Winter-, Brunnen- und Kapuzinerkresse, Wermut, Basilikum, Majoran, Dill, Zitronengras, Weizengras, Pimpernelle, Rosmarin und Meerrettich günstig aus.

Von den Fischsorten hat Haifischfleisch, wenn es fast roh oder nur ganz kurz angebraten verzehrt wird, eine starke krebshemmende Wirkung. Diese Meerestiere erkranken nie an Krebs, da in ihren Körpern genügend Enzyme vorhanden sind, die sich gegen Tumoren richten.

VERBOTENE NAHRUNGSMITTEL

Rotes Fleisch, tierische Fette, Milchprodukte, Geflügel, Eier, chemisch veränderte Nahrungsmittel, Weißmehl, Industriezuckerprodukte sollten ebensowenig konsumiert werden wie Alkohol in jeder Form, koffeinhaltige Getränke wie Kaffee, Tee, Cola, Schokolade, Kakao.

Gehärtete tierische und pflanzliche Fette wie Margarine bilden beim Braten und Grillen zahlreiche karzinogene Stoffe, die für den Körper katastrophale Formen annehmen können. Fette, die auf über 200 °C erhitzt werden, verändern ihre chemische Zusammensetzung und entwickeln massenhaft karzinogene Stoffe. Diese stören das Allgemeinbefinden, schwächen das Immunsystem und begünstigen eine Krebserkrankung.

Strikt zu vermeiden sind zu stark gewürzte und gesalzene Speisen wie Gepökeltes, Geselchtes und durch Salz Konserviertes.

PFLANZENHEILMITTEL

Folgender Tee ist vorteilhaft:

30 g Lapachorinde
20 g Brennnesselsamenpulver
30 g Kalmus
40 g Römische Kamille
50 g Ingwerpulver

Von dieser Teemischung einen Teelöffel pro 250 ml Wasser verwenden. Die Mischung zehn Minuten kochen und eine halbe Stunde lang ziehen lassen.

BEWEGUNGSTHERAPIE

Jeden Tag sollten eine halbe Stunde lang körperliche Übungen absolviert werden, die jede Muskelgruppe des Körpers trainieren. Dabei sollte es aber nicht zu einer totalen Überanstrengung und Erschöpfung kommen. Waldspaziergänge sind allein schon wegen der sauerstoffreichen Luft zu begrüßen.

Schwimmen in Seen oder Meeren ist ebenfalls vorteilhaft und besser zu bewerten als das Benutzen eines Hallenbades, in dem die Luftfeuchtigkeit zu hoch und die chemischen Wasserdesinfektionsmittel stark konzentriert sind. So liegt dort der Gehalt an gebundenem und freiem Chlor beträchtlich über der Verträglichkeitsgrenze. Das Halogen Chlor steht im Verdacht, selbst krebserzeugend zu sein.

Falls es nicht möglich ist, Waldläufe zu machen oder in einem natürlichen Gewässer zu schwimmen, können zu Hause gymnastische Streck- und Dehnübungen durchgeführt werden, wie z. B. Yogagymnastik, Entspannungsübungen (siehe Seite 202), Fahrradergometertraining und Laufen auf dem Laufband, Rudern an einem Rudergerät, bei dem die Belastung individuell eingestellt werden kann.

NAHRUNGSERGÄNZUNGSSTOFFE

Zinkorotat, 2 × 20 mg pro Tag
Vitamin-B-Komplex, 2 × 25 mg pro Tag
Pantothensäure, 2 ×1 00 mg pro Tag
Selen, täglich 3 × 1 µg
Germanium, 2 × 0,5 µg proTag
Folsäure, 2 × 50 µg täglich
Vitamin E, 2 × 100 mg pro Tag
Vitamin C, 3 × 250 mg pro Tag

Vitamin A, 2 × 2500 Internationale Einheiten am Tag
Magnesium, 2 × 50 mg pro Tag
Chrom, 2 × 2 µg pro Tag

MENÜ ZUR KREBSVORBEUGUNG
UND GEGEN ÜBERGEWICHT

Frühstück

1 geschälte rote Bete
1 Apfel
1 Karotte
1 Zitrone
in 1 l Wasser homogenisieren

Dieses Getränk versorgt den Körper mit Bioflavonoiden, die er unbedingt braucht, um die Krebskrankheit schnell zu überwinden.

Zusätzlich folgender Saft:
150 g Luzernensprossen
100 g Brunnenkresse
2 zerdrückte Knoblauchzehen
1 Prise Meersalz
1 Prise schwarzer Pfeffer
1 EL kaltgepreßtes Olivenöl

Mittagessen

Das gleiche Getränk wie morgens, dazu

3 Pellkartoffeln
Joghurtdressing mit
1 EL Zitronensaft
30 entkernte schwarze Oliven
3 Röschen Brokkoli
250 g Feldsalat
1 TL Aceto balsamico
1 EL kaltgepreßtes Kürbiskernöl

Als Nachtisch:
2 Bananen
1 Passionsfrucht
1 Granatapfel
3 frische Feigen

Abendessen

250 g Löwenzahnblätter
100 g Brunnenkresse
1 geraspelte rote Bete
10 schwarze Oliven
10 Walnußkerne
5 Mandeln
$1/4$ l frisch gemixte rote Bete-, Apfel-, Bananen-, Karottensaft

Spätmahlzeit

$3/4$ l Mineralwasser

Nach einer Woche dieser Diät kommen noch dreimal täglich zwei Teelöffel Schindele-Steinmehl-Pulver dazu. Die Dosis in Wasser auflösen. Die Entzündungszeichen im Körper verbessern sich bereits nach sechs Wochen, die Blutsenkung normalisiert sich beträchtlich.

MASTOPATHIE (KNOTIGE VERÄNDERUNGEN DER BRUSTDRÜSE)

Die häufigsten gutartigen Neubildungen des Brustdrüsengewebes sind Fibroadenome. Es handelt sich dabei um eine Geschwulst, die vom Bindegewebe ausgeht. Man spricht auch von mesenchymalen Tumoren. Bei diesen Tumoren überwiegen die Bindegewebsfasern, die wucherartig ausgebreitet sind. Meistens tritt die Erkrankung einseitig auf, mitunter ist nur ein einzelner Knoten vorhanden.

Das Durchschnittsalter der Frauen, die davon befallen sind, liegt bei 35 Jahren. Diese Tumoren wachsen langsam und erreichen Kirschkern- bis Zwetschkenkerngröße. Beim Abtasten sind diese Schwellungen derb, kugelrund, beweglich, leicht verschiebbar und gut von der Umgebung abzugrenzen. Manchmal wird die Haut über dem Fibroadenomknoten etwas vorgewölbt. Durch eine Mammographie, eventuell auch durch eine Ultraschallaufnahme läßt sich diese Erkrankung leicht feststellen. Mit Hilfe einer Punktion kann eine Zystenbildung ausgeschlossen werden.

Vom Gewebeaufbau her sind diese Schwellungen des Brustdrüsengewebes meistens Fibrome, Fettgewebsablagerungen, knorpelartige Neubildungen (Chondrome), und vereinzelt wird das Gewebe auch als Myxom beschrieben. Das Risiko, daß aus diesen Tumoren bösartige Brustkrebsarten entstehen, ist eher gering. Zur Sicherheit kann eine histologische Abklärung erfolgen, um jeden Zweifel auszuschließen.

Fast immer treten diese Tumoren infolge einer endokrinen Dysfunktion auf. Darunter versteht man eine Störung des körpereigenen Hormonhaushaltes. Wenn die Östrogenwirkung stark überwiegt, kommt es meistens zu diesen fibrozystischen Veränderungen. Zyklusstörungen sind in der Regel die Folge. Von diesen Fibrombildungen innerhalb des Brustdrüsengewebes sind in erster Linie nicht verheiratete und kinderlose Frauen betroffen. Hin und wieder treten bei einer Fibrombildung starke Schmerzen und eine Empfindlichkeit der Brustdrüsen auf.

Bei diagnostischen Unsicherheiten, ob es sich um ein Fibrom oder ein beginnendes Brustkarzinom handelt, ist die Feinnadelbiopsie von größtem diagnostischem Wert. Bei einer familiären Karzinombelastung sollten immer histologische Untersuchungen durchgeführt werden, um einen Krebs mit Sicherheit ausschließen zu können.

Die Bildung von Fibromen in der Brust ist abhängig von den Ernährungsgewohnheiten in den westlichen Industrienationen, wo zuviel tierische Fette und Eiweißprodukte verzehrt werden. Auch gehärtete pflanzliche Fette wirken sich auf das Brustdrüsengewebe schlecht aus. Es sollte daran gedacht werden, daß mit dem tierischen Eiweiß auch tierische östrogenhaltige Substanzen und synthetische Hormone vom Tier auf den Menschen übertragen werden. Das kann verheerende Auswirkungen auf das Brustdrüsengewebe haben. In Staaten wie Japan, Korea, Indonesien und Vietnam sind weder Brustkrebserkrankungen noch Fibrome häufig anzutreffen. In den Ländern mit einem hohen Verzehr von tierischem Eiweiß liegen die Brustkrebsraten und die Erkrankungszahlen für Fibrome dagegen zehnmal höher als in den asiatischen Staaten. In Süditalien, wo anstelle von Schweinefleisch, Milchprodukten und Rindfleisch Meeresfrüchte, Fische und Olivenöl auf dem Speiseplan stehen, liegen die Brustkrebsraten und die Erkrankungshäufigkeit für Brustfibrome 40 Prozent unter dem nord- und mitteleuropäischen Durchschnitt.

ALLGEMEINE MASSNAHMEN

Bei der Neigung zu Brustdrüsenerkrankungen sollte der Cholesterinspiegel in einem idealen Bereich liegen. Ideal sind Werte zwischen 120 und 150 mg/dl. Alle Nahrungsmittel, die Fett, gesättigte Fettsäuren und Cholesterin enthalten, sollten vom Speiseplan gestrichen werden. Der Faseranteil der Nahrung ist auf 40 bis 50 g pro Tag zu erhöhen, dann kann überflüssiges Östrogen gebunden und ausgeschieden werden.

Für bestimmte Fibrome der weiblichen Brust sind auch Antibabypillen verantwortlich, denn sie bringen das empfindliche Gleichgewicht zwischen Östrogen und Gestagen durcheinander. In regelmäßigen Abständen sollten die Hormonwerte bestimmt werden. Anstelle einer Östrogenzufuhr zur Vermeidung von Osteoporose sind eher DHEA-Kapseln zu verabreichen, denn durch diese Hormonvorstufe kann sich der Körper selbst seine Hormone bilden, ohne daß ein hormonelles Mißverhältnis entsteht.

EMPFEHLENSWERTE NAHRUNGSMITTEL

An erster Stelle stehen Vollkornprodukte, z. B. Pumpernickel, Grahambrot, Haferbrei, Gerstenbrei, Gerstebrot, Dinkelbrot. An zweiter Stelle: frisches Obst und Gemüse, denn pflanzliches Eiweiß ist dem tierischen vorzuziehen. Besonders eiweißreich sind Hülsenfrüchte, darunter Adzukibohnen, Sojabohnenprodukte wie Tofu und Tempeh.

Meeresalgenprodukte sind infolge ihres Jodreichtums sehr zu empfehlen. Sie gleichen jeden Mangel an Spurenelementen aus. Günstig wirkt sich die Einnahme von Meeressalat, Kombu, Kombu royale, Meeresspaghetti und Meereslaub aus. Auch die Mikroalgen wie Chlorella oder Spirulina sind hilfreich.

VERBOTENE NAHRUNGSMITTEL

Alle Fleischprodukte sind verboten; besonders ungünstig wirkt sich rotes Fleisch aus. Milchprodukte haben bei einer Fibrombehandlung keinen Stellenwert. Eier scheiden wegen ihres Cholesterinreichtums aus. Die cholesterinreiche Haut und das Unterhautgewebe von Geflügel wirkt sich negativ aus. Gekochte, gebratene, gegrillte und fritierte Nahrungsmittel sind zugunsten einer pflanzlichen Kost in den Hintergrund zu stellen. Auch methyloxanthinhaltige Nahrungsmittel, wie z. B. alle koffeinhaltigen Getränke sind zu streichen, darunter vor allem Kaffee, Cola, Schokolade, Kakao und Matetee. Von allen diesen anregenden Mitteln ist höchstens Guarana erlaubt, da es frei von schädlichen Röstprodukten ist.

PFLANZENHEILMITTEL

Karottensaft, der eventuell mit einer Spur Ingwer und frisch gepreßtem Apfelsaft gemischt wird, ist besonders günstig, um überschüssiges Östrogen ausscheiden zu helfen und den Hormonspiegel ins Gleichgewicht zu bringen.
Bei einer fortgeschrittenen Fibrombildung sind Löwenzahnblätter als Salat ein gutes Mittel, um eine Rückbildung zu erreichen.

Folgende Teesorte ist besonders günstig:

30 g Uncaria tomentosa
40 g Dapuia hetaphyllon
30 g Calamus
40 g Ingwerwurzel

Von diesem Pulver eine Messerspitze für $^1/_4$ l Wasser, auf kleiner Flamme eine halbe Stunde kochen, dann 30 Minuten ziehen lassen, abseihen und mit Honig gesüßt eine Tasse vor den Mahlzeiten trinken.

Dieser Tee wird durch folgende Pflanzenextrakte unterstützt:

Malonggay, 3 × 300 mg täglich vor den Mahlzeiten
Uncaria tomentosa, 3 × 400 mg täglich zu den Mahlzeiten
Lavelozkapseln, 3 × 250 mg täglich nach den Mahlzeiten

Erwähnenswert ist noch, daß bei einer Fibrombildung jeder Alkoholgenuß verboten ist, auch Nikotinmißbrauch wirkt sich auf ein gestörtes Hormongleichgewicht schädlich aus. Es wurde nämlich beobachtet, daß neben einem Fibrom sich bei Raucherinnen in kurzer Zeit auch ein Karzinom ausbilden kann. Ein Karzinom entsteht nur dann, wenn der Körper durch einen falschen Lebensstil, durch schlechte Eß- und Trinkgewohnheiten und durch krankhaftes Suchtverhalten in seinem Immunsystem geschwächt ist.

NAHRUNGSERGÄNZUNGSSTOFFE

Beta-Carotin, 3 × 25 mg pro Tag
Thiamin, 3 × 1 mg pro Tag
Riboflavin, 3 × 3 mg pro Tag
Vitamin B_6, 3 × 4 mg pro Tag
Vitamin B_{12}, 3 × 1 µg proTag
Niacin, 3 × 10 mg pro Tag
Vitamin C (aus Acerolakirschen), 3 × 250 mg pro Tag
Vitamin E (Alphatocopherol), 3 × 300 mg pro Tag
Magnesiumorotat, 3 × 100 mg pro Tag
Selen, 3 × 10 µg proTag
Zinkorotat, 3 × 10 mg pro Tag
Germanium, 3 × 1 µg proTag

BEWEGUNGSTHERAPIE

Günstig ist es, jeden Tag eine halbe Stunde zu schwimmen, denn dadurch wird jeder Muskel des Körpers in gleichmäßige, rhythmische Bewegung versetzt.
Auch ein Training auf dem Standfahrrad ist zu begrüßen. Es sollten mindestens dreimal fünf Minuten bei 80 Watt trainiert werden.

MENÜ

Frühstück

1 rote Bete (30 g)
1 Apfel
1 Banane
1 Karotte
in 1 l Wasser homogenisieren

Diese Mischung ist wohlschmeckend und gleichzeitig geeignet, freie Radikale, die die Ursache für eine fibromartige Erkrankung sind, zu beseitigen.

Dazu:
1 Teller Haferflocken mit Sojamilch angerührt
30 Rosinen

Mittagessen

Das gleiche Getränk wie morgens, dazu:

5 Pellkartoffeln
20 Oliven
300 g Feldsalat
20 Löwenzahnblätter

Als Dressing:
2 EL Kürbiskernöl
3 TL Zitronensaft
1 Prise Meersalz, etwas Basilikum, Koriander und Anis

Abendessen

1 Apfel
1 Stück rote Bete (ca. 50 g)
3 Datteln
in 750 ml Wasser gemixt

Dazu:
1 Teller Brunnenkresse, Luzernensprossen,
Sojakeimlinge mit Essig und Olivenöl angemacht

Spätmahlzeit

1 Honigmelone

Im Verlauf von vier bis fünf Monaten ist keine Verhärtung mehr in der Brust nachweisbar.

MIGRÄNE

Kopfschmerzen und Migräne sind häufige Leiden. Manchmal ist der Übergang vom Kopfschmerz zur Migräne, den halbseitigen Kopfschmerzen, fließend. Bei Migräne können die Kopfschmerzen jedoch nicht immer lokalisiert werden. Sie beginnen zwar oft nur einseitig, breiten sich anschließend aber frontal oder okzipital aus. In solchen Fällen tut dann der ganze Kopf weh. Bei Kopfschmerzen muß immer nachgefragt werden, zu welcher Tageszeit sie auftreten, wie rasch sie zunehmen und ob sie einen Anfallscharakter haben.

Die Lokalisation der Kopfschmerzen ist wichtig, denn manche Schmerzen setzen sich immer wieder an derselben Stelle fest, entweder im Stirnbereich oder im Hinterkopf. Auch die Dauer der Kopfschmerzen ist wichtig. Manchmal treten die Kopfschmerzen periodenweise auf.

Zu den Begleiterscheinungen während eines Migräneanfalls zählen Empfindungsstörungen in den Händen und Augenbeschwerden, z. B. Sehstörungen, Doppeltsehen, Verschwommensehen oder Augenzittern. Bisweilen kommt es zu einer Gesichtsrötung, zum Augentränen, das auch nur halbseitig sein kann. Bei einigen Kranken läßt sich die Migräne am Gesicht ablesen, beispielsweise an einer senkrechten Falte zwischen den Augenbrauen, an auffallender Blässe, kaltem Schweiß auf der Stirn. Weitere Symptome sind Erbrechen oder vermehrtes Wasserlassen.

Überprüft werden muß, ob neurologische Ausfälle vorkommen. Es ist wichtig, festzustellen, ob die Kopfschmerzen mit Müdigkeit, Kreislaufbeschwerden, Herzklopfen und Schwindelgefühl verbunden sind. Nicht selten werden Kopfschmerzen durch Nierenleiden, Epilepsie, private oder berufliche Überbelastung und Konfliktsituationen ausgelöst.

Besonders häufig werden starke Raucher oder Alkoholiker und Tablettenabhängige von Kopfschmerzen heimgesucht. Wenn jemand jahrelang Schmerzmittel gegen Kopfschmerzen einnimmt, können sich diese nach einer bestimmten Zeit von selbst auslösen. Gleichzeitig führt eine längere Schmerzmitteleinnahme zu Nierenbeschwerden, die dann ihrerseits Kopfschmerzen produzieren. Migräneartige Kopfschmerzen können sich nach einem Schlaganfall zeigen oder bei einer Gehirnblutung. Hirntumoren oder ein Hirnabszeß rufen häufig starke Kopfschmerzen hervor.

Eine andere Form der Kopfschmerzen tritt auf, wenn das Gehirnwasser nicht richtig abfließen kann, und der Gehirndruck ständig zunimmt. In vielen Fällen bewirken Veränderungen der Wirbelsäule Kopfschmerzen. So sind migräneartige Hinterkopfschmerzen die Folge einer degenerierten Halswirbelsäule. Spannungskopfschmerzen, die auch migräneartig sein können, treten bei hohem Blutdruck auf, als Reaktion auf bestimmte Medikamente oder auch aufgrund vereiterter Zahnwurzeln.

Die Migräne in ihrer halbseitigen Form ist sehr häufig. Etwa 25 bis 30 Prozent aller Frauen in Europa leiden daran. Bei den Männern liegt der Prozentsatz bei 15 bis 18. In den meisten Fällen ist die Migräne familiär weitergegeben worden, das heißt, Eltern oder Großeltern haben ebenfalls unter den gleichen typischen Kopfschmerzen gelitten. Wie stark der Geschlechtsunterschied wirklich ist, bleibt unbekannt, denn Frauen suchen bei Migräne häufiger als Männer einen Arzt auf. Die meisten Männer, die unter Migräne leiden, lassen sich nicht untersuchen. Sie glauben, daß das nicht zum Bild eines starken Mannes paßt.

Die klassische Migräne ist durch Kopfschmerzen charakterisiert, die nur bei der Hälfte aller Fälle halbseitig sind. Der typische Migränekopfschmerz beginnt in der Stirnregion und breitet sich dann über den ganzen Kopf aus. Der Schmerz ist klopfend, tiefsitzend, pochend, stechend und wird durch äußere Reize wie Gespräche, Licht oder Lärm noch verstärkt. Der ganze Kopfbereich ist in vielen Fällen druckempfindlich.

Innerhalb von zwei bis drei Stunden erreicht der Schmerz seinen Höhepunkt. Die Hälfte aller Kranken wird dann von Übelkeit, Erbrechen, Schwindel, Schweißausbrüchen und kaltem Schweiß auf der Stirn befallen. Weitere Beschwerden sind Bauchkrämpfe und Durchfälle. Das Herz rast, der Mund ist trocken, die Urinmenge nimmt ab, um nach dem Anfall wieder zuzunehmen. Ein solcher Anfall dauert in der Regel drei bis vier Stunden, die Häufigkeit liegt bei zwei- bis dreimal im Jahr bis zu einmal täglich. Bei Frauen löst vielfach die Menstruation einen Anfall aus. Das passiert ebenso nach einer längere Entspannungsphase oder Bettruhe, bei Wetterwechsel, beruflichem Streß, Temperaturstürzen und Überforderungen.

Manchmal wirkt bei Frauen die Pille kopfschmerzlindernd, in anderen Fällen kopfschmerzauslösend. Bestimmte Käse- oder Weinsorten können ebenfalls einen migräneartiger Kopfschmerz hervorrufen.

Es kann der Eindruck entstehen, es handle sich bei Migräne um eine gutartige und leicht verlaufende Epilepsie. Zum Unterschied zu dieser ist jedoch bei der Migräne das Bewußtsein nie vollkommen gestört. Nur bei zehn Prozent aller Migränefälle sind neurologische Ausfallserscheinungen festzustellen. Derartige Ausfälle treten auf, wenn es bei der Migräne zu Gefäßverengungen kommt. Die Gehirndurchblutung ist dann auf einer Seite vermindert. Am häufigsten sind die Augen betroffen.

Bei jeder Form von migräneartigen Kopfschmerzen sollte ein Test durchgeführt werden, ob neurologische Ausfälle vorhanden sind. Denn nur dadurch besteht die Möglichkeit, Gehirnblutungen, Schlaganfälle und Gehirntumoren rechtzeitig erkennen zu können.

ALLGEMEINE MASSNAHMEN

Es sollte ein Allergietest durchgeführt werden. Dabei sind vor allem die Immunglobuline zu bestimmen. So kann herausgefunden werden, wodurch die Migräne eigentlich ausgelöst wird.

Bei Migräne müssen schwer verdauliche Nahrungsmittel weggelassen werden. Es ist darauf zu achten, daß sich keine Verstopfung bildet, sonst gelangen giftige Stoffe vom Darm in den Blutkreislauf und lösen die Migräne aus. Im Fall einer Verstopfung sind biologische Abführtropfen empfehlenswert. Davon sind abends 20 Tropfen einzunehmen.

PFLANZENHEILMITTEL

Tee gegen Verstopfung:

20 g Sennesblätter
30 g Kamille
30 g Faulbaumrinde
30 g Aloe-vera-Blätter
20 g Birkenblätter

Diesen Tee kurz aufkochen, 20 Minuten ziehen lassen und mit Honig gesüßt drei Tassen pro Tag trinken.

Tee gegen Migräne:

30 g Birkenblätter
40 g Kamille
40 g Schachtelhalm
30 g Frauenmantel

Wenn beim kurzen Kochen die ersten Blasen aufsteigen, die Teekanne vom Herd nehmen und den Tee 20 Minuten ziehen lassen. Drei- bis viermal am Tag mit Honig gesüßt vor den Mahlzeiten konsumieren.

Eine andere Teemischung:

30 g Fenchel
40 g Pfefferminz
20 g Rosmarin
30 g Kalmus
20 g Brennesselblätter

Diese Teemischung läßt man kurz aufkochen und 20 Minuten ziehen.
Vor den Mahlzeiten einnehmen.

Kräutertee gegen Kopfschmerzen:

30 g Kamille
20 g Birkenblätter
30 g Brennesselblätter
20 g Frauenmantel
40 g Johanniskraut

Von dieser Teemischung eine Messerspitze auf eine Tasse. Die Mi-
schung ganz kurz aufkochen, 20 Minuten ziehen lassen und über den
Tag verteilt drei bis vier Tassen vor den Mahlzeiten trinken. Um den
Geschmack zu verbessern, kann mit Waldhonig gesüßt werden.

EMPFEHLENSWERTE NAHRUNGSMITTEL

Brauner oder schwarzer Reis mit dazugeschnittenen Karotten, Zwiebelringen und einem Eßlöffel Misusoße sind ebenso zu empfehlen wie
Misusuppe mit Kartoffeln und Gerstenkörnern. Auch diese Suppe ist
gut zur Entgiftung des Körpers. Überflüssiges Wasser wird ausgeschieden und die Migränehäufigkeit verringert.

Gerstensuppe mit Brokkoli und Sprossenkohl führt dem Körper Mineralstoffe zu. Das verringert die Anfallshäufigkeit.

Schwarze Sesamsamen sollten zusammen mit Kichererbsenkeimlingen und Brunnenkresse gegessen werden. Als Dressing dienen drei kleingehackte Knoblauchzehen mit einem Eßlöffel Distelöl.

Chinakeimlinge sind ebenfalls günstig, um Migräneattacken zu verhindern. Diese Keimlinge schmecken am besten zusammen mit 20 bis 30 Löwenzahnblättern und 100 g Feldsalat.

Sojabohnen und Sojabohnenprodukte sind sehr nützlich, so z. B. Tofu und Tempeh. Dunkle grüne Salatblätter wirken vorbeugend. Vom dunkelgrünen Blattgemüse ist am besten Portulak. Auch Sauerklee kann verwendet werden, um heftige Migränekopfschmerzen zu verhindern. Endiviensalat, Radicchiosalat oder Kobaspinat sind erfolgversprechend. Die Kapuzinerkresse vermindert die Häufigkeit von Migräneattacken.

Folgender Saft ist hilfreich:

3 Karotten
2 Äpfel
$1/_2$ cm Ingwer
$3/_4$ l Wasser

Die Zutaten zwei bis drei Minuten mixen. Davon dreimal täglich eine große Tasse einnehmen. Die ideale Trinkmenge liegt bei $3/_4$ bis 1 Liter. Der Karottensaft entgiftet die Leber. Die Giftstoffe, die sich im Darm bilden, werden durch den Pektingehalt der Äpfel gebunden und ausgeschieden.

VERBOTENE NAHRUNGSMITTEL

Tierische Fette und Eiweißprodukte, gebackene, gebratene und fritierte Lebensmittel, koffeinhaltige Getränke, wie z. B. Kakao und russischer Tee sollten vom Speiseplan gestrichen werden. Jede Form von Alkohol und Tabak ist streng verboten.

HOMÖOPATHISCHE MITTEL

Aconitum napellus. Diese Tinktur ist in der Dosierung D6, täglich 3 × 10 Tropfen, am besten verträglich. Besonders gut wirkt Aconitum, wenn die Kopfschmerzen im Stirnbereich auftreten und sich die Schmerzen wie ein eisernes Band um den Kopf legen.

Arnica montana D6 ist anzuraten, wenn der Kopfschmerz im ganzen Kopf verspürt wird und dieser zu zerspringen droht.

Belladonna D6, 3 × 10 Tropfen täglich, helfen bei anfallsartigen Kopfschmerzen, die mit Übelkeit, Brechreiz und mit einem geröteten Gesicht verbunden sind.

Bryonia D4, 3 × 10 Tropfen täglich, sollte dann angewendet werden, wenn die Kopfschmerzattacken akut auftreten, bis zu den Augen ausstrahlen und durch Bewegungen, Licht oder Lärm verstärkt werden.

Gelsemium D6 hilft gegen Kopfschmerzen, die im Nacken beginnen und über den Hinterkopf aufsteigen. Das gilt auch für Migräne mit Sehstörungen und Augendruck. Die Dosierung beträgt 3 × 10 Tropfen pro Tag.

Iris versicolor D4 in der Dosierung 3 × 15 Tropfen täglich besänftigt Migräneattacken mit halbseitigem Kopfschmerz, Übelkeit, Erbrechen und Schwindelgefühl.

Nux vomica D4, 3 × 15 Tropfen täglich, wirkt gegen Kopfschmerzen mit Schwindelgefühl, Schwäche, Sehstörungen und Blutdruckabfall.

Saguinaria canadensis, D3, 3 × 5 Tropfen täglich, ist dann einzusetzen, wenn die Kopfschmerzen am frühen Morgen beginnen und im Laufe des Tages immer stärker werden. Sanguinaria hilft auch gegen migränebedingtes starkes Erbrechen bis zum Galleerbrechen.

HYDROTHERAPIE (WASSERANWENDUNGEN)

Kalte Kompressen mit Eiswürfeln sollten auf die Stirn gelegt werden, bis die heftigsten Migräneattacken vorbei sind. In manchen Fällen kann auch ein Fußbad helfen, in dem sich mehrere Eiswürfel befinden. Durch die Kühlung der Füße läßt sich die Blutzirkulation im Kopfbereich normalisieren.

Jeden Tag sollte der Körper mit Wechselbädern abgehärtet und somit die Blutzirkulation verbessert werden.

BEWEGUNGSTHERAPIE

Auf dem Heimfahrrad dreimal täglich fünf Minuten trainieren, wobei die Leistung schrittweise von 50 auf 90 und mehr Watt zu steigern ist. Dabei darf sich der Kranke nicht überfordern. Während der Kopfschmerzattacken sollte unbedingt körperliche Ruhe eingehalten werden.

Anstelle der Übungen am Heimtrainer kann täglich ein Spaziergang von mindestens einer Stunde durchgeführt werden. Auch Tanzen, Fußball- und Handballspielen oder leichte Geländeläufe in sauerstoffreicher Luft sind anzuraten.

Durch ein geeignetes Training kann verhindert werden, daß zu starke Gefäßkrämpfe im Gehirnbereich auftreten. Ebenfalls kann abwechselnd Schwimmen und Sonnenbaden für den Körper wohltätig sein.

Psychotherapeutische Hilfe

Die progressive Muskelentspannung nach Jakobson ist gut geeignet, um die Herrschaft über den Körper zu erlangen und Kopfschmerzen gar nicht erst aufkommen zu lassen. Es sollte durch Streßabbau gelingen, krankmachende Umwelteinflüsse abzublocken, so daß keine Störfaktoren Gefäßspasmen im Kopfbereich auslösen. Bei genauer Selbstbeobachtung kann herausgefunden werden, was eigentlich zu Kopfschmerzen führt. So lernt man, Situationen, die gefährlich sind, auszuweichen, um Schmerzattacken zu entkommen.

Eine Übung, die so ähnlich aufgebaut ist wie das autogene Training der Oberstufe, ist folgende:

»Ich bin vollkommen ruhig, angenehme Ruhe ist in meinem Körper. Ich bemerke, wie die Atmung ein und aus geht, ich atme ruhig und gleichmäßig, und der Körper ist angenehm warm. Diese angenehme Wärme spüre ich im ganzen Körper. Durch diese angenehme Wärme wird der Körper gut durchblutet. Ich spüre, wie der Blutstrom den ganzen Körper angenehm erwärmt. Dadurch spüre ich angenehme Ruhe. Diese angenehme Ruhe bleibt in meinem Körper, nichts und niemand kann meine angenehme Ruhe stören. Dadurch fühle ich mich frei, frei von Kopfschmerzen, frei von jeder Belastung. Ich atme frei und regelmäßig. Diese angenehme Atmung erfüllt meinen ganzen Körper. Die Atmung geht frei und unbeschwert, und meine Gedanken sind frei und unbeschwert. Ich spüre ein angenehmes Glücksgefühl im ganzen Körper. Ich atme in voller Harmonie ein. Die Ausgeglichenheit, die Harmonie, die Lebensfreude bleibt in meinem Körper. Diesen Zustand kann ich immer und überall aufrechterhalten. Diese angenehme, befreiende Art befreit mich von Kopfschmerzen. Diese angenehmen Gedanken lasse ich dann immer und überall weiterwirken. Die Atmung geht regelmäßig, der Körper ist angenehm warm. Von innen heraus kommt Ruhe, Ausgeglichenheit, Zufriedenheit, und diese Gedanken lasse ich immer und überall weiterwirken.«

NAHRUNGSERGÄNZUNGSSTOFFE

Vitamin E, 3 × 100 mg pro Tag, verbessert die Durchblutung im Kopfbereich. Ginkgo-biloba-Kapseln, täglich 3 × 1 Kapsel, beeinflußen positiv die Mikrozirkulation im Kopfbereich.

Vitamin+Kieselerde, pro Tag 3 × 1 Kapsel, versorgt den Körper mit den notwendigen Vitaminen und Spurenelementen.

Beta-Carotin, 3 × 1 Kapsel zu 10 mg pro Tag, bietet das Provitamin A, aus dem soviel Vitamin A gebildet werden kann, wie es der Körper braucht. Vitamin A beeinflußt Stoffwechselvorgängen und beseitigt so die Ursachen von vielen Kopfschmerzen.

Magnesiumorotat, 2 × 1 Kapsel täglich. Die Muskulatur wird entspannt. So können sich weniger Gefäßkrämpfe bilden.

MENÜ

Frühstück

3 EL Hirse
1 Banane
30 Weintrauben
1 Apfel
100 g Ananas
$^1/_4$ l Magerjoghurt, um die Hirse bekömmlicher zu machen

Als Getränk eine Mixtur aus:
1 Orange, 1 Zitrone
1 Banane
$^3/_4$ l Wasser

Diese Mischung ist sättigend und versorgt den Körper mit allen nötigen Nährstoffen und Spurenelementen.

Mittagessen

Eine Mischung aus:
1 Grapefruit
1 Banane
30 g Johannisbeeren

Hauptgericht:
3 Pellkartoffeln
100 g Hüttenkäse
100 g Schwarzwurzeln
30 g frischer, feingeraspelter Meerrettich
100 g Feldsalat
1 EL kaltgepreßtes Distelöl
1 EL Zitronensaft
20 Zwiebelringe
1 feingeschnittene Knoblauchzehe

Schwarzwurzeln haben einen hohen Kaliumgehalt. Kalium ist für den Zellstoffwechsel und für die Übertragung bestimmter Nervenimpulse unbedingt notwendig. Diese kaliumreiche Kost läßt überflüssiges Natrium schneller ausscheiden, wodurch die Übererregbarkeit der Nervenzellen vermindert wird.

Abendessen

Als Getränk:
$^1/_2$ Pomelo
2 frische Feigen
1 Banane
in 1 l Wasser homogenisieren

Dazu einen Blumenkohl-Rettich-Salat mit
2 Pellkartoffeln
150 g Blumenkohl
1 kleinem roter Rettich
100 g Feldsalat

Außerdem:
50 g feingeriebene Haselnüsse
2 EL Sauerrahm
30 entkernte schwarze Oliven

Blumenkohl enthält Spurenlemente, Mineralstoffe und hat einen überdurchschnittlich hohen Kaliumgehalt. Der Rettich beinflußt positiv die gesamten Stoffwechsellage. Die Galle kann leichter abfließen. Mit diesem Menü läßt sich die Migränegefahr eindämmen.

MÜDIGKEIT, CHRONISCHE

Diese Krankheit führt zu einem immer höheren Energieverlust, zu körperlicher und geistiger Schwäche. Die kleinste Anstrengung kostet eine große Überwindung und wird von Depressionen begleitet. Dabei sind die alltäglichen Verrichtungen manchmal unmöglich zu schaffen. Die Ursachen der chronischen Müdigkeit sind nicht immer herauszufinden. Es können psychische Probleme im Vordergrund stehen, oder der Patient leidet unter einer Anämie (Blutarmut). Es kann auch eine Verarmung an Mineralstoffen und Spurenelementen vorliegen. In einigen Fällen ist die chronische Müdigkeit die Folge eines schlecht eingestellten Diabetes mellitus (Zuckerkrankheit). Chronische Infektionen, Blutverlust und ständige seelische Belastungen sind ebenfalls eine mögliche Ursache. Das gilt auch für längere Schlaflosigkeiten, zuviel Streß, unbehandelte Depressionen und schlecht ausgeheilte Infektionskrankheiten, z. B. eine Grippe. Schließlich zählt auch eine Virusinfektion dazu, die in ein chronisches Stadium gelangt ist.

Chronische Müdigkeit ist ein Zeichen dafür, daß der Körper nicht im Gleichgewicht ist. Der Wechsel zwischen Schlaf und Ruhe ist bei der chronischen Müdigkeit gestört. In der Nacht ist der Patient meist hellwach und tagsüber kaum arbeitsfähig. Wenn der Kranke untertags zuviel Streß ausgesetzt ist, kann sich das auf die Dauer schädlich auf den Energiehaushalt auswirken.

In vielen Fällen ist eine chronische Müdigkeit durch eine jahre- oder jahrzehntelange Fehlernährung entstanden. Wer über lange Zeit von Brathühnchen, Pommes und Cola gelebt hat, muß sich nicht wundern, wenn seine Energiereserven nach etwa zehn Jahren erschöpft sind. Der Mangel an Spurenelementen und essentiellen Nährstoffen macht sich dann bemerkbar. Die Lebensenergie reicht gerade aus, um die Augen offen zu halten und den Blutdruck nicht total absinken zu lassen.

Hinter der chronischen Müdigkeit kann sich nicht zuletzt ein zu tiefer Blutzucker verstecken. Immer dann, wenn der Blutzucker unter 80 mg/dl absinkt, machen sich Müdigkeit, Teilnahmslosigkeit, Arbeitsunfähigkeit, Erschöpfung und Kraftlosigkeit bemerkbar. Bei der geringsten Anstrengung kommt es dann zum Schwarzwerden vor den Augen, beim schnellen Aufstehen oder einem schnellen Lagewechsel tritt ein Schwindelgefühl auf. In schweren Fällen von Unterzuckerung müssen die Patienten im Bett bleiben und können sich kaum mehr erheben. Mit Unterzuckerung sind eine erhöhte Reizbarkeit, Müdigkeit, Unausgeglichenheit und Lebensüberdruß verbunden.

Ein Mangel an Vitaminen und Spurenelementen kann ebenfalls zu einer lang anhaltenden Müdigkeit führen. So ist bekannt, daß bei Rauchern immer ein größeres Vitamin-C-Defizit vorhanden ist, denn das Rauchen steigert den Umsatz der Ascorbinsäure. Kommt es im Körper zu einem Ascorbinsäure-Defizit, so sind Gleichgültigkeit, Müdigkeit, Schwäche und Unausgeglichenheit die Folge.

Bei chronischer Müdigkeit sollte durch eine Laboranalyse festgestellt werden, ob es genug Folsäure im Blut gibt, ob der Zinkblutspiegel ausgeglichen und ob genügend Kupfer im Serum vorhanden ist. Die Eisenaufnahme im Körper wird besonders bei solchen Menschen verzögert, die zuviel Kaffee trinken. Die Röstprodukte des Kaffees binden Eisen, Spurenelemente und Vitamine, die nicht weiter verarbeitet werden können. Chronischer Kaffeemißbrauch treibt den Körper zu immer größerer Leistung an, bis er schließlich von chronischer Müdigkeit und chronischer Erschöpfung erfaßt wird.

Auch ein Mangel an Eiweiß und Aminosäuren kann die Ursache einer chronischen Müdigkeit sein. Bei einer Eiweißmast – wenn täglich über 100 g Eiweiß zugeführt werden – ist der Körper mit Eiweißabbauprodukten angefüllt, so daß normale Stoffwechselvorgänge nicht mehr richtig ablaufen. Und die chronische Müdigkeit ist die Folge.

ALLGEMEINE MASSNAHMEN

Für einen ausreichenden, ungestörten Schlaf von mindestens sieben bis acht Stunden ist zu sorgen. Vollkornprodukte, frisches Obst, Gemüse und viele Nüsse wirken ideal gegen Müdigkeit.

Industrienahrung oder chemisch veränderte Nahrungsmittel sind zu vermeiden. Auch vor weißem Mehl und Industriezucker muß gewarnt werden.

Ausreichend Mineralstoffe, Spurenelemente und Nahrungsergänzungsstoffe müssen in der richtigen Dosis zugeführt werden.

Mindestens viermal pro Woche sollte eine halbe Stunde lang ein Bewegungs- und Ausdauertraining auf dem Programm stehen.

EMPFEHLENSWERTE NAHRUNGSMITTEL

Vollkornprodukte, Hülsenfrüchte, Fisch, rohe Eier, grünes Gemüse wie Petersilie, Sellerie, Kraut, Kohl und Brunnenkresse sind bei chronischer Müdigkeit ebenso anzuraten wie getrocknete Früchte, Äpfel, rote Bete, Karotten, Yamsfrucht, Grapefruits, Orangen und Zitronen.

Auch folgende Lebensmittel haben sich bei chronischer Müdigkeit besonders bewährt und sind reich an Vitamin B_{12}: Nordseefische, Hering, Kabeljau, Dorsch, Sardinen; Freilandeier; Bittermandeln; Jonathan-, Boskop- und Golden-Delicious-Äpfel; Aprikosen, Zwetschgen, Pflaumen, Ringlots; Misu; Weizen und Weizenkeimlinge; Sonnenblumenkerne; Algen, z. B. Meeressalat, Meeresstaub, Meeresspaghetti, Nori, Kombu, Kombu royale; Chlorella und Spirulina.

Bei chronischer Müdigkeit können auch folgende Nahrungsmittel gut helfen, die reich an Folsäure sind: Dunkelgrüne Gemüsesorten wie Gurken, Brokkoli, Kohlrabi, Linsen, Getreidesorten, Spirulina.

Verbotene Nahrungsmittel

Raffinierte Zuckerprodukte und Nahrungsmittel, die mit Industriezucker hergestellt werden, sollten ebensowenig gegessen werden wie pasteurisierte und devitalisierte Nahrungsmittel wie Margarine. Auch koffeinhaltige Getränke und Fleischprodukte sowie industriell hergestellte Nahrungsmittel wie Pommes, Spaghetti, Wurstwaren sollten vom Speiseplan gestrichen werden.

Pflanzenheilmittel

Eleutherokokkos (sibirischer Ginseng) regt die Nebennierenorgane zu vermehrter Tätigkeit an. Von Eleutherokokkos täglich dreimal ein Teelöffel vor den Mahlzeiten.

Ginseng normalisiert die Belastbarkeit und Reaktion auf Streß.

Hafer enthält einen Wirkstoff, der gegen Depressionen, Müdigkeit und Erschöpfung helfen kann. Von der Hafertinktur täglich 3 × 10 Tropfen vor den Mahlzeiten. Besonders wirkungsvoll sind Haferprodukte, die gleichzeitig mit Haferextrakten und Haferstroh hergestellt worden sind.

Kawa-Kawa hebt die Stimmung und hilft dem Körper mit vielen Spurenelementen. Die Leistungsfähigkeit wird gesteigert. Davon 3 × 1 Kapsel vor den Mahlzeiten.

Leucea carthamoides baut den Körper auf natürliche Weise auf. Durch diese Pflanze wird auch das Immunsystem unterstützt und die körperliche Widerstandsfähigkeit gesteigert. Man sollte sie über mindestens drei Monate ohne Unterbrechung anwenden: täglich 3 × 15 Tropfen vor den Mahlzeiten.

Hafersaft ist besonders gegen Erschöpfung, Müdigkeit und negative

Gedanken wirksam. Von der Tinktur 3 × 15 Tropfen täglich vor den Mahlzeiten.

HOMÖOPATHISCHE MITTEL

Arnika D6, 3 × 15 Tropfen vor den Mahlzeiten ist imstande, Müdigkeit infolge von seelischer und körperlicher Überanstrengung zu beseitigen.

PHYSIOTHERAPEUTISCHE HILFE

Es sollte gelernt werden, tief und regelmäßig ein- und auszuatmen, um einen stabilen Atemrhythmus zu erreichen. Auf diese Weise können Giftstoffe schneller ausgeschieden werden.

PSYCHOTHERAPEUTISCHE HILFE

Die Übungen des autogenen Trainings der Oberstufe sind zu empfehlen. Bewährt hat sich folgende Vorstellung:
»Ich bin ganz ruhig, vollkommen ruhig. Ich bewältige den Alltag, ich freue mich des Lebens. Ich kann mit Schwung und Begeisterung das Leben meistern. Jeden Tag geht es aufwärts, jeden Tag empfinde ich mehr Freude am Leben.«
Diese Sätze sind kurz vor dem Einschlafen zu wiederholen und mit tiefer Entspannung zu verbinden.

Nahrungsergänzungsstoffe

Beta-Carotin, 3 × 20 mg pro Tag
Vitamin-B-Komplex, 2 × 50 mg pro Tag
Vitamin C (Ascorbinsäure), 2 × 250 mg pro Tag
Vitamin E (Alphatocopherol), 3 × 100 mg pro Tag
Calcium, 3 × 250 mg pro Tag
Magnesiumorotat, 2 × 200 mg pro Tag
Gelée royale, 3 × 1 Kapsel pro Tag
Ginseng mit Gelée royale, 1 Trinkampulle täglich
Leucea-carthamoides-Extrakt, 3 × 15 Tropfen täglich

Menü

Frühstück

1 Grapefruit
3 Datteln
1 Kiwi
1 Banane
in 1 l Wasser gemixt

Dazu:
100 g Hüttenkäse
100 g Brunnenkresse
100 g Luzernensprossen
mit Meersalz gewürzt,
10 Zwiebelringen und
20 entkernten schwarzen Oliven

Mittagessen

3 Pellkartoffeln
200 g Feldsalat
1 Mozzarella (100 g)
3 aufgeschnittene Tomaten, gewürzt mit
Aceto balsamico und Kürbiskernöl

Dazu als Getränk:
1 Zitrone
2 Feigen
1 Kakifrucht
in 1 l Wasser homogenisieren

Abendessen

1 großer Kopf krause Endivien
2 feingehackte Knoblauchzehen
100 g Feldsalat
5 aufgeschnittene Radieschen
2 EL Olivenöl
50 g gehackte Walnußkerne
1 Prise grob geschroteter schwarzer Pfeffer
3 Pellkartoffeln

Hierzu folgendes Getränk:
2 Kakifrüchte
1 Banane
1 Orange
in $^3/_4$ l Wasser gemixt

Diese Kost normalisiert das Blutbild innerhalb kurzer Zeit.

MULTIPLE SKLEROSE

Diese Krankheit, bei der die Myelinschicht im Rückenmark zugrunde geht, verläuft in Schüben, zwischen denen meistens eine weitgehende Besserung eintritt, bis der nächste Schub wie aus heiterem Himmel erfolgt.

»Multiple Sklerose« bedeutet, daß verschiedenartige und vielfältige Krankheitsherde im Rückenmark, verlängerten Mark oder Großhirn entstehen. Wenn das Kleinhirn betroffen ist, zeigen sich Gleichgewichtsstörungen sowie Schwankungen beim Gehen, unkontrollierte Bewegungen und ein grobschlägiges Zittern. Außerdem ist die Sprachmelodie gestört. Zur gleichen Zeit können verschiedenartige Symptome vorhanden sein, etwa ein Gesichtsfeldausfall, gemeinsam mit Zeichen einer Querschnittslähmung. Diese Lähmung kann sich nach einer bestimmten Zeit wieder zurückbilden, dafür macht sich dann eine Blasenstörung bemerkbar.

Nach einer bestimmten Zeit bleiben die Störungen bestehen, es bildet sich ein Restzustand. Dabei sind viele MS-Kranke auf den Rollstuhl angewiesen. In schweren Fällen ist für immer fremde Hilfe erforderlich. Eine gute naturwissenschaftlich orientierte Therapie kann den Kranken dieses Endstadium ersparen. Wenn die Behandlung rechtzeitig einsetzt, können MS-Patienten 20 bis 30 Jahre nach Beginn der Erkrankung noch arbeitsfähig sein. Außer leichten Gleichgewichtsstörungen läßt sich kein Symptom dieser Krankheit nachweisen.

Die MS tritt in Mitteleuropa relativ oft auf. In Mittel- und Nordeuropa beträgt die Krankheitshäufigkeit 0,5 bis 1,5 Promille. In bestimmten Gegenden, besonders in Süd-West-Deutschland, in der Schweiz und in Vorarlberg steigen die Fälle bis zu 1,8 Promille. In Südeuropa, in den Mittelmeerländern sinkt der Prozentsatz auf 0,3 bis 0,5 Promille. In den letzten Jahren hat die MS-Häufigkeit besonders in der Schweiz, Bayern, Baden-Württemberg und Tirol und Vorarlberg stark zugenommen.

Es gibt Familien, in denen die multiple Sklerose gehäuft vorkommt. Manchmal kann sogar von einem schwach dominanten Erbgut gesprochen werden. Wenn die Mutter an MS leidet, sind die Kinder bis zu zehn Prozent am Erkrankungsrisiko beteiligt. Ist ein unmittelbarer Verwandter von dieser Krankheit betroffen, beträgt das Erkrankungsrisiko nicht 1 Promille, sondern 1 Prozent. Die ersten Zeichen dieser Krankheit treten im allgemeinen zwischen dem 15. und dem 18. Lebensjahr auf. Frauen sind um den Faktor 1,5 häufiger als Männer von dieser Erkrankung betroffen. Sind jedoch Männer davon befallen, sind die Aussichten auf Heilung und Totalremission eher schlechter als bei Frauen zu beurteilen. Zehn Jahre nach Beginn der ersten Erkrankung sind noch 95 Prozent der Patienten am Leben. Das entspricht der Lebenserwartung einer gleichaltrigen Kontrollgruppe der Normalbevölkerung.

Der Krankheitsverlauf sieht häufig so aus: Mit 15 Jahren sind Sehstörungen die ersten Anzeichen, mit 20 Jahren folgen die ersten Gleichgewichtsstörungen und mit 30 Jahren schwere neurologische Ausfälle wie Augenzittern, unsichere Handbewegungen, spastische Beine und Gesichtsfeldausfälle. Die Augenstörungen sind bei MS meistens einseitig. Die Sehschärfe läßt stark nach. Das Gesichtsfeld ist oft eingeschränkt. Drei bis vier Wochen später lassen sich dann die ersten Anzeichen am Sehnerv nachweisen. Der Sehnerv ist an der Außenseite heller als an der Innenseite. In schweren Fällen kommen zu den Augensymptomen Augenmuskellähmungen hinzu, die sich in Doppelbildern äußern.

Epileptische Anfälle sind bei MS eher selten. Aber sehr häufig sind Blasen- und Mastdarmstörungen festzustellen. Diese zeigen sich etwa bei einem Viertel aller Patienten. Der Harndrang tritt urplötzlich auf und erzwingt oftmalige Harnentleerungen.

Viele MS-Kranke leiden an psychischen Auffälligkeiten, es kommt zu einer gehobenen Stimmungslage und nur ganz selten zu Depressionen. Gedächtnisverlust und Konzentrationsstörungen fallen kaum ins Gewicht. In erster Linie handelt es sich bei der MS um neurologische Ausfälle. Ein Beweis für das Vorhandensein dieser Krankheit ist das

Nackenbeugezeichen. Wenn der Kopf nach vorne gebeugt wird, schießt ein elektrisierender Schmerz in beide Arme oder längs der Wirbelsäule hinunter. Ein weiteres Erkrankungszeichen ist der Bauchdeckenreflex. In drei Segmenten ist der Bauchdeckenreflex nicht auslösbar.

Das Vorliegen einer MS kann durch eine Computertomographie, Kernspintomographie oder auch durch eine Liquoruntersuchung bewiesen werden. Bei MS-Kranken sind meistens die Gammaglobuline im Liquor vermehrt und sämtliche Immunglobuline in der Rückenmarksflüssigkeit erhöht. Am genauesten läßt sich die MS durch die Magnetresonanzmethode nachweisen. Mit dieser Methode können auch kleinste Entzündungsherde im Rückenmark, im verlängerten Mark, im Großhirn oder im Kleinhirn aufgespürt werden.

Viele Forscher gehen davon aus, daß eine Überempfindlichkeit auf artfremdes Eiweiß, z. B. eine Unverträglichkeit auf Kuhmilcheiweiß, die Ursache der multiplen Sklerose sein kann. Erstaunlicherweise kommt die MS in allen Ländern häufig vor, in denen sehr viel Molkereiprodukte verzehrt werden wie in Dänemark, der Schweiz und im Allgäu. Beim Immunsystem fällt auf, daß beim akuten Schub der Erwartung die Zahl der Supressorzellen im zirkulierenden Blut vermindert ist. Deshalb vermuten viele Forscher, daß es sich bei der MS um eine Slow-Virus-Erkrankung handelt, die mit einem Autoimmungeschehen in Verbindung stehen könnte. Bei MS-Kranken ist hauptsächlich der Masern-Titer erhöht. Das spricht dafür, daß eventuell die multiple Sklerose durch eine Masern-Virus-Infektion ausgelöst wurde. Jedoch sind diese Vermutungen nicht als gesichert anzunehmen.

Fast alles spricht dafür, daß es sich hier um eine Autoimmunerkrankung handelt, die wahrscheinlich durch falsche Ernährungsgewohnheiten entstanden ist. Das bedeutet, daß der Körper die Zellen des Nervensystems nicht mehr als eigene Zellsubstanz erkennt und dadurch aktiv gegen sie vorgeht, was zur Zerstörung von Nervenzellen führt. Die Nervenimpulse können nicht mehr die Zentrale im Gehirn erreichen. Die Bewegungen werden unsicher, der Gang schwankend und die Handbewegungen zittrig.

Durch eine ganz bestimmte Rohkosttherapie ist es möglich, deutliche Besserungen und Heilerfolge zu erreichen. Sie basiert auf einer verringerten Aufnahme tierischer Fette und einem relativ hohen Kohlehydratanteil sowie einem hohen Prozentsatz roher, unverfälschter, natürlicher Nahrung, reich an frischen Obst- und Gemüsesorten. Berühmte MS-Forscher haben des weiteren festgestellt, daß Bewegungstherapie zusammen mit einer sorgfältig ausgewählten Rohkosternährung bei MS sehr hilfreich sein kann.

EMPFEHLENSWERTE NAHRUNGSMITTEL

Rohe Haferflocken, die mit Wasser und Honig angemacht werden, sind ebenso günstig wie Weizengrassprossen (diese sollten nur dann verwendet werden, wenn keine Glutenüberempfindlichkeit besteht) oder brauner und schwarzer Reis.

Anstelle von Kuhmilch sollte Ziegenmilch im Rohzustand getrunken werden, das heißt, die Milch darf nicht chemisch verändert oder pasteurisiert sein.

Luzernensprossen lassen sich am besten mit Kürbiskernöl anmachen und mit Meersalz würzen. Davon dreimal täglich mindestens 50 g konsumieren.

Weizenkeimöl, das zu gleichen Teilen mit Flachssamenöl gemischt wird, ist vor den Mahlzeiten in der Dosierung von dreimal ein Teelöffel einzunehmen. Diese Speiseölmischung sollte wenigstens über ein Jahr angewendet werden, dann läßt sich in vielen Fällen eine Besserung erreichen.

Nachtkerzenöl wirkt stark entzündungshemmend und bremst die Autoimmunvorgänge, die zur Zerstörung der Mittelscheide im Rückenmark führen. Von diesem Öl dreimal täglich vor den Mahlzeiten ein bis zwei Teelöffel einnehmen.

Die entzündungshemmende Eigenschaft der Aloe-vera-Pflanze ist seit

Jahrtausenden bekannt. Vom Aloe-vera-Saft sollte die Dosis dreimal ein Eßlöffel mindestens ein Jahr lang eingehalten werden. Wenn es bis dahin noch zu keiner deutlichen Besserung gekommen ist, kann Aloe-vera ein zweites Jahr in der gleichen Dosierung weiter eingenommen werden. Es muß darauf geachtet werden, daß die Ernährung, die bei der MS einzuhalten ist, reichlich pflanzliches Lecithin anbietet.

Besonders lecithinreich sind folgende Nahrungsmittel: Tofu, Tempeh, Sojasprossen, Sojamilch, Weißkohl, Sprossenkohl, Bambussprossen, Hühnereier, Kohlrabi.

Auch diese Pflanzen haben eine gute Auswirkung auf den Verlauf der MS: grünes Blattgemüse, wie z. B. Feldsalat, Kopfsalat, römischer Salat. Mungbohnen, gekeimte Mungsprossen, Millet, bestimmte Algen, so Nori, Kombu royale, Seesalat, Meeresspaghetti und Meeresstaub, Weizengras, Mikroalgen, z. B. Chlorella oder Spirulina.

Folgende Pflanzen bauen das Immunsystem auf: Sellerie, Basilikum, Salbei, Hafer, schwarze Sojabohnen, schwarze Sesamsamen, frisches kaltgepreßtes Flachsöl, das mit Nachtkerzenöl im Verhältnis 50:50 vermischt wird.

VERBOTENE NAHRUNGSMITTEL

Tierische Fette und alle Fettsorten, die chemisch verändert worden sind, z. B. Margarine, gehärtete Pflanzenfette sind für MS-Kranke ungeeignet, ebenso koffeinhaltige Getränke. Alkohol ist in jeder Form strikt abzulehnen.

Weißzucker- und Industriemehlprodukte sowie durch den Kochvorgang veränderte Fette, gebratene Speisen, Gegrilltes und auf über 100 °C erhitzte Speisen sollten vermieden werden.

In vielen Fällen sind Meeresfrüchte für MS-Kranke bedenklich, wenn eine Allergietestung ergeben hat, daß eine Überempfindlichkeit besteht. Fast jede Art von Fleischprodukten mit Ausnahme von Lammfleisch sind für MS-Kranke gefährlich, denn im Fleisch sind sehr viele versteckte Fette vorhanden, die das Krankheitsbild eventuell verschlimmern.

PFLANZENHEILMITTEL

Vom roten Laveloztee sind dreimal täglich 250 ml einzunehmen. Eine Messerspitze Tee reicht für eine Tasse aus. Nach zehnminütigem Kochen den Tee 20 Minuten ziehen lassen und noch lauwarm trinken. Auch die Sumawurzel ist empfehlenswert, um die Ataxie und die Bewegungsstörungen bei MS günstig zu beeinflussen.

In manchen Fällen hat sich der Korallendorntee (Una de gato) bewährt. Dieser Tee wird aus der Rinde eines südamerikanischen Baumes gewonnen. Wenn die Symptome der MS recht hartnäckig sind, sollte Laveloztee zusammen mit Korallendorntee im Verhältnis 3:1 gemischt werden.

HYDROTHERAPIE (WASSERANWENDUNGEN)

Das Immunsystem und der Kreislauf werden durch abwechselndes Kalt-Warm-Duschen gestärkt. Für viele MS-Kranke ist ein Baden im Ozean mit anschließendem Sonnen, das aber nicht zu lange dauern sollte, sehr förderlich. Auch Bewegungsübungen im Freien sind vorteilhaft. Der maximale Puls liegt bei 150 pro Minute. Dieser Wert darf nicht überschritten werden.

NAHRUNGSERGÄNZUNGSSTOFFE

Beta-Carotin, täglich 3 × 15 mg
Thiamin, 3 × 2 mg pro Tag
Riboflavin, 2 × 1 mg pro Tag
Vitamin B_6, 3 × 2 mg pro Tag
Vitamin C, 3 × 250 mg pro Tag
Vitamin E (Alphatocopherol), 3 × 300 mg pro Tag
Zinkorotat, 2 × 20 mg pro Tag
Vitaminsaft mit Magnesium, 3 × 1 TL täglich
Arthemisia comp., 3 × 1 Kapsel täglich
Capsicum comp., 2 × 1 Kapsel täglich

MENÜ

Frühstück

Als Getränk:
30 Weintrauben
1 Zitrone
1 Kakifrucht
1 Banane

Diese Früchte in 1 l Wasser mixen

Zusätzlich:
250 g Hüttenkäse
3 Scheiben Knäckebrot
100 g Brunnenkresse
20 Löwenzahnblätter

Mittagessen

30 Weintraubenbeeren
3 Kaktusfeigen ohne äußere stachelige Schale
3 frische Datteln
1 Zitrone
in 1 l Wasser homogenisieren

Dazu:
3 Pellkartoffeln
100 g Dorschfilet

Als Salat:
250 g Feldsalat
Olivenöl
Aceto balsamico
20 Zwiebelringe

Abendessen

1 Banane
1 Apfel
1 entkernte Mango
1 l Wasser zum Mixen

Dazu:
250 g Radicchiosalat
100 g Feldsalat
3 zerdrückte Knoblauchzehen
1 Prise Meersalz
1 EL Zitronensaft
1 Prise geriebene Muskatnuß

Dieses Menü läßt das Gehen und Stehen sicherer werden, und das Treppensteigen wird beschwerdelos. Es kann sogar zu einem endgültigen Heilungsprozeß kommen.

Muttermund, krankhafte Veränderungen am

Diese Krankheit ist eine Vorstufe von Gebärmutterkrebs und kommt relativ häufig bei Frauen in den Industrienationen vor. Die Symptome dieser Erkrankung bestehen in Zellveränderungen an der Oberfläche des Gebärmutterhalses. Die Zellen des Gebärmutterhalses sind mehr oder weniger krankhaft entartet. Diese Veränderungen können durch einen Muttermundhalsabstrich bereits in ihrem Frühstadium erkannt werden (Papanicolaou-Zellabstrich).

Das Krankheitsbild zeigt verschiedene Stadien. Man spricht von PAP 0 bis 4. Bei 4 ist bereits der Wert einer bösartigen Zellentartung erreicht. Sobald das Stadium PAP 2 überschritten wird, sollte in regelmäßigen Abständen diese Untersuchung wiederholt werden. Bei höheren Stadien ist eine Ausschabung der verdächtigen Zellen notwendig, um den bösartigen Auswuchs zum Stillstand zu bringen.

Je schlechter die Lebensbedingungen der betreffenden Frau sind, desto früher kommt es zu einer auffälligen Zervikalschleimhautveränderung. Bereits bei PAP 2 kann man von einer Zellentartung sprechen. Denn sie kann das Vorstadium eines Gebärmutterhalskrebses sein. In manchen Fällen ist es möglich, selbst das Stadium PAP 3 durch Naturheilmittel rückgängig zu machen.

Allgemeine Massnahmen

Die Ernährung sollte auf Vollkornprodukte umgestellt werden. Es sind dunkelgrüne, chlorophyllreiche Gemüsesorten zu bevorzugen. Es ist wichtig, 90 Prozent der Gemüsesorten roh zu essen. Sojaprodukte und Hülsenfrüchte sind besonders bekömmlich. Das gilt auch für Algenprodukte wie Nori oder Kombu aramae. Sie stärken das Immunsystem und führen dem Körper wertvolle Spurenelemente zu, die für die Gesundheit unbedingt notwendig sind.

Samen und Nüsse gehören zu jeder Mahlzeit. Dazu zählen Sesamkerne, Bittermandeln, Pinienkerne, Zirbelnußkerne, Cashewnüsse. Die Nüsse müssen frisch und frei von Schimmelpilzen sein, das heißt, sie dürfen auch im Geschmack nicht verändert sein, sonst besteht der Verdacht, daß sich Schimmelpilze, z. B. Aflatoxine, im Kern vermehrt haben.

Einmal in der Woche sollte Fisch auf dem Speiseplan stehen, denn er enthält Omega-3-Fettsäuren. Diese Fettsäuren sind für die Gesundheit von unschätzbarem Wert.

Bewegungsübungen sind auf jeden Fall anzuraten. Besonders günstig sind Wandern, Waldlauf, Fahrradfahren, Schwimmen und Bergwandern. Dieses Training ist mindestens fünfmal pro Woche durchzuführen und sollte wenigstens eine halbe Stunde andauern.

VERBOTENE NAHRUNGSMITTEL

Tierische Fette, tierische Fleischprodukte, koffeinhaltige Getränke, weißes Industriemehl und weißer Industriezucker sollten vermieden werden. (Süße bieten frische Obstsorten, z. B. Bananen, Mandarinen, Passionsfrüchte, Granatäpfel, Pflaumen, Zwetschgen, Mangos und Papayas.)

Salzhaltige Produkte sind verboten. Dazu gehören vor allem Gepökeltes, Geräuchertes, in Salzlake eingelegte Heringe. Alkohol ist ebenfalls in jeder Form tabu. Alkohol ist ein Stoff, der im genetischen Plan des Menschen nicht vorkommt und zelltoxische Wirkungen aufweist, die zur Degeneration von Leber, Gehirn und anderen Zellen führen. Alle fettreichen Nahrungsmittel sollten vermieden werden. Auch eine übermäßige Einnahme von pflanzlichen Fetten stört das Wohlbefinden.

NAHRUNGSERGÄNZUNGSSTOFFE

Folsäure in der Menge von 3 × 3 mg pro Tag
Beta-Carotin, 3 × 25 mg pro Tag
Vitamin C, 3 × 250 mg pro Tag
Germanium, 3 × 1 μg proTag
Selen, 3 × 2 μg proTag
Zinkorotat, 2 × 25 mg pro Tag

HYDROTHERAPIE (WASSERANWENDUNGEN)

Abwechseld heiße und kalte Sitzbäder mit Eichenrinden-, Kamillen-
und Aloe-vera-Extrakten können bewirken, daß die Zelldegeneration
im Urogenitalbereich zurückgeht.

PSYCHOTHERAPEUTISCHE HILFE

Bei der Meditation hat man sich vorzustellen, daß Schwere- und
Wärmegefühle besonders die Bauchregion mit dem Urogenitalbereich erfassen. Bei der Vorstellung der Schwere und Wärme soll das
Gefühl entstehen, daß der ganzen Körper einen Zustand des Schwe-
bens und der Schwerelosigkeit erreicht. Dieser Zustand aktiviert
stark das Immunsystem und die körperliche Widerstandsfähigkeit.
Es muß darauf geachtet werden, daß sich allgemein Ruhe, Frieden
und Ausgeglichenheit ausbreiten. Alle negativen Gedanken wie Haß,
Mißgunst, Eifersucht und Unzufriedenheit sind aus dem Bewußtsein
zu streichen. Das fördert die Durchblutung des Körpers und das Immunsystem.

MENÜ

Frühstück

1 rote Bete
1 Apfel
1 kleine Karotte
1 kleine Knoblauchzehe
1 kleine Banane
in 1 l Wasser gemixt

Dazu:
Sojakeimlinge
150 g Brunnenkresse
3 Scheiben Pumpernickelbrot
1 EL Olivenöl
1 Prise Meersalz
1 Prise Pfeffer aus der Mühle

Mittagessen

Das gleiche Getränk wie am Morgen

Dazu:
3 Pellkartoffeln
250 g Endiviensalat
20 Zwiebelringe
20 schwarze entkernte Oliven
3 aufgeschnittene Tomaten
Dill und Basilikum als Gewürz

Abendessen

1 Grapefruit
1 Banane
3 frische Datteln
2 frische Feigen
in $^3/_4$ l Wasser homogenisiert

Dazu:
1 Stück Manniok (Kassavawurzel)
150 g Feldsalat
1 EL Olivenöl
1 zerdrückte Knoblauchzehe
1 Prise Meersalz
1 Prise schwarzer Pfeffer aus der Mühle

Diese Kostform kann bereits nach zwei bis drei Wochen Veränderungen des zweiten Grades am Muttermund fast vollständig zurückbilden.

MYOME DER GEBÄRMUTTER-SCHLEIMHAUT

In den meisten Fällen handelt es sich bei diesen Myomen um gutartige Wucherungen der Gebärmutterschleimhaut, die zunächst ohne Beschwerden verlaufen, bis eine bestimmte Wachstumsgröße erreicht ist. Sobald jedoch das Myom weiterwächst und die Gebärmutter (Uterus) dadurch verformt, wird über heftige und lang anhaltende Menstruationsbeschwerden geklagt. Große Uteruswucherungen können einen starken Druck auf die Harnblase ausüben. Die betreffenden Frauen müssen dann alle 20 Minuten Wasser lassen, doch es kommt nur eine geringe Menge Urin. Mitunter ruft ein Myom hartnäckige Verstopfung hervor. Es können Rückenschmerzen auftreten, je nachdem, in welche Richtung das Myom wächst und welche inneren Organe unter Druck gesetzt werden.

Bei weiterem Wachstum sind Unfruchtbarkeit oder eine starke Zunahme der Fehlgeburtsrate die Folge. Sobald durch eine Ultraschalluntersuchung Gebärmutterwucherungen festgestellt werden, sind halbjährliche Kontrollen nötig, um rechtzeitig chirurgisch einschreiten zu können. Wenn die Wucherungen ein bestimmtes Ausmaß überschreiten, ist in vielen Fällen die Entfernung der Gebärmutter notwendig. Falls nur das Myom entfernt wird, kann immer noch eine Schwangerschaft erfolgen, da die Gebärmutterschleimhaut nicht beeinträchtigt wird.

Nach der Menopause neigen viele Myome zur Schrumpfung und Rückbildung, da weniger Östrogen im Blut vorhanden ist, das bei der Gebärmutter diesen abnormen Wachstumsreiz hervorruft. Je nachdem, aus welchen Substanzen die Myome bestehen, spricht man von Myomen, Myofibromen oder Fibromen. Bei letzteren stehen die Bindegewebsfasern im Vordergrund. Bei den Myomen sind die glatten Muskelzellen betroffen, und bei den Myofibromen handelt es sich hauptsächlich um Veränderungen der Bindegewebs- und glatten Muskelfasern. Wenn das Myom schlecht durchblutet ist, kommt es zu zystischen Hohlraumbildungen und in der Mitte zu nekrotischem Gewebezerfall. In einigen Fällen können Myome veraltern. Innerhalb der Myome bilden sich dann Kalkablagerungen.

Grundsätzlich kann jedes Myom durch eine Ultraschallaufnahme festgestellt werden. Bei jeder Art von Blutungsstörungen oder lang anhaltenden Regelblutungen sollten sonographische Aufnahmen der Gebärmutter gemacht werden. Die klinischen Erscheinungen bei Myomen sind abhängig von der Lage und Größe der Wucherungen. Wenn sich das Myom in der Uterusschleimhaut entwickelt, spricht man von einem intramuralen Myom. Diese Gattung sollte besonders genau untersucht werden, denn es könnte sich um eine Fehlbildung des Uterus handeln. Auch eine Schwangerschaft im Frühstadium kann bei der Ultraschalluntersuchung mit einem intramuralen Myom verwechselt werden.

EMPFEHLENSWERTE NAHRUNGSMITTEL

Zu bevorzugen sind brauner oder schwarzer Wildreis, der besonders reich an Spurenelementen ist, wodurch sich das Myomwachstum einschränken läßt.

Adzukibohnen sind durch ihren Eiweißgehalt geeignet, ein rasches Myomwachstum zu verlangsamen. Auch Auberginen (Melanzani) enthalten Schwefel-Eiweißverbindungen, die ein krankhaftes Gebärmutterwachstum hemmen. Auberginen sollten täglich gegessen werden, um einem Myom vorzubeugen.

Kohlrabi ist hervorragend geeignet, um ein krankhaftes Gebärmutterwachstum zu unterdrücken und in vielen Fällen rückgängig zu machen.

Meeresalgen können durch ihren Jodreichtum und ihren hohen Gehalt an Mineralstoffen und Spurenelementen abnormes Drüsenwachstum einschränken.

Schnittlauch und andere Lauchsorten, wie z. B. Bärlauch und Porre, sollten immer verwendet werden, denn sie wirken entgiftend und heilend.

Knoblauch enthält Aminosäuren mit Sulfuranteilen und kann pathologische Wucherungen eindämmen. Dem Knoblauch kommt überdies eine deutliche Antitumorwirkung zu.

Ingwer müßte täglich auf dem Speiseplan stehen, denn er beugt Myomen und anderen krankhaften Wucherungen im Körper vor.

Basilikum hat die gleiche Wirkung. Und er läßt Wucherungen zum Stillstand kommen.

Kastanien (Eßkastanien oder Maroni) verhindern aufgrund ihres Wirkstoffprofils bösartige Wucherungen. Auch Auswüchse der Gebärmutterschleimhaut lassen sich durch Maroni gut unter Kontrolle bringen.

Muskatnuß sollte als Gewürz sparsam, jedoch regelmäßig verwendet werden, denn auch die Muskatnuß enthält Schwefel-Aminosäurenkomplexe, die sich gegen ein vermehrtes Uteruswachstum einsetzen lassen.

Der Wirkungsmechanismus des weißen Pfeffers läßt sich noch nicht genau analysieren, jedoch sollte weißer Pfeffer anstelle von Salz mehr und regelmäßig benutzt werden.

VERBOTENE NAHRUNGSMITTEL

Cola und koffeinhaltige Getränk sind tabu. Süßigkeiten, zuckerhaltige Speisen, Fleischspeisen, Milchprodukte, Eier, Käse, Eiskrem, Kuchen, Torten oder Nudelgerichte sind strikt zu vermeiden.

PFLANZENHEILMITTEL

Folgende Teemischung ist besonders erfolgversprechend:

50 g Gelbwurzel
20 g Süßholzwurzel
30 g Zimtrinde
20 g Lavelozrinde

Von diesem Pulver eine Messerspitze auf eine Tasse, dreimal täglich vor den Mahlzeiten eine Tasse trinken. Um die bestmögliche Wirkung des Tees zu erhalten, sollte man die Mischung 20 Minuten lang auf kleiner Flamme kochen, dann 30 Minuten ziehen lassen. Den Tee abseihen und mit Honig gesüßt einnehmen.

Eine weitere Teemischung:

50 g Gelbwurzel
30 g Lavelozrinde
20 g Katzenklaue (Una de gato)
30 g Ingwerwurzel

Diesen Tee eine halbe Stunde auf kleiner Flamme kochen, eine halbe Stunde ziehen lassen. Nach dem Abseihen dreimal täglich mit ca. einem Teelöffel Honig pro Tasse trinken. Die Anwendungsdauer sollte ein halbes bis eineinhalb Jahre betragen.

Während dieser Zeit sind regelmäßige Ultraschalluntersuchungen erforderlich, um das Ansprechen auf diese Therapie kontrollieren zu können. Zusätzlich sollten Multivitamin-Kieselerde-Präparate eingenommen werden, um dem Körper die Nährstoffe zu verabreichen, die er für ein ungestörtes Funktionieren der Organe braucht.
Gegen das Wachstum von Uterusmuskelzellen ist auch Malonggay in der Dosierung von 3 × 300-mg-Kapseln ein bewährtes Heilmittel. Mahogany in der Dosierung von 3 × 500 mg hat sich bei Uterusmyomen ebenfalls bewährt.

Günstig wirkt folgende Teemischung:

50 g Una de gato
50 g Lavelozrinde
30 g Kalmus
20 g Ingwer

Von diesem Tee eine Messerspitze auf 250 ml Wasser, kurz aufkochen, auf kleiner Flamme 20 Minuten weiterkochen. Dann 20 Minuten ziehen lassen, abseihen und mit Honig gesüßt 3 × 1 Tasse zu den Mahlzeiten trinken.

Sollte das Myom auf diese Behandlung nicht ansprechen, ist zusätzlich 3 × 1 Kapsel Artemisia (3 × 300 mg) einzunehmen. Hat das Myom bereits Kalkablagerungen gebildet, ist das Nahrungsergänzungsmittel Alen in der Dosierung 3 × 2 Kapseln zu empfehlen.

NAHRUNGSERGÄNZUNGSSTOFFE

Beta-Carotin, 3 × 25 mg pro Tag
Thiamin, 2 × 1 mg pro Tag
Riboflavin, 2 × 1 mg pro Tag
Vitamin B_6, 3 × 2 mg pro Tag
Vitamin B_{12}, 3 × 1 µg pro Tag
Vitamin C, 3 × 250 mg pro Tag
Vitamin E, 3 × 250 mg pro Tag
Zinkorotat, 2 × 20 mg pro Tag

MENÜ

Frühstück

1 rote Bete
1 Apfel (Golden Delicious)
$1/_2$ cm Ingwerwurzel
in 1 l Wasser homogenisieren

Dazu:
200 g Feldsalat
30 Oliven
1 Prise Meersalz
10 Körner weißen Pfeffer
1 Prise Muskatpulver
10 leicht geröstete Kastanien
20 Scheiben Kohlrabi

Mittagessen

Das gleiche Getränk wie am Vormittag

Dazu:
3 Pellkartoffeln
3 Knoblauchzehen
100 g Brunnenkresse
250 g Endiviensalat
2 EL Olivenöl
10 geraspelte Walnüsse
geraspelte Karotten
Kohlrabi mit Weinessig und Kürbiskernöl angemacht

Abendessen

Wieder das gleiche Getränk

Dazu einen Adzukibohnensalat mit
1 Teller schwarzen Reis
1 kleinen Teller Haferflocken
geraspelten Karotten
1 fein aufgeschnittenen Apfel

Zusätzlich einen Ingwer-Ginseng-Kalmus-Tee, die Mischung aus gleichen Teilen.

Bereits nach sechs Wochen zeigen sich die ersten Erfolge. Ein halbes
Jahr später sind Myome kaum mehr nachweisbar. Nach weiteren
zwölf Monaten ist die Patientin beschwerdefrei.

NEURODERMITIS

Diese Erkrankung befällt meistens Jugendliche, Kleinkinder und sogar Babys. Die Ursachen liegen in der Ernährung, aber auch in genetischen Faktoren. Fast alle Personen, die an Neurodermitis leiden, haben eine doppelte Falte, die parallel zum Unterlid verläuft.

Bei Neurodermitis ist die Haut meistens aufgekratzt, verhärtet, verdickt und die oberflächliche Epidermis abgeschilfert, mit blutigen Kratzspuren. Die Krankheit verläuft in der Regel schubweise. Nach Phasen heftigen Juckreizes kommt es wieder zu monatelangem Stillstand. Durch einen Ernährungsfehler, eine Impfung, Antibiotikagaben oder andere synthetische Medikamente wird das Leiden wieder ausgelöst und bricht voll durch.

Die Haut der Neurodermitiskranken ist meistens verdickt, geschwollen und durch Kratzspuren gekennzeichnet. In vielen Fällen ist tierisches Eiweiß ein Risikofaktor, jedoch können ebenso Kornprodukte durch ihren physiologischen Aminosäureaufbau Juckreiz hervorrufen und die obersten Hautschichten entzünden und verdicken. In vielen Fällen verspricht eine Ernährungsumstellung Linderung und sogar Heilung.

Wenn bei der Neurodermitis Kratzanfälle auftreten, kann vorübergehend eine Beruhigung einsetzen, jedoch eine halbe Stunde später kommt ein neuer Juckreiz, so lange, bis die Haut in blutigen Striemen aufgekratzt ist. Die auf diese Weise verletzte Haut vernarbt, und es bilden sich überall im Gesicht bis zu den Extremitäten Spuren, die nur schwer zu beseitigen sind.

Empfehlenswerte Nahrungsmittel

Gegen den Juckreiz helfen Sojabohnenprodukte, besonders Tofu, Tempeh und Sojamilch, Spinat. Aber auch Gersteprodukte wie Gerstenbrot. Hafer, z. B. Haferflocken mit Sojamilch sind geeignet, den Juckreiz zu beseitigen.

Birnen, mit aufgeschnittenen Karotten vermischt, können den Juckreiz innerhalb kurzer Zeit stoppen.

Golden-Delicious- und Boskop-Äpfel sind von großem Nutzen. In diesen Apfelsorten sind Substanzen enthalten, die Giftstoffe schnell aus dem Körper transportieren. In erster Linie handelt es sich um Pektine.

Pfirsiche sind ebenfalls reich an Substanzen, die für die Haut vorteilhaft sind, ähnlich wie Loquats, tropische Früchte, deren natürliche Antihistaminika zuverlässig gegen Juckreiz wirken.

Meeresalgen, besonders Kombu- und Norialgen sind durch ihren hohen Jod- und Kaliumgehalt ebenfalls erfolgreich.

Chlorella und Spirulina haben als Mikroalgen eine große Bedeutung bei der Beseitigung des Juckreizes, denn der reiche Zink-, Molybdän- und Vanadiumgehalt wirkt sich günstig aus.

Mandeln sollten bei der täglichen Ernährung bei Neurodermitis nicht fehlen, denn Mandeln und auch Piniennüsse enthalten Substanzen, die für den normalen Aufbau der Haut notwendig sind und den Juckreiz schnell stillen. Erdnüsse sind nur dann zu empfehlen, wenn sie frei von Schimmelpilzen sind.

Sesamsamen sind reich an Vitaminen, Spurenelementen und Mineralstoffen, so daß der krankhafte Juckreiz vergeht.

Echter Bienenhonig macht eine gereizte Haut von innen heraus entzündungsfrei.

Auch Sirup, der aus schwarzem Reis gewonnen wurde, wirkt sich auf die Haut günstig aus.

Hülsenfrüchte wie schwarze Bohnen, Adzukibohnen, Mungbohnen und Mungbohnensprossen sind für die Haut vorteilhaft, weil sie über

Eiweißkörper verfügen, die von der Haut gut vertragen werden. Jede Art von tierischem Eiweiß kann allergische Reaktionen hervorrufen. Heidelbeeren, Maulbeeren und Kulturheidelbeeren sind ein Elixier für die Haut.

Wassermelonen, Honigmelonen und Kürbis sind ebenfalls anzuraten. Durch ihren hohen Kaliumgehalt wird der Natriumspiegel ausgeglichen, so daß das Natrium-Kalium-Gleichgewicht in einen idealen Bereich fällt. Der Juckreiz läßt sich einigermaßen beseitigen.

VERBOTENE NAHRUNGSMITTEL

Bei Neurodermitis sollte man unbedingt tierische Produkte vom Speiseplan streichen. Das gilt auch für Kuhmilchprodukte, Butter und Milch, die in vielen Fällen für Neurodermitiker unverträglich sind. Eventuell könnte man mit Stuten- oder Ziegenmilch versuchen, ob diese tierischen Eiweißträger besser vertragen werden.

PFLANZENHEILMITTEL

Klettenwurzeltinktur, 3 × 10 Tropfen

Als Salbe sollte folgende Zusammenstellung verwendet werden:

Extractum salicis 10 g
Extractum corticis 5 g
basunguent ad 100

Wenn besonders Juckreiz im Vordergrund steht, ist zu folgender Zusammenstellung zu raten:

Oleum olivarum 5 g
Violae tricoloris 3 g
Matricaria 5 g
Lidocain 1 g
Aloe-vera-Gel 20 g
basunguent ad 100

Eine andere Salbe, die gut gegen Juckreiz hilft:

Unguentum leniens 50 g
Matricaria 10 g
Lidocain 5 g
Extractum corticis 1 g
Extractum aloe vera 10 g
basunguent ad 250

Eine weitere lindernde Salbe:

Extractum violae tricoloris 3 g
Matricaria 5 g
Aloe-vera-Gel 20 g
Lidocain 2 g
Pantothensäure 1 g
Unguentum leniens 10 g
basunguent ad 100

MENÜ

Frühstück

Haferflocken mit Sojamilch

Dazu:
200 g Feldsalat
1 Handvoll Walnüsse
Kürbiskernöl mit 2 TL Zitronensaft

Als Getränk:
$\frac{1}{2}$ rote Bete, $\frac{1}{2}$ Apfel, 1 Banane
in 1 l Wasser mixen

Mittagessen

2 Bananen, 1 Apfel, 2 Datteln, 1 Karotte
in 1 l Wasser homogenisiert

Dazu:
4 Pellkartoffeln
30 Oliven
30 Löwenzahnblätter
50 g Gartenrauke
200 g Endiviensalat
3 EL Kürbiskernöl
1 EL Zitronensaft
20 Zwiebelringe

Abendessen

½ Zuckermelone
1 Banane
¼ rote Bete
1 l Wasser

Dieses Getränk ist wohlschmeckend und kann den Juckreiz einigermaßen stillen.

Dazu:
3 Pellkartoffeln
1 Handvoll Brunnenkresse
1 EL Olivenöl
1 Apfel

Spätmahlzeit

2 Kakifrüchte
1 Avocado

Diese Diätform wirkt positiv auf die Haut.

NIERENERKRANKUNGEN

Die häufigsten Symptome einer Nierenerkrankung sind Fieber, Schüttelfrost, Rückenschmerzen, Blasenbeschwerden, Schmerzen beim Wasserlassen (Dysurie und Pollakisurie). In schweren Fällen treten bei den Augenlidern und im Gesicht und bei den Schienbeinen oder Knöcheln Schwellungen auf. Jede Nierenentzündung kann unbehandelt zu einem schweren chronischen Nierenleiden führen.
Es gibt im Grunde genommen sehr viele Krankheiten, die die Nieren schädigen. So werden z. B. durch jahrelang bestehenden hohen Blutdruck die kleinen, feinen Nierengefäße (Glomerulie) angegriffen. Die Funktionseinheit der Niere ist das Nephron, das das Glomerulum enthält. Das nephrotische Syndrom entsteht meistens, wenn die Nieren eiweißhaltiges Blut nicht mehr filtrieren. Die Folge ist ein starker Eiweißverlust. Die Kranken klagen über Schwellungen. Das osmotische Gleichgewicht im Blut ist gestört.
Bei schweren Nierenentzündungen ist Eiweiß und Blut im Harn. Besonders stark ist die Leukozytenausscheidung. Eine schwere Nierenentzündung oder der chronische Verlauf einer Nephritis kann schließlich zu einem lebensbedrohlichen Zustand führen.
Eine aufsteigende Blasenentzündung kann eine Nierenbeckenentzündung hervorrufen, die dann die gesamte Niere ergreift. Deshalb ist es notwendig, den Harn öfter zu kontrollieren, um eine beginnende Nierenschwäche sofort zu erkennen. Im Normalzustand werden weder Blut noch Eiweiß, Zucker, Urobilinogen und Keton mit dem Harn ausgeschieden. Je nachdem, welche Stoffe im Urin enthalten sind, läßt sich ein Rückschluß auf die Nierenfunktion ziehen.
Eine längere Zeit schlecht eingestellte Zuckerkrankheit kann ebenfalls eine Nierenentzündung mit beträchtlicher Eiweißausscheidung verursachen. Bei einer über Jahre unbehandelten Entzündung bilden sich die gefürchteten Nierensteine. Sie behindern durch Stauungen den Harnabfluß. Wenn nun eine bakterielle Infektion die Nieren angreift,

leiden die Patienten oft unter Fieber, Schüttelfrost, Schwäche und einem beträchtlichen Krankheitsgefühl.

Liegt der Milch- oder Eiweißverzehr zu hoch, können ebenfalls Nierenschädigungen, Nierensteine und Nierenentzündung die Folge sein. Auch Alkoholmißbrauch oder zu stark gewürzte Speisen lösen in vielen Fällen Nierenprobleme aus. Wer jahrelang zuviel Eiweiß konsumiert (über 100 g pro Tag), riskiert seine Gesundheit, weil die Harnsäure ansteigt. Sie belastet die Nieren schwer. Bei Frauen kann ein Harnsäurespiegel über 6,5 mg/dl schon gefährlich werden.

Jeder, der an einer Nierenschwäche leidet, sollte den täglichen Eiweißkonsum auf ein Minimum reduzieren (40 bis 50 g täglich reichen aus). Besonders tierische Fette und tierische Eiweißprodukte sind zu vermeiden, um die Nieren zu schonen. Anstelle von Fleisch sollte Fischeiweiß in kleinen Mengen konsumiert werden. Bei jedem Nierenleiden ist eine vegetarische Kost vorteilhaft.

HILFREICHE SÄFTE UND TEES

Saft 1

100 g Preiselbeeren
2 Golden-Delicious-Äpfeln
in 1 l Wasser mixen

Der Saft wird langsam im Verlauf von einer Stunde getrunken.

Saft 2

100 g Wassermelone
100 g Birnen
100 g Feigen
in 1 l Wasser homogenisieren

Dadurch wird die Ausscheidung an giftigen Substanzen, die die Nieren reizen, vermehrt, und die Entzündungsbereitschaft geht zurück.

Saft 3

2 Knoblauchzehen
1 Zitrone
100 g Kopfsalat
20 g Stangensellerie
1 l Wasser

Diese Mischung läßt man im Mixer homogenisieren und trinkt über den Tag verteilt jeweils eine Tasse vor den Mahlzeiten.

Saft 4

100 g Spargel
10 Kohlblätter
50 g Brunnenkresse
50 g Löwenzahnblätter
50 g Karotten
1 l Wasser

Im Mixer zwei bis drei Minuten homogenisieren, über den Tag verteilt jeweils eine Tasse einnehmen.

Saft 5

200 g Wassermelone
10 Spinatblätter
1 Zitrone
50 g Brennesselblätter
1 l Wasser

Im Mixer diese Mischung zerkleinern und homogenisieren. Jeweils ein bis zwei Tassen zu den Mahlzeiten trinken.

Saft 6

5 Karotten
3 Sellerieblätter
2 Stengel Petersilie
750 ml Wasser

Man lasse die Mischung homogenisieren und trinke dann vor den Mahlzeiten jeweils 250 ml.

Tees

Goldrutentee: Einen Teelöffel fein gemahlene Goldruten in einem Viertelliter Wasser kurz aufkochen, eine Viertelstunde ziehen lassen und den Tee mit Honig gesüßt trinken.

Folgende Teemischung hat sich bewährt:

Brennesselblätter
Birkenblätter
Ahornblätter
zu gleichen Teilen

werden kurz aufgekocht. 20 Minuten lang ziehen lassen und schluckweise, mit Honig gesüßt, konsumieren.

Dieser Tee verhindert ein bakterielles Wachstum in den Nieren, fördert die Wasserausscheidung und verbessert den Allgemeinzustand.

EMPFEHLENSWERTE NAHRUNGSMITTEL

Bei Nierenerkrankungen sind Pellkartoffeln, die mit der Schale gegessen werden, besonders günstig, denn gerade die Schale der Kartoffel ist sehr nährstoffreich.

Als Frühstück sollte bei Nierenerkrankungen eine aufgeschnittene Gurke, mit Meersalz gewürzt, konsumiert werden.

Auch Nierenbohnen sind erfolgversprechend. Am besten ist es, sie mit Zwiebelringen, Knoblauch und Petersilie anzurichten.

Algenprodukte wie Spirulina und Chlorella helfen bei Nierenleiden. Ebenso schwarze Sesamsamen, Stangenbohnen und Tofuprodukte.

Sojabohnensprossen sind empfehlenswert, desgleichen Alfalfa- und Bambussprossen.

Meeresspaghetti, Meeressalat, Meeresstaub, Nori, Kombu und Kombu-royale-Algen sollten bei Nierenleiden in regelmäßigen Abständen zu sich genommen werden.

Quinoaprodukte sind bei Nierenleiden anzuraten. Das gilt auch für Fenchel, Fenchelsamen, Anissamen und Koriander sowie kandierten Ingwer.

Walnüsse, Para- und Cashewnüsse können in bestimmten Fällen helfen, ein Nierenleiden auszuheilen.

Aloe-vera-Saft sollte jeden Tag in der Dosierung von 3 × 1 Eßlöffel eingenommen werden.

Von den Reissorten sind der braune und schwarze Reis besonders günstig.

VERBOTENE NAHRUNGSMITTEL

In erster Linie sollten alle tierischen Produkte, besonders Eier, Schweinefleisch, Wildbret und Käse, gestrichen werden. Negativ wirken auch Kaffee, Alkohol, Tabak, Zimt, Gewürznelken und Chilipfeffer.

Bei Nierenleiden ist der Kochsalzverbrauch stark einzuschränken. Denn bei erhöhter Kochsalzzufuhr steigt der Blutdruck, was indirekt zur Nierenschädigung führt.

MASSAGE

Bei der phytotherapeutischen Behandlung von Nierenleiden sollte eine Mischung von folgenden ätherischen Ölen eingerieben werden:

Kampfer
Terpentin
Arnika
Eukalyptus
Pfefferminzöl

zu gleichen Teilen. Die Einreibung hat rechts und links der Wirbelsäule in der Höhe von Lendenwirbelkörper 3 zu erfolgen.

NAHRUNGSERGÄNZUNGSSTOFFE

Beta-Carotin 3 × 15 mg pro Tag
Vitamin+Kieselerde, 3 × 1 Kapsel pro Tag
Ascorbinsäure, 3 × 250 mg pro Tag
Vitamin E (Alphatocopherol), 3 × 100 g pro Tag
Magnesiumorotat, 2 × 100 mg pro Tag

MENÜ

Frühstück

2 Orangen
1 Zitrone
2 entkernte frische Datteln
in 1 l Wasser homogenisiert

Dazu:
150 g Haferflocken
30 Rosinen
1 EL Honig
100 ml Magerjoghurt

Mittagessen

2 Bananen
1 geschälte Zitrone
2 Kaktusfeigen
1 l Wasser

Die Früchte werden drei Minuten homogenisiert.

Dazu:
3 Pellkartoffeln
100 g Bambussprossen
50 gekeimte Mungbohnen
2 zerdrückte Knoblauchzehen
150 g Feldsalat
1 EL Kürbiskernöl
1 TL Aceto balsamico

Abendessen

3 aufgeschnittene Tomaten
2 St. aufgeschnittene Mozzarella
1 Kopf Radicchiosalat

Als Dressing Zwiebelringe und 1 EL Olivenöl extra vergine.

Als Getränk dazu:
1 Banane
1 Apfel
1 Kiwi
in 1 l Liter Wasser homogenisiert

Obwohl die Kalorienzahl dieser Kostform tief liegt, ist sie ausreichend sättigend. Nach drei Wochen bessert sich das Blutbild, und die Harnsäure sinkt.

OSTEOPOROSE

Die Osteoporose ist bei Frauen die häufigste Skeletterkrankung. Der Mineralstoffgehalt des Skeletts sinkt im Laufe des Lebens immer mehr ab. Wenn dieser Verlust an Mineralstoffen stärker ausgeprägt ist, als es einer vergleichbaren Altersgruppe entspricht, dann spricht man von Osteoporose. Bei dieser Krankheit ist die Knochenrückbildung größer als die Knochenneubildung. Bei Frauen kommt es öfter als bei Männern zur Osteoporose, weil sie sich weniger bewegen. Außerdem führen Schwangerschaft und Stillzeit zu einem größeren Calciumdefizit, das nur schwer auszugleichen ist.

Mit zunehmendem Lebensalter steigt auch die Gefahr, an Osteoporose zu erkranken. Frauen zwischen 40 und 50 Jahren leiden bis zu drei Prozent an dieser Mangelerscheinung, während im Alter zwischen 70 und 80 Jahren bereits 30 Prozent aller Frauen von einer schweren Osteoporose betroffen sind.

Nach den Wechseljahren ist ebenfalls bei 30 Prozent der Frauen eine mittelschwere Skeletterkrankung festzustelllen, bei Männern sind es nur 15 Prozent. In Europa werden für die Behandlung der Osteoporose jährlich 15 Milliarden Mark ausgegeben. Besonders Raucher und zuckerkranke Personen leiden unter schweren Krankheitsformen. Bei Rauchern und Diabetikern kommt es zu Gewebsveränderungen, so daß die Knochen schlechter mit Blutwirkstoffen versorgt werden. Das begünstigt eklatant die Osteoporose. Frauen im gebärfähigen Alter sind nur selten betroffen, denn die Östrogene wirken der Entstehung dieser Skeletterkrankung entgegen.

Das Beschwerdebild verläuft anfangs recht unauffällig. Gelegentlich treten Rückenschmerzen auf und später Knochenbrüche. Je weiter die Osteoporose fortgeschritten ist, desto schwerer sind die Auswirkungen auf den gesamten Organismus. Es kommt zu Wirbelkörpereinbrüchen und zur Beschädigung der kleinen Wirbelgelenke. Die Bandscheiben degenerieren, und schließlich kann die Körpergröße um 10 bis 15 cm abnehmen. Es bildet sich ein Buckel, weil die Wirbelkörper ihre Form und Festigkeit verlieren. Eine weitere Folge sind Veränderung der Wirbelform, es entstehen Keil- und Fischwirbel.

Eine fortgeschrittene Osteoporose erkennt man am sogenannten Tannenbaumeffekt, dabei ziehen die Hautfalten am Rücken parallel nach unten. Aber nicht nur die Wirbelsäule ist von der Osteoporose betroffen, die Oberschenkelknochen werden brüchig, und die Oberarmknochen brechen sehr leicht bei geringsten Belastungen. Wenn die Straße eisig ist, kann ein kleiner Sturz ausreichen, sich den Oberschenkel, den Oberarm oder den Beckenknochen zu brechen.

Im Klimakterium können die Osteoporoseschmerzen so stark sein, daß sie Depressionen auslösen, die sehr schwer zu behandeln sind. Nicht selten ist die Osteoporose Ursache zusätzlicher rheumatischer Erkrankungen. Nachgewiesen werden kann die Osteoporose durch eine genaue Bestimmung des Mineralstoffverlustes der Knochen. Auch mit der Computertomographie läßt sich der Zustand des Skeletts genau beurteilen.

Vielfach sind in Europa die Ernährungsgewohnheiten an einer Osteoporose schuld. Besonders tierisches Eiweiß verursacht einen hohen Harnsäurespiegel im Blut. Dieser hohe Säurewert führt zum Calciumverlust der Knochen. Das bedeutet, die Knochen werden brüchig. Obwohl sich die Europäer Calcium in Form von Milchprodukten und tierischem Eiweiß zuführen, leiden sie öfter an Osteoporose als Menschen in anderen Erdteilen. Die Ureinwohner von Nordguinea z. B. verzehren im Durchschnitt nur 2 mg Calcium pro Tag. Sie nehmen keine Milchprodukte zu sich, essen wenig Fleisch, und trotzdem ist die Osteoporose bei ihnen unbekannt. Um das Gleichgewicht zwischen Knochenauf- und -abbau aufrechtzuerhalten, müssen Calcium und Phosphor immer in einem bestimmten Mengenverhältnis vorhanden sein. Bei der in den Industrienationen üblichen Kost verdrängt Phosphor das Calcium in den Knochen, so daß es relativ häufig zu einer starken und schweren Osteoporose kommt.

Phosphorreiche Lebensmittel

Limonaden, Cola-Getränke und tierische Eiweißprodukte sowie Kaffee sind sehr reich an Phosphor, sie sollten deswegen bei Osteoporose vermieden werden. Mehr als eine Tasse Kaffee täglich ist deshalb keinesfalls empfehlenswert. Ein Mangel an rohem Obst und Gemüse in der täglichen Kost führt früher oder später zur Osteoporose. Vegetarier leiden fünfmal weniger häufig an dieser Skeletterkrankung als Menschen, die sehr viel Fleisch und Milchprodukte verzehren.

Bei Menschen, die nur von Rohkost leben, ist der Calciumstoffwechsel ausgeglichen. Durch eine einfache Laboruntersuchung läßt sich der Calciumspiegel im Blut messen. Das Verhältnis von Calcium und Phosphor ist bei den Gemüsesorten besonders vorteilhaft. Wer sehr viel Süßigkeiten ißt, leidet früher an Osteoporose und Knochenbrüchigkeit, als es dem Altersdurchschnitt entspricht. Eine Kost reich an Vollkornprodukten und arm an tierischen Fetten ist besonders günstig, um einer vorzeitigen Krankheitsanfälligkeit vorzubeugen.

Bei einer Neigung zur Osteoporose sollten Nahrungsmittel, die sehr salzreich sind, sehr viel Phosphor enthalten oder reich an Oxalsäure sind, vermieden werden. Der Eiweißgehalt, den der Mensch unbedingt täglich braucht, liegt bei 20 bis 30 g und kann zum Großteil aus frischen Pflanzen, Obst- und Gemüsesäften und Salaten bezogen werden.

Jede Eiweißkost ist bei Osteoporosegefahr ungünstig und fördert die Knochenbrüchigkeit. Wenn Hülsenfrüchte, Hafer, Kartoffeln, Nüsse und frisches Obst und Gemüse gegessen werden, kann niemals ein Eiweißmangel entstehen. Es ist jedoch auch unter Ärzten sehr wenig bekannt, daß Fleisch und hoher Eiweißkonsum nicht gesund und stark, sondern krank und schwach macht, falls diese Ernährungsform über Jahrzehnte beibehalten wird.

Empfehlenswerte Nahrungsmittel

Blattgemüse ist besonders calciumreich, auch Kohl, Weißkraut, Brokkoli, Kohlrabi, Feldsalat, die spanische Artischocke (Cynara cartunculus), weiterhin Erdmandeln, Knollenziest, Mangold, Fenchel, Radicchio, rote Bete, Winter-, Brunnen- und Kapuzinerkresse.

Vollkornprodukte, Hülsenfrüchte, Nüsse und sehr viele Obstsorten sind geeignet, der Osteoporose vorzubeugen, z. B. Orangen, Zitronen, Äpfel, Birnen, Langsatfrüchte. Bei den Mandarinen sind es die Clementinen, Tangarinen, Satsumas, Uglifrüchte und die Orlandofrüchte. Auch die Clauselinafrucht ist ideal zur Vorsorge. Diese Obstart ist eine Mischung aus Clementine und Satsuma. Die hervorragend wirkende Minneolafrucht ist eine Kreuzung zwischen Grapefruit und Tangarine.

Von den calciumreichen Apfelsorten sind besonders Golden Delicious, Jonagold und der rote Boskopapfel günstig. Auch der Granny-Smith-Apfel eignet sich zur Osteoporosevorbeugung. Nüsse sind ebenso vorteilhaft, wenn die Gefahr einer Osteoporose besteht. Besonders geeignet sind Hasel-, Wal-, Cashew- und Erdnüsse.

Von den Sprossen, die einer Osteoporose entgegenwirken, sind folgende Sorten hervorzuheben: Alfalfa-, Bockshornklee-, Soja-, Linsen-, Sonnenblumen-, Weizen-, Senf- und Reissprossen. Vorteilhaft sind verschiedene Algen und Algenprodukte. Ausgezeichnet wirkt die Aphanizomenonflosaqua-Alge. Diese Alge ist reich an Calcium und Vitamin B_{12}. Spirulina und Chlorella können ebenfalls helfen. Des weiteren die Kumbu-royale-Meeresalge, Meeresspaghetti, Meeressalat, Meeresstaub, die Norialge. Die Alge Zystophyllum fusiforme enthält reichlich Mineralstoffe.

Wenn bereits Osteoporose eingetreten ist, muß dringend auf Rohkost umgeschaltet werden. Zusätzlich sollten Hafer, Gerste, Tofu, Hülsenfrüchte, Stangenbohnen, schwarze Bohnen, Kichererbsen, Mungbohnen, Mungbohnensprossen eingenommen werden. Auch die Kuzuwurzel ist vorteilhaft, um leichte Grade einer Osteoporose rückgängig zu machen. Von den Beeren eignen sich hervorragend die Schwarzbeeren, Maul-, Blau- und Preiselbeeren. Dann die Wassernüsse, Kartoffeln, Süßkartoffeln, schwarze Sesamsamen. Durch diese Lebensmittel kann die Osteoporose bis zu einem bestimmten Grad gebessert werden.

Ein Tee, der zur Osteoporosevorbeugung gut geeignet ist:

30 g Kamille
20 g Weizenstroh
20 g Kelbpulver
30 g Lobelia

Eine Messerspitze von dieser Mischung reicht für eine Tasse Tee. Den Tee kurz aufkochen, eine Viertelstunde ziehen lassen und langsam schluckweise trinken.

VERBOTENE NAHRUNGSMITTEL

Schokoladen, Süßigkeiten, Colagetränke, Spinat und die Blätter der roten Bete sind bei Osteoporose nicht günstig. Auch das Kraut von Möhren sollte bei Osteoporose nicht verzehrt werden. Eine strikte fleischarme oder fleischlose Kost ist einzuhalten. Kaffee, Alkohol, Zigaretten und sehr scharfe Gewürze sind tabu.

HYDRO- UND BEWEGUNGSTHERAPIE

Schwimmen im Meer beansprucht die Muskulatur und wirkt sich dadurch günstig aus. Denn durch die umgebende Muskulatur wird die Durchblutung der Knochen und das Eindringen von Wirkstoffen in die Knochen gefördert. Anschließend an das Schwimmtraining sollten Karotten verzehrt und ein Solarium besucht werden. Oder man legt sich eine halbe Stunde in die Sonne. Die Verbindung von reichlicher Beta-Carotin-Aufnahme, Schwimmtraining und Sonnenbaden ist für die Gesundheit des Körpers und zur Osteoporosevorbeugung geradezu perfekt.

Die Bewegungsübungen sollten bei Osteoporose den ganzen Körper der Reihe nach durchtrainieren. Für die Arme und Oberarme sind am besten Liegestützen. Für die Knochen der Wirbelsäule oder die Rippen ist Schwimmen das Idealmittel. Dabei sind täglich zwei bis drei Kilometer zurückzulegen. Das stärkt die Brustmuskulatur und verringert die Gefahr einer Osteoporose.

Die Knochen der Oberarme lassen sich hervorragend durch Gewichtheben, die Knochen der Unter- und Oberschenkel durch Ergometertraining kräftigen. Um den Oberkörper zu trainieren, sind Aufrichtübungen günstig. Im Türrahmen können zwei 20-cm-Nägel im Abstand von einem halben Meter eingeschlagen werden. Diese Nägel kann man mit den Händen ergreifen, den Körper auspendeln und dann zehnmal das eigene Körpergewicht hochziehen, schließlich die Oberschenkel heben, fallen lassen und wieder heben. Durch diese einfachen Übungen wird die Haltung verbessert, die körperliche Kraft und Ausdauer nehmen zu, und eine schwache Wirbelsäule wird wieder gestärkt.

NAHRUNGSERGÄNZUNGSSTOFFE ZUR VORBEUGUNG

Thiamin (Vitamin B_1), 2–3 mg pro Tag
Riboflavin, 2 × 2 mg pro Tag
Vitamin B_6, 3 × 3 mg täglich
Vitamin B_{12}, 3 × 30 µg pro Tag

Vitamin C ist besonders wirksam, wenn es von der Acerolakirsche hergestellt wird und natürliche Bioflavonoide enthält. Von Vitamin C reichen 3 × 500 mg über den Tag verteilt aus.

Calcium wird in der Verbindung Calcium-Magnesium besonders gut vom Körper aufgenommen. 3 × 500 mg genügen.

Vitamin D sollte in der Tagesdosis von 2 × 5 µg genommen werden.

Vitamin E ist besonders günstig, wenn es aus Weizenkeimlingen hergestellt wird. 3 × 300 mg täglich sind ausreichend.

MENÜ

Frühstück

1 rote Bete, 1 Apfel, 1 Banane
in 1 l Wasser homogenisieren

Dazu:
150 g Haferbrei
20 Rosinen
¼ l Magerjoghurt

Mittagessen

150 g Endiviensalat
1 Scheibe getoastes Lavelozbrot
2 zerdrückte Knoblauchzehen
1 EL kaltgepreßtes Olivenöl
1 EL Zitronensaft
1 feingeschnittene Tomate
1 Prise Meersalz
1 Prise frisch gemahlener schwarzer Pfeffer
150 g Hüttenkäse

Als Getränk dazu:
1 Zitrone
1 Kakifrucht
1 Banane
³/₄ l Wasser

Zwei bis drei Minuten lang homogenisieren

Abendessen

30 Rosinen
250 ml Magerjoghurt

Spätmahlzeit

1 Papayafrucht

Bereits nach drei Wochen hat der Mineralstoffgehalt des Körpers um 15 Prozent zugenommen, und die Osteoporose ist rückläufig.

Parkinsonsche Erkrankung

In der Gesamtbevölkerung beträgt der Anteil der Parkinsonkranken zwei bis drei Promille. Bei den über 60jährigen sind es ein bis zwei Prozent. Bei den über 70jährigen sind bereits zehn Prozent von parkinsonähnlichen Symptomen betroffen und 20 Prozent bei den 80jährigen.

Die Hauptsymptome der Parkinsonschen Erkrankung sind: Bewegungshemmung, Zittern und Muskelverspannungen. In erster Linie sind die automatisch ablaufenden Bewegungen blockiert. Das spontane Bewegungsmuster verarmt, der Bewegungsablauf ist wie eingefroren. Dieses Symptom wird als Akinesie bezeichnet.

Der Gesichtsausdruck ist steif, maskenähnlich. Auch die Augenbewegungen sind verlangsamt, und der Lidschlag kommt nicht mehr so häufig vor. Der Kopf kann nicht mehr schnell zur Seite gedreht werden. Wenn Bewegungen erfolgen, dann sind sie automatenhaft und unflexibel. Statt des Kopfes werden der Hals und der Oberkörper ganz langsam oder auch ruckhaft gedreht. Beim Gehen ist der Ablauf statisch, die Schritte sind klein, und es dauert relativ lange, bis ein Fuß vor den anderen gesetzt wird. Die Arme werden nicht mitbewegt.

Die Haltung ist vornübergebeugt, die Arme sind angewinkelt, es kommt zu einem feinschlägigen Zittern, zu Schriftveränderungen. Die Schrift wird immer kleiner und kann die gerade Linie nicht einhalten. Das Sprechen ist mit einem Anlaufstottern verbunden, die Atmung geht ruckartig. Außerdem sind Veränderungen des vegetativen Nervensystems festzustellen.

Speichel rinnt aus den Mundwinkeln, übermäßiges Schwitzen kann häufig vorkommen, und die Talgsekretion im Gesicht ist übermäßig gesteigert. Sowohl das Gangbild als auch der Denkablauf sind verlangsamt. Die Stimmung ist meistens labil. Das Denken fällt schwer, logische Entscheidungen können nicht mehr getroffen werden. In vielen Fällen sind Gedächtnisausfälle zu verzeichnen. Begriffe können nicht mehr klar unterschieden werden, die Orientierung ist bisweilen gestört, der geistige Horizont wird immer mehr eingeengt.

Der Kranke stolpert häufig über kleine Unebenheiten, wegen der kleinen Schritte kann er das Gleichgewicht erst nach längerer Zeit wiederfinden. Im Liegen haben die Parkinsonkranken eine auffällige Haltung. In der Rückenlage wird meistens der Kopf frei schwebend gehalten und liegt nicht auf der Unterlage auf. Das typische Zittern bei Parkinson ist rhythmisch, erfolgt in regelmäßigen Abständen und tritt besonders im Ruhezustand auf. Es sind meist immer die gleichen wiederkehrenden Bewegungen, das Aufeinanderreiben von Daumen und Zeigefinger, so, als ob Geld gezählt oder Pillen gedreht würden. Durch kleinste Aufregungen wird dieses Zittern und Pillendrehen verstärkt.

Beim Sprechen werden manche Wortteile oft wiederholt und immer schneller ausgesprochen. Auffällig ist beim Parkinsonkranken auch eine Schwäche der Beinmuskulatur. Nach einem Sturz wird meistens fremde Hilfe benötigt, um sich wieder aufrichten zu können. Oft klagt der Patient über psychische Symptome wie Depressionen, Angstzustände, Vergeßlichkeit, Merkfähigkeits- und Erinnerungs- störungen.

Die Ursachen der Parkinsonkrankheit sind zum Teil erblich, zum Teil kommt Parkinson durch Vergiftungen zustande, oder auch z. B. nach Verschüttungen in Bergwerken. Eine andere Ursache sind immer wiederkehrende Kopfverletzungen nach mehreren Gehirnerschütte- rungen. Das betrifft insbesondere Boxer, Extremsportler und auch Arbeiter, die durch Preßlufthämmer ständigen Vibrationen ausge- setzt sind. Daneben lösen bestimmte Medikamente (Neuroleptika) parkinsonähnliche Symptome aus. Jedoch am häufigsten ist die Par- kinsonsche Krankheit als Folge von arteriosklerotischen Veränderun- gen der Gehirngefäße.

Das ist einer der Gründe, weshalb die Krankheit bei alten Menschen zunimmt. Im Gehirn führt die Parkinsonsche Krankheit zu ganz typi- schen Veränderungen. Hauptsächlich im Stammganglienbereich findet man eine Degeneration bestimmter Zellgruppen mit Zunahme des

Bindegewebes. Hingegen wird der Gehirnstamm (Thalamus) nur selten angegriffen. In ganz bestimmten Fällen kann die Parkinsonsche Krankheit auch in eine Alzheimersche Erkrankung übergehen. Diese Verlaufsform ist besonders gefährlich und führt innerhalb von drei bis vier Jahren zum Tod in geistiger Umnachtung.

Bei Männern kommt die Parkinsonsche Erkrankung zwei- bis dreimal häufiger vor als bei Frauen. Die Gründe dafür sind bis heute nicht richtig abgeklärt. Vielleicht bietet den Frauen ihre Östrogenproduktion einen Schutz vor Herzinfarkt, Schlaganfall und Morbus Parkinson.

EMPFEHLENSWERTE NAHRUNGSMITTEL

Besonders wichtig ist es, jeden Tag eine ausreichende Menge von Haferkleie einzunehmen. Bestimmte Früchte sind sehr gut geeignet, das Fortschreiten der Parkinson-Krankheit einzuschränken. Verschiedene Gemüsesorten haben ebenfalls einen günstigen Einfluß auf den Verlauf dieser Krankheit.

Erfolgversprechend sind pflanzliche Säfte, wie z. B. folgende Mischung:

3 Karotten
1 rote Bete
1 Zitrone
700 ml Wasser

Diese Mischung im Mixer zwei bis drei Minuten homogenisieren und innerhalb einer halben Stunde anstelle eines Frühstücks trinken.

Bestimmte Algenprodukte sind für die Behandlung der Parkinsonschen Krankheit sehr nützlich. Dazu zählen Meeresspaghetti, Kombualgen, Meeressalat und Norialgen.

Einige Sprossenarten können einen günstigen Einfluß auf den Verlauf dieser schweren Erkrankung haben wie Bambussprossen, Senfkeimlinge oder Luzernensprossen. Sonnenblumenkerne oder steirische Kürbiskerne enthalten Faktoren, die das Fortschreiten der Krankheit hemmen und sogar zum Stillstand bringen.

VERBOTENE NAHRUNGSMITTEL

In erster Linie sind Nahrungsmittel schädlich, die durch chemische Vorgänge in der Struktur verändert worden sind. Das betrifft verschiedene Margarinesorten, aber auch Weißbrot, Gebäck, Eierteigwaren, Kaffeegetränke, koffeinhaltige Limonaden oder fermentierten Tee. Weißer Zucker ist rigoros zu streichen. Bei dieser Erkrankung sollte nur mit Kandiszucker oder Honig gesüßt werden. Jede Art von Rauchwaren ist verboten, denn Rauchen fördert die arteriosklerotischen Vorgänge im Hirn und führt zu einer vorzeitigen Gehirnsklerose.

HILFREICHE TEES

Täglich sind mindestens vier bis fünf Tassen Laveloz-Tee zu trinken. Eine Messerspitze der Rindensubstanz eine Viertelstunde kochen und 20 Minuten ziehen lassen. Diesen braun aussehenden, wohlschmeckenden Tee am besten ungesüßt vor den Mahlzeiten einnehmen.

Ein weiterer hilfreicher Tee ist folgende Mischung:

50 g Kamillenblüten
50 g Bergschafgarbe (Achillea nana – statt Bergschafgarbe kann auch die nur in Tirol und Kärnten vorkommende Achillea moscata verwendet werden)
30 g Ackerschachtelhalm

Diese Mixtur kurz überbrühen, eine Viertelstunde ziehen lassen und mit Honig gesüßt konsumieren.

Auch folgender Tee hat sich bewährt:

30 g Birkenblätter
30 g Brennesselblätter
10 g Beinwellblätter
30 g Meisterwurz

20 Minuten ziehen lassen und noch warm vor den Mahlzeiten trinken.

HYDRO- UND BEWEGUNGSTHERAPIE

Es sollte täglich eine Stunde lang gewandert werden. Auch täglich 30 Minuten lang Fahrradfahren oder 45 Minuten Schwimmen sind für den Körper gute Übungen, um mit der Krankheit schneller fertig zu werden. Yoga- oder Meditationsübungen sind vorteilhaft, um das Fortschreiten dieser Krankheit zu verhindern.
Auf dem Heimtrainer kann ebenfalls ein Übungsprogramm absolviert werden. Die Erfolgschancen erhöhen sich, wenn die körperliche Belastung langsam gesteigert wird. Das Trainingsergebnis kann an der

niedrigen Pulsfrequenz, am Muskelaufbau und an der Zunahme des guten Allgemeinbefindens gemessen werden.

Aus medizinischer Sicht haben sich Ozoninjektionen in die Muskulatur bewährt. Dabei sollte die Ozonmenge langsam gesteigert werden. Ozon fördert die Gehirndurchblutung und wirkt gegen die Degeneration der Zellen.

Es sind abwechselnd ein heißes, lauwarmes und kühles Bad zu nehmen. Badezusätze mit durchblutungsfördernden Mitteln, die für das Allgemeinbefinden vorteilhaft sind, und Meersalzbäder mit dem Zusatz von Magnesium, Spurenelementen, Mangan, Molybdän, Selen, Germanium haben sich bewährt.

Bestimmte Streck- und Dehnübungen können den Morbus Parkinson positiv beeinflussen.

NAHRUNGSERGÄNZUNGSSTOFFE

Vitamine sind ausgesprochen hilfreich, so die regelmäßige Einnahme bestimmter Mengen von Vitamin A.

Vitamin B_1 etwa 5000 Internationale Einheiten pro Tag

Vitamin B_2, 2–3 mg pro Tag

Vitamin B_6, 30–40 mg pro Tag

Vitamin B_{12}, 10–20 µg pro Tag

Vitamin C sollte in etwas höherer Menge genommen werden, als es dem Tagesbedarf entspricht.

Vitamin D ca. 500–600 Internationale Einheiten pro Tag, das entspricht einer Menge von 10–15 µg.

Vitamin E, 3 × 300 mg pro Tag

Zinkorotat oder von Zinkaspartat, 2 × 15 mg pro Tag

Magnesium, 1 × 200 mg täglich

Selen, 2 × 100 µg pro Tag

MENÜ

Frühstück

$^1/_2$ *grüne Paprika*
2 kleine Zwiebeln
1 Knoblauchzehe
1 Zitrone
$^3/_4$ *l Wasser*

Diese Mischung drei Minuten bei hoher Geschwindigkeit homogenisieren. Das wohlschmeckende Getränk senkt den Cholesterin- und auch den Triglyceridspiegel innerhalb von drei Wochen auf normale Werte.

Mittagessen

3 Kartoffeln
1 Dorschfilet

Dazu folgenden Salat:
10 aufgeschnittene Radieschen
10 Zwiebelringe
30 Löwenzahnblätter
3 gehackte Knoblauchzehen
100 g Feldsalat
4 EL Kürbiskernöl

Abendessen

30 g getrocknete Norialgen
10 g Meeresspaghetti
3 Scheiben Pumpernickel

Als Getränk folgende Mischung:
1 geschälte rote Bete
2 Zitronen
1 Apfel
2 Karotten
1 l Wasser

Diese Mischung drei Minuten mit hoher Stufe mixen und innerhalb einer halben Stunde schluckweise trinken. Das fördert die Vitalität, und die Leistungsmotivation steigt an.

Pilzerkrankungen

Pilzerkrankungen können sich auf verschiedene Weise bemerkbar machen. Das hängt davon ab, wie groß die Widerstandsfähigkeit des Körpers und wie stark die Infektion ist. Denn die Pilze können sich nur in dem Ausmaß vermehren, wie es der Körper zuläßt. Einige der wichtigsten Symptome von Pilzinfektionen sind Müdigkeit, unerklärliche Schwäche, tiefe Depressionen, traurige Verstimmtheit, Konzentrationsunfähigkeit, Arbeitsunlust, rasche Erschöpfbarkeit und starker Abfall des Blutdrucks. In manchen Fällen kann es zu einem Anstieg des Blutdrucks kommen, der unerklärbar ist.

Beinahe die Regel sind Verstopfungen oder hartnäckiger Durchfall. Die Verdauung ist meistens gestört. Die Folgen sind aufgeblähter Bauch, Herzbeschwerden, weil das Zwerchfell hochsteht, und Bauchkrämpfe. Die Muskeln und die Gelenke tun weh, jeder Schritt kann eine große Anstrengung bedeuten. Schmerzen in den Schultern und beim Bewegen des Kopfes, Kopfdruck, Kopf- und Gesichtsschmerzen, Allergien, Hautausschläge können auftreten. Nicht selten sind Finger- oder Zehennägel vom Pilz befallen.

Frauen leiden darüber hinaus an immer wiederkehrenden Scheidenentzündungen und Ausfluß. Starke Pilzattacken können dabei auch zu Menstruationsstörungen, zu starken Blutungen und in manchen Fällen zum Aussetzen der Blutung führen. Männer leiden unter hartnäckigen Prostataentzündungen, Beschwerden beim Wasserlassen oder nächtlichem Harndrang. Der Blutdruck kann entweder zu hoch sein oder zu tief. Der Blutzucker weist oft starke Schwankungen auf. In einigen Fällen ist er extrem hoch, so daß der Verdacht auf eine Zuckerkrankheit gegeben ist. In anderen Fällen sind Müdigkeit und Schwäche die Folge eines ständig absinkenden Blutzuckerspiegels.

Bei Kindern sind häufig Unruhe und Überaktivität festzustellen sowie Konzentrationsverlust, schlechte Schulerfolge und auffälliges Verhalten.

Meist ist Candida albicans für die Beschwerden verantwortlich. Candida albicans bedeutet »der weiße Pilz«. Bei Candida-Infektionen ist meistens die Zunge weiß und bei Frauen der Ausfluß weißlich. Bei starkem Befall ist die ganze Mundhöhle von einer dicken, weißen Schicht bedeckt. Wird diese Schicht abgekratzt, zeigen sich darunter blutige Punkte, das heißt, der Pilz ist fest mit der Schleimhaut verbunden und bezieht Nährstoffe aus der Mundschleimhaut – oder auch aus der Vaginalschleimhaut, denn überall, wo im Körper Schleimhäute vorhanden sind, kann sich der Pilz ausbreiten. Wenn das Abwehrsystem stark ist, hat Candida albicans jedoch kaum eine Chance.

Bei alten Menschen, bei Kranken, die längere Zeit Antibiotika eingenommen haben, bei langanhaltender schlechter Ernährung, vitaminarmer und kohlehydratreicher Kost finden die Pilze einen idealen Boden, um sich explosionsartig zu vermehren.

Vom weißen Belag an der Zunge oder der Scheide kann ein Abstrich gemacht werden. Sobald die Diagnose feststeht, sollte die Behandlung beginnen, die jedes Mitglied eines Haushalts mit einbeziehen sollte, so daß nach erfolgreicher Therapie eine Neuansteckung ausgeschlossen wird. Am besten ist es, die Ernährung total umzustellen, um dem Pilz den Nährboden für ein üppiges Wachstum zu entziehen.

Die wichtigsten herkömmlichen Pilzmittel sind Nystatin und seine Derivate. Nystatin und ähnliche Substanzen sollten nur dann gegeben werden, wenn die Abwehrkraft des Körpers extrem geschwächt ist und andere Mittel nicht mehr richtig helfen.

Bei Frauen ist oft nach einer Geburt eine Schwächung des Allgemeinbefindens festzustellen. Für Pilze ist das eine ideale Möglichkeit, sich auszubreiten. Wenn eine Frau raucht und die Antibabypille nimmt, können die Pilzinfektionen besonders hartnäckig sein. Durch Rauchen werden die Gefäße so verändert, daß die Abwehrzellen nicht mehr richtig durchgreifen können.

Schon zu Zeiten des Hippokrates und Galen wurden Menschen von Pilzen befallen, jedoch erst in den letzten Jahrzehnten haben sich

Pilzerkrankungen, hauptsächlich durch Candida albicans, soweit ausgebreitet, daß man von einer echten Seuche sprechen kann. Nur wenn das Immunssystem sehr stark ist, kann einer Verbreitung von Candida Einhalt geboten werden. Je mehr Antibiotika verschrieben werden, desto mehr Pilzinfektionen treten auf, denn wenn die Bakterien im Körper unterdrückt werden, vermehren sich die Pilze um so stärker.

Werden bei der Ernährung zuviel tierische Eiweißprodukte und Fette eingenommen werden, ist das Immunsystem geschwächt. Liegt der Anteil an Faserstoffen unter 30 Prozent, können sich Pilze innerhalb kurzer Zeit im Körper ansiedeln. Frische Luft, frisches Wasser, frisches Obst und Gemüse sind eigentlich die wirksamsten Gegenspieler einer Pilzinfektion. Wird die Nacht zum Tag gemacht wird, leidet der Körper unter Bewegungsarmut und ist die Nahrung denaturiert, sind das ideale Voraussetzungen für eine explosionsartige Vermehrung der Pilze.

Knoblauch oder Wasserstoffsuperoxyd, äußerlich angewandt, können bestimmte Candida-albicans-Herde eindämmen. In erster Linie ist es wichtig, die Pilzerkrankung so zu behandeln, daß keine Pilze zurückbleiben und ein erneutes Aufflackern der Krankheit verhindert wird.

EMPFEHLENSWERTE NAHRUNGSMITTEL

An erster Stelle ist die Misusuppe zu empfehlen. In diese Suppe sollten drei bis vier kleine Knoblauchzehen geschnitten werden. Sauerkraut mit einer Spur Salz ist ein vortreffliches Mittel, um mit einer Pilzinfektion fertig zu werden. Anstelle von Salz ist es besser, weißen Pfeffer, Knoblauch und Chilischoten zu verwenden.

Die Einnahme von täglich ein bis zwei Gramm Nori- oder Komburoyale-Algen ist erfolgversprechend. Auch Meeresspaghetti sind vorteilhaft, wenn sie regelmäßig konsumiert werden.

Vollkornprodukte sind ebenso hilfreich wie Brot aus Gerste, Buchweizen, Dinkel oder Pumpernickelbrot. Sie sind reich an Ballaststoffen, die den Pilzen entgegenwirken. Außerdem verhindern sie Verstopfung und befördern schnell Pilzkolonien aus dem Darm.

Tofu, Bambussprossen, Weizenkeimlinge, Kürbiskernsprossen, Gersten-, Brunnenkresse- und Kapuzinerkressesprossen versorgen auf breiter Basis den Körper mit notwendigen Vitaminen und Mineralstoffen.

Verschiedene Nüsse dämmen das Pilzwachstum ein. Dazu zählen Haselnüsse, Walnüsse, bittere Mandeln und Cashewnüsse. Auch Piniennüsse sind geeignet, eine Ausbreitung von Pilzkolonien zu verhindern.

Hülsenfrüchte wie die Adzukibohnen enthalten Stoffe, die das Pilzwachstum einschränken. Das gilt auch für Mikroalgen wie Chlorella oder Spirulina. Bestimmte Gemüsesorten sind ebenfalls geeignet, ein Ausbreiten der Pilze zu stoppen. Das betrifft Kohlarten, Kohlrabi, Blumenkohl, Endiviensalat, Radieschen, Bierrettich, Portulak, Kümmel, Anis und Koriander. Zwiebeln, Knoblauch und alle Laucharten enthalten Schwefelverbindungen, die gegen Pilze wirksam sind.

VERBOTENE NAHRUNGSMITTEL

Alle mit Industriezucker gewürzten Getränke oder Speisen sind tabu, denn Zucker ist ein idealer Nährstoff für Pilze. Kohlehydrate, die aus Weißmehlprodukten bestehen, fördern das Pilzwachstum.

Alle Fleischsorten sind für den Menschen ungeeignet, da er von seiner biologischen Struktur her ein reiner Pflanzenesser ist. Die nicht artgemäße Ernährungsweise ist ein Vorschub für Pilzerkrankungen. Das betrifft auch Milchprodukte, die von der Kuh stammen. Sie machen den Menschen für Infektionen anfällig. Hefeprodukte und hefehaltige Speisen sind ein idealer Nährboden für Pilze. Kartoffeln, Süßkartoffeln, Kürbis, Weizenprodukte und Maismehl können unter bestimmten Umständen das Pilzwachstum fördern.

Vom Speiseplan zu streichen sind Eier, industriell hergestellte zuckerhaltige Getränke wie Cola, Limonaden, Kakao und Schokolade. Ein Verbot besteht für Alkohol in jeder Form.

Grundsätzlich sind Lebensmittel abzulehnen, die auf irgendeine Weise künstlich oder chemisch hergestellt wurden. Denn jede nicht natürliche, synthetische oder chemisch veränderte Nahrung ist für den Menschen keine artgerechte Ernährung. Sie beeinträchtigt das Immunsystem und ist eine Brücke für Pilzinfektionen.

PFLANZENHEILMITTEL

Zwei bis drei Zehen Knoblauch täglich beugen Pilzinfektionen vor. Vier bis fünf Knoblauchzehen können dazu beitragen, daß sich Pilzkolonien nicht mehr weiter vermehren. Roher Knoblauch ist vorzuziehen, denn alle Knoblauchprodukte, die geruchlos sind, haben auch eine geringere mykostatische, das heißt pilztötende Wirkung.

Taheepo-Rinde ist stark pilzhemmend. Man trinkt davon täglich drei bis vier Tassen. Eine Messerspitze der Rindensubstanz auf 250 ml Wasser. Den Tee 20 Minuten kochen, 20 Minuten ziehen lassen und eventuell mit Honig gesüßt einnehmen.

Teebaumöl aus Wildwuchs ist besonders hilfreich. Vom Teebaumöl drei bis vier Tropfen auf die pilzbefallenen Finger- oder Zehennägel. Das sollte zwei bis drei Monate lang zweimal täglich eingehalten werden. Auch ins Badewasser können 10 bis 20 Tropfen Teebaumöl (Melaleuca alternifolia) gegeben werden. Damit läßt sich eine Pilzbesiedelung der Haut verhindern. Außerdem ist Teebaumöl als Getränke- oder Nahrungsmittelzusatz nützlich. Es ist auch innerlich gut verträglich und verleiht den Speisen einen angenehmen, aromatischen Geruch und Geschmack.

Drei- bis viermal pro Tag sind ein bis zwei Eßlöffel Aloe-vera-Saft erfolgversprechend. Darmpilze lassen sich auf diese Weise schnell und
sicher beseitigen, ohne daß Nebenwirkungen auftreten.

Tabebuia heptafolium (roter Lapacho): Von der Tinktur sind täglich
3 × 20 Tropfen vor den Mahlzeiten einzunehmen. Es können auch
drei Kapseln zu jeweils 400 mg, kombiniert mit 100 mg Kieselerde,
verwendet werden. Über die Wirksamkeit der Lapachotinktur gibt
es eine ausführliche wissenschaftliche Literatur.

Goldrute, 3 × 25 Tropfen täglich vor den Mahlzeiten, vernichtet innere Pilzkolonien in kurzer Zeit. Der wirksame Bestandteil des Gold-
rutenextrakts ist vermutlich Berberine. Dieser Substanz kommt eine
starke pilzhemmende Wirkung zu.

Osneatinktur, 3 × 25 Tropfen pro Tag. Sie hemmt jedes Pilzwachstum im Magen-Darm-Bereich.

Kleine Mengen von Wasserstoffsuperoxyd beseitigen Pilzkulturen, es
sollte jedoch vorsichtig dosiert werden. Von der 3%igen Lösung
genügen 3 × 10 Tropfen täglich.

HYDROTHERAPIE (WASSERANWENDUNGEN)

Bei äußerlichem Pilzbefall der Haut ist mit Kaliumpermanganat eine
violette Lösung für ein Vollbad herzustellen. Wenn nur die Zehennägel befallen sind, genügt es, fünfmal pro Woche ein Fußbad zu nehmen. Das Bad sollte mindestens 15 Minuten dauern, für ein Fußbad
reichen fünf Liter Wasser und ca. zehn Kaliumpermanganatkristalle
aus. Wenn Kaliumpermanganat nicht zur Verfügung steht, ist Wasserstoffsuperoxyd ein Ersatz. Auf fünf Liter Wasser sind drei Eßlöffel
der 30%igen Lösung anzusetzen.

NAHRUNGSERGÄNZUNGSSTOFFE

Viamin A, 3 × 1000 Internationale Einheiten pro Tag
Vitamin B_1, 3 × 1 mg pro Tag
Vitamin B_2, 3 × 1 mg pro Tag
Niacin, 3 × 5 mg pro Tag
Vitamin B_6, 3 × 1 mg pro Tag
Vitamin C, 3 × 250 mg pro Tag
Vitamin E, 3 × 100 mg pro Tag

MENÜ

Frühstück

100 g Haferflocken
Sojamilch
30 Rosinen
3 aufgeschnittene Kiwi

Als Getränk:
1 Apfel
1 rote Bete
in $^1/_2$ l Wasser homogenisiert

Mittagessen

3 Pellkartoffeln
100 g Feldsalat, 100 g Rucolasalat
2 EL Kürbiskernöl
4 aufgeschnittene Knoblauchzehen
1 Prise Meersalz
1 EL Zitronensaft

Dazu als Getränk:
1 Karotte
$1/_2$ Apfel
3 Judenkirschen
$1/_4$ rote Bete
in $3/_4$ l Wasser gemixt

Abendessen

1 Tasse roter Lapachotee
20 Walnüsse
10 Haselnüsse
10 Mandeln
30 schwarze Oliven
200 g Gartenrauke
100 g Brunnenkresse
30 Löwenzahnblätter

Spätmahlzeit

1 Apfel
1 Kakifrucht
2 Kiwi

Diese Ernährung ist drei bis vier Wochen ohne Unterbrechung durchzuhalten. Danach ist der Pilzbefall beseitigt.

PROSTATABESCHWERDEN

Die Prostata oder Vorsteherdrüse befindet sich unterhalb der Blase und umgibt die Harnröhre. Gutartige Vergrößerungen dieser Drüse werden Prostatahyperplasie genannt. In der Fachsprache der Urologie wird das mit BPH abgekürzt. Krebs, Infektionen durch Bakterien, Viren und Protozoen greifen die Prostata an. Wenn der Harnabfluß längere Zeit gestört ist, kann es zu aufsteigenden Entzündungen und zu einer mitunter sogar chronischen Nierenerkrankung kommen. Ist die Prostata vergrößert, verlangsamt sich der Harnabfluß, verbunden mit häufigem Wasserlassen (Pollakisurie). Der Harnstrahl ist dann abgeschwächt, und das Entleeren der Blase ist unvollständig. Hält die Vergrößerung der Prostata längere Zeit an, muß die Blasenmuskulatur verstärkt arbeiten, um den Widerstand in der Harnröhre zu überwinden.

In vielen Fällen ist die Vergrößerung der Prostata durch bakterielle Infektionen bedingt. Oftmaliges Wasserlassen mit unvollständiger Entleerung der Blase ist die Folge. Der Harnstau kann Fieber und einen Schwächezustand hervorrufen. Die Schmerzen können manchmal recht stark sein und in den Bauch, den Dickdarm und in den Rücken ausstrahlen. In manchen Fällen und bei starkem bakteriellem Befall der Prostata ist Blut im Urin.

Die Postatabeschwerden beginnen mit verzögertem Wasserlassen. Im späteren Stadium ist die Harnbeförderung unterbrochen. In der Nacht muß stündlich die Blase entleert werden. Das reicht bis zum Harnverhalten, dann ist ein Katheder erforderlich. Oft ist das Wasserlassen schmerzhaft.

Jeder Mann über 40 sollte regelmäßig seine Prostata untersuchen lassen. Außerdem ist der Wert des prostataspezifischen Antigens (PSA) jährlich zu überprüfen. Beim gesunden jungen Mann sollte er bei 0,1 ng/ml liegen. Bei Prostataentzündungen kann der Wert bis

10 ng/ml ansteigen. Jedoch sollten auch im Alter 4 ng/ml nicht überschritten werden. Je höher der Wert ist, desto notwendiger sind genaue Nachuntersuchungen.

Das Messen des prostataspezifischen Antigens ist relativ einfach und wird von der Krankenversicherung übernommen. Bei einer regelmäßigen Kontrolle des PSA-Werts könnten allein in Europa jährlich Tausende von Todesfällen durch Prostatakarzinom verhindert werden. Fast jeder Mann im Alter von über 50 Jahren hat Probleme mit der Prostata. Durch einfache Naturheilmittel kann in 70 Prozent aller Fälle geholfen werden.

Sind die Prostatabeschwerden mit Fieber verbunden, helfen am besten Antibiotika mit einer Breitbandwirkung auf Penicillinbasis. Mit einer rektalen Untersuchung (durch den Dickdarm) kann eine vergrößerte Prostata innerhalb kurzer Zeit festgestellt werden. Das gilt auch für krebsartige Veränderungen der Prostata.

Die Vergrößerung der Prostata bei 50jährigen Männern ist in erster Linie ein hormonelles Problem. Wird zu wenig Testosteron gebildet, zirkuliert zuviel Dehydrotestosteron im Blut, das die Vergrößerung der Prostata auslöst. Bei fortgeschrittenem Prostatakrebs sollten die männlichen Keimdrüsen entfernt werden, wodurch die Produktion von männlichen Hormonen zum Stillstand kommt und die Prostatakrebszellen verringert werden.

Bei der Vergrößerung der Vorsteherdrüse fallen Umweltfaktoren ins Gewicht wie Streß, eheliche Probleme und schlechte Lebensbedingungen. Noch wichtiger ist die richtige Ernährung. Jahrelange Fehlernährung kann der Prostata sehr schaden. Die Erkrankungshäufigkeit an Prostatakrebs ist in Europa besonders hoch: jährlich werden etwa 150 000 neue Krankheitsfälle festgestellt, und jedes Jahr sterben rund 55 000 Männer an diesem Karzinom. Das mag daran liegen, daß mit der Zeit die Ernährungsweise immer ungesünder wurde. Jahr für Jahr wird mehr Fleisch und tierisches Eiweiß verzehrt, während dagegen der Anteil an Früchten, Gemüsen, Nüssen und Vollkornprodukten in der Ernährung abnimmt. Durch tierische Fettstoffe wird im Körper mehr Testosteron gebildet. Dabei ist – wie gesagt – besonders das Dehydrotestosteron für alle bösartigen Veränderungen der Prostata verantwortlich.

Wenn pro Tag nur 10 g Fett eingenommen werden (Pflanzenfett, z. B. Sonnenblumenkernöl, Distelöl, Kürbiskernöl, Avocadoöl), dann ist das Erkrankungsrisiko verschwindend klein. Doch je höher der Anteil an tierischen Fetten in der Nahrung ist, desto größer ist das Risiko, an Prostatakrebs zu erkranken. In Ländern, in denen statt Kuhmilch Sojamilch oder Sojabohnenprodukte verzehrt werden, ist das Prostatakarzinom äußerst selten.

Auch Streß hat negative Auswirkungen auf die Prostata. Durch Entspannungsübungen, Yoga, autogenes Training und progressive Muskellockerung läßt sich auch bei einer höhergradigen Einengung der Harnröhre der Harnfluß lange Zeit aufrechterhalten.

ALLGEMEINE MASSNAHMEN

Der Fettverbrauch (tierische Fette) sollte auf ein Minimum reduziert werden. Besser ist es, jede Art von tierischen Fetten, wie Fleisch, Eier und Milchprodukte, ebenso zu vermeiden wie Weißmehlprodukte und weiterverarbeitete Lebensmittel. Täglich sollte ein Sojabohnengericht auf dem Tisch stehen.

In Tomaten ist ein Wirkstoff gefunden worden, der das Auftreten von Prostatakrebs verhindern kann. Dieser Wirkstoff heißt Lycopin. Er entspricht einem pflanzlichen Östrogen und dämmt das Dehydrotestosteron ein. Deshalb sollten jeden Tag sind zwei bis drei Tomaten verzehrt werden, die unter ökologischen Bedingungen großgezogen wurden. Glashaustomaten enthalten nur wenige Wirkstoffe und zu wenig Mineralstoffe, die vom Körper aufgenommen werden können. Ein gutes Mittel ist auch rote Bete, die man roh verzehrt.

Jeden Tag sollte eine halbe Stunde lang ein Bewegungstraining absolviert werden. Eine weitere halbe Stunde dient dazu, den Körper zu entspannen, so daß sich Verkrampfungen lösen und der Harnabfluß gefördert wird.

EMPFEHLENSWERTE NAHRUNGSMITTEL

Bei Prostatabeschwerden sollte eine obst- und gemüsereiche Kost vorgezogen werden. Der Eiweißbedarf ist durch Vollkornbrot und Nüsse zu decken.

Für die Prostata hat sich folgende Saftzusammenstellung bewährt:

1 geschälte rote Bete
1 Zitrone
1 Knoblauchzehe
1 Boskopapfel
700 ml Wasser

Diese Mischung im Mixer zerkleinern und innerhalb einer halben Stunde schluckweise trinken. Der Saft wirkt hervorragend gegen nächtlichen Harndrang. Er vergrößert die Blasenkapazität, erleichtert den Harnabfluß und verhindert eine Restharnbildung.

Paprika sollte bei Prostatabeschwerden täglich auf dem Speiseplan stehen. Auch Orangen, Zitronen, Grapefruits und Karotten sind empfehlenswerte Nahrungsmittel, da sie einen ausreichend hohen Beta-Carotin-Gehalt sowie Bioflavonoide und Phytoöstrogene besitzen.

Bewährt hat sich folgendes Getränk:

3 kleine Tomaten
1 Zitrone
1 Birne
1 TL Olivenöl
1 kleine Chilischote
³/₄ l Wasser

Mit hoher Geschwindigkeit homogenisieren und am Abend innerhalb einer halben Stunde vor dem Schlafengehen einnehmen.

Bei häufigem Harndrang und Wasserlassen in der Nacht kann folgende Mahlzeit helfen:

3 Pellkartoffeln
10 schwarze Oliven
200 g Feldsalat
100 g Kopfsalat
1 feingehackte Zwiebel
3 EL Kürbiskernöl

Zur Abwechslung können auch Kartoffeln mit Sojabohnengerichten gegessen werden. Hoch einzuschätzen sind Sojabohnenkeimlinge. Auch die Sojabohnenprodukte Tofu und Natto sind gute pflanzliche Lebensmittel, die das Fortschreiten einer Prostatakrankheit verhindern können.
Haferflocken, Dinkel, Buchweizen, schwarzer und brauner Reis, Sellerie und Petersilie bringen eine entzündete Prostata wieder auf eine normale Größe.
Bei Erkrankungen der Prostata sollte täglich ein Algenprodukt auf dem Speisezettel stehen. Zu bevorzugen sind getrocknete Norialgen,

Aramealgen, Macamealgen und Orkel. Die Trockenalgen sind besonders schmackhaft, wenn sie mit ungesalzenen Kartoffeln verzehrt werden. Die Algenprodukte sind reich an Nährstoffen, die die Prostata zum gesunden Funktionieren braucht. Auch die japanische Misusorte löst Verkrampfungen beim Wasserlassen.

Als Zwischenmahlzeit sollten bei Prostatabeschwerden Nüsse gegessen werden. Hervorragend sind Haselnüsse (hoher Vitamin-E-Gehalt), Mandeln, Cashewnüsse. Außerdem sind Sonnenblumenkerne zu kauen und Kürbiskerne in großen Mengen zu verzehren. Damit bekommt der Körper eine größere Menge an Vitamin E, und die Entzündungsbereitschaft der Prostata geht zurück.

Hilfreicher Gemüsesaft:

5 Karotten
1 rote Bete
1 Apfel
1 Stück Sellerie
3 Beinwellblätter
³/₄ l Wasser

Diese Zusammenstellung drei Minuten mixen und über den Tag verteilt konsumieren. Der Saft garantiert eine gute Versorgung mit frischen pflanzlichen Wirkstoffen, so daß auch eine entzündete Prostata innerhalb kurzer Zeit wieder ihre normale Größe erreicht.

VERBOTENE NAHRUNGSMITTEL

Jede Art von tierischen Produkten ist zu vermeiden. In erster Linie sollte kein rotes Fleisch gegessen werden, und auch Milchprodukte sind abzulehnen. Fleisch ist auf eine Mahlzeit in der Woche zu beschränken. Zuviel tierisches Eiweiß schwächt die Blase, die Prostata und das ganze Urogenitalsystem. Auch fritierte, gebackene und gebratene Nahrung sollte gemieden werden. Verfeinerte Kohlehydrate sind schädlich. Kaffee schwächt die Nieren, die Blase und die Prostata. In vielen Fällen von Prostatavergrößerung ist ein übermäßiger Kaffeegenuß schuld. Weißer Zucker ist tabu. (Hingegen ist süßes Obst zu empfehlen.)

Rind- und Schweinefleisch sind bei Prostataerkrankungen streng verboten, ebenso Stärkeprodukte wie Kartoffelchips, Pommes frites, Nudeln und Eierteigwaren. Geflügel sollte nur einmal pro Woche in minimaler Menge verzehrt werden. Bei Prostatabeschwerden ist jede Form von Alkohol schädlich.

Auch Zigarettenrauchen ist streng verboten, denn durch das Rauchen gelangt eine Reihe von schädlichen Stoffen in die Blutbahn. In Blase und Prostata sammeln sich diese Stoffe an und führen zur Vergrößerung der Vorsteherdrüse und schließlich zu Krebs. Außerdem wird durch Zigaretten das Immunsystem geschwächt, so daß sich Krebszellen ungehindert vermehren können.

PFLANZENHEILMITTEL

Dreimal täglich sollten 30 Tropfen Sägepalmentinktur eingenommen werden. Abends noch einmal 40 Tropfen, um eine Restharnbildung durch häufiges Wasserlassen zu verhindern. Je nachdem, wie stark die Prostata vergrößert ist, kann Stunde für Stunde eine Menge von 20 bis 30 Tropfen angewendet werden.

Die indianische Pflanze Pfaffia ist ein ausgezeichnetes Hilfsmittel für die Prostata. Von dieser Tinktur dreimal täglich 30 Tropfen.

Gegen brennende Schmerzen beim Wasserlassen wirkt folgende Teemischung:

40 g Schachtelhalm
30 g Kamille
50 g Birkenblätter
10 g Ahornblätter

Diesen Tee zehn Minuten überbrühen, eventuell auch kurz aufkochen, abseihen und täglich fünf bis zehn Tassen einnehmen. Die Verspannungen im Urogenitaltrakt lösen sich, die Harnflut wird größer, der Blasendruck nimmt ab, und der Widerstand wird gebrochen. Es bildet sich kein Restharn mehr.

HOMÖOPATHISCHE MITTEL

Pulsatilla D6, 3 × 20 Tropfen pro Tag
Sabal D4, 3 × 15 Tropfen pro Tag

NAHRUNGSERGÄNZUNGSSTOFFE

Vitamin E, 3× 300 mg täglich
Vitamin C, 3–4 × 250 mg pro Tag

BEWEGUNGSTHERAPIE

Jeden Tag ist ein Spaziergang von mindestens einer halben Stunde zu unternehmen. Tägliche Yogaübungen stärken die Beckenmuskulatur und verringern die Restharnbildung.

Auch Streck- und Dehnübungen sind empfehlenswert, weil auf diese Weise die Selbstheilung des Körpers angeregt wird. Es sollten auch tägliche Meditationsübungen eingehalten werden, um eine Verspannung im Urogenitalbereich zu verhindern.

MENÜ

Frühstück

2 Zitronen
1 Orange
1 kleine Birne
$\frac{1}{2}$ l Wasser

Mit dem Wasser homogenisieren.

Zwischenmahlzeit

1 rote Bete
1 Apfel
1 Chilischote
$\frac{1}{2}$ l Wasser

Dieser Saft schmeckt besonders gut.

Mittagessen

4 Kartoffeln

Salat aus:
Bärlauch, Knoblauch
Zwiebelringen
Schnittlauch
30 Löwenzahnblättern
3 EL Kürbiskernöl
20 schwarzen Oliven
3 aufgeschnittenen grünen Paprikaschoten

Abendessen

1 gedünstetes Dorschfilet

Dazu als Saft:
2 Zitronen
1 rote Bete
2 Karotten
1 Kiwi
1 l Wasser

Im Mixer auf hoher Stufe homogenisieren. Obwohl die Flüssigkeitsmenge recht groß ist, läßt der Harndrang nach. Beim Wasserlassen
wird die Blase restlos geleert. Nach zwei Wochen ist der Harn bakterienfrei, und die Restharnmenge ist stark zurückgegangen.

SCHLAFLOSIGKEIT

Unter Schlaflosigkeit versteht man einen Zustand, bei dem entweder das Einschlafen oder das Durchschlafen gestört ist. Wenn eine Person mit Durchschlafstörungen um Mitternacht erwacht, ist es für sie besonders schwierig, wieder einzuschlafen. Da der Körper jede Nacht jedoch mindestens sechs bis sieben Stunden vollkommene Ruhe braucht, sind die Folgen der Schlaflosigkeit Reizbarkeit, Müdigkeit, Stimmungsschwankungen, Gedächtnis- und Konzentrationsstörungen, aber auch zu hoher oder zu tiefer Blutdruck.

Die ständig gestörte Nachtruhe kann Depressionen auslösen oder selbst Symptom einer Depression sein. Schlaflosigkeit kommt in Europa recht häufig vor. 30 Prozent aller Europäer leiden darunter. Schlaftabletten sind die am häufigsten verordneten Psychopharmaka überhaupt.

Die meisten Schlafstörungen sind durch Angst, Unruhe, Unausgeglichenheit, Sorgen und Probleme begründet. Nach einer längeren Dauer der Schlaflosigkeit können diese Symptome verstärkt auftreten. Zu viele anregende Getränke untertags, zu viele Tassen Cappucino oder Espresso, zuviel fermentierter Tee, zu viele Colagetränke, aber auch ein überladener Magen und Verdauungsprobleme müssen oft mit Schlaflosigkeit bezahlt werden. Ebenso können Störungen der Blase, etwa durch eine Prostatavergrößerung oder bei Frauen durch eine Reizblase, den Schlaf stark belasten. Denn alle ein bis zwei Stunden wird der Betroffene vom Harndrang aufgeweckt, um danach nur schwer wieder einzuschlafen.

Bei jeder Art von Schlaflosigkeit ist es ratsam, einen Facharzt aufzusuchen. So können z. B. schwere Depressionen analysiert werden. Im Labor läßt sich des weiteren untersuchen, ob der Triglyceridgehalt im Blut zu hoch ist. In einem solchen Fall wird das Gehirn nicht mehr richtig durchblutet, und die Schlafzentren bleiben inaktiv.

Jedes Nahrungsmittel, das die Verdauungsorgane belastet, sollte am

Abend vermieden werden. Das trifft besonders auf Fleisch und fette Speisen zu sowie auf tierische Eiweißprodukte. Auch kohlensäurehaltige Getränke können das Einschlafen verzögern oder unmöglich machen. Ein Mangel an körperlicher Aktivität untertags behindert ebenfalls das Einschlafen.

EMPFEHLENSWERTE NAHRUNGSMITTEL

Besonders wichtig ist es, chlorophyllreiche Nahrungsmittel zu sich zu nehmen, z. B. Salate, grünes Gemüse und Hülsenfrüchte oder Mikroalgen wie Chlorella und Spirulina.

In Austern und Muscheln sind Spurenelemente vorhanden, die für einen gesunden und natürlichen Schlaf unbedingt erforderlich sind.

Vollkornprodukte, brauner oder schwarzer Reis, Gerste und Hafer haben einen angenehmen, beruhigenden Effekt und regen das Schlafzentrum an, so daß ein normaler Schlaf-Wach-Rhythmus entsteht. Wahrscheinlich ist dieser Effekt auf die Serotoninproduktion zurückzuführen. Serotonin ist ein Überträgerstoff, der die Impulse vom Schlafzentrum an die Großhirnrinde weiterleitet.

Pilze können das Schlafzentrum anregen. Dazu zählen großsporige Champignons, der Speisetäubling, der Rehbraune Dachpilz, der Kiefernblutreizker, der Körnchenröhrling, der Steinpilz und der Birkenpilz. Diese Pilzgattungen fördern die körpereigene Serotoninbildung.

Folgende Früchte unterstützen das Schlafzentrum: Frische Maulbeeren, Granatäpfel, Zitronen, Nashifrüchte, Limetten, Johannisbrot und Passionsfrüchte. Diese Früchte wirken allgemein beruhigend.

Auch folgende Sprossen haben einen günstigen Einfluß auf das Schlafzentrum: Sonnenblumenkern-, Alfalfa- und Kichererbsensprossen.

Von den Gewürzen sind Dill, Basilikum, Koriander und Anis zu empfehlen.

VERBOTENE NAHRUNGSMITTEL

Für einen gesunden Schlaf sollten man auf alle koffeinhaltigen Getränke verzichten. Auch starke Gewürze stören das Schlafzentrum. Mittel, die zu stark anregend wirken, gehören ebenfalls gestrichen. Das sind unter anderen Guarana, Ginseng und Mate.

Zigaretten und jede Art von Nikotingenuß sind verboten, denn sie veranlassen die adrenergen Hormone zu größerer Aktivität. Unruhe, Schweißausbrüche und Schlaflosigkeit sind die Folgen. Durch Nikotinmißbrauch kommt es zu schnellem Herzschlag (Tachycardie), Blutdrucksteigerung und Hyperaktivität.

Alkohol ist absolut schädlich. Längerer Mißbrauch verhindert ein schnelles Einschlafen und führt zu hartnäckigen Schlafstörungen.

Von raffinierten Kohlehydraten wie z. B. Zucker ist abzuraten. Sie steigern den Vitamin-C- und -B-Verbrauch des Körpers. Ein Mangel an Vitaminen und Spurenelementen führt zu Schlafstörungen. Das Einschlafen verzögert sich.

Bestimmte synthetische Nahrungsergänzungsmittel haben einen ungünstigen Einfluß auf den Schlaf, weil das Schlaf-Wach-Zentrum auf Nervenimpulse nicht mehr empfindlich genug anspricht.

Nahrungskonservierungsmittel sind abzulehnen, da der Schlaf gestört wird. Denn bestimmte Chemikalien übererregen die Großhirnrinde.

Pestizidrückstände können in die feine Steuerung des Schlafzentrums eingreifen und so hartnäckige Schlaflosigkeit verursachen.

Fisch- und Fleischkonserven enthalten nicht selten Schwermetalle, insbesondere Zinn, das durch den langen Lagerungsprozeß von der Dosenwand herausgelöst wird und in die Nahrungsstoffe gelangt. Schwermetallvergiftungen, die chronisch verlaufen, erzeugen eine äußerst hartnäckige Schlaflosigkeit.

PFLANZENHEILMITTEL

In Hagebutten ist Vitamin C gemeinsam mit Bioflavonoiden verbunden. Das wirkt sich auf das Schlafzentrum besonders günstig aus. Eine angenehme Nervenberuhigung läuft parallel zu einem schnelleren Schlafbeginn.

In einer Teemischung von 50:50 wirken sich Kamille und Hopfen beruhigend und entspannend auf das Nervensystem aus. Der Einschlafzeitpunkt setzt früher ein, das Durchschlafen wird erleichtert.

Hopfen und Baldrian, zu gleichen Teilen als Tee verabreicht, sind besonders dann angebracht, wenn nervöse Störungen das Einschlafen behindern. Auch bei leichten Angstzuständen wird das Durchschlafen gefördert.

Ein Tee aus Passionsblume und Hopfen zu gleichen Teilen sollte in der Menge von ein bis zwei Tassen vor dem Einschlafen getrunken werden. Das vertieft den Schlaf, die Traumphasen werden verlängert, und die paradoxen Schlafphasen treten nur mehr in mäßigen Zeitabständen auf. Das Schlafmuster verbessert sich.

HOMÖOPATHISCHE MITTEL

Nux vomica D6 wirkt besonders gut, wenn vor dem Einschlafen 20 Tropfen der Tinktur genommen werden. Bei nervöser Anspannung, bei Sorgen und Problemen erfolgt dann der Schlafeintritt früher, und der Tiefschlaf wird schneller erreicht.

Vor dem Einschlafen sollten 15 Tropfen *Cocculus* D6 in lauwarmem Wasser, mit Honig gesüßt, konsumiert werden. Sorgen und Probleme können dann den Schlaf nicht mehr behindern. Die negativen Auswirkungen von Streß verlieren an Bedeutung.

Coffea D3, in der Dosierung von 20 Tropfen kurz vor dem Einschlafen eingenommen, ist verläßlich, wenn durch Aufregung und freudige Ereignisse nicht die nötige Ruhe für einen schnellen Schlafbeginn vorhanden ist. Coffea verbessert außerdem die Schlaftiefe und die Schlafdauer.

Pulsatilla D6 in der Dosierung von 15 Tropfen kurz vor dem Einschlafen wirkt gegen den Schlaf störende Gedanken. Das gilt auch für leichte Depressionen mit Grübelsucht.

HYDROTHERAPIE (WASSERANWENDUNGEN)

Heiße Fußbäder mit einem beruhigenden Badezusatz leiten den Blutandrang vom Kopf ab, die Gefäße des ganzen Körpers entspannen sich und der Schlafeintritt wird erleichtert. Warme Bäder mit Latschenkiefernöl können den Körper auf einen erholsamen langen Schlaf vorbereiten.

Falls kein Bad zur Verfügung steht, trainieren auch abwechselnd kalte und heiße Duschen das Gefäßsystem.

AUTOGENES TRAINING

Übungen mit autogenem Training sind erfolgversprechend. Hierzu ein Beispiel:

»Ich liege jetzt angenehm entspannt auf dem Rücken, die Arme sind schwer, die Beine sind schwer. Ich spüre im Körper ein angenehmes Wärmegefühl. Dieses Wärmegefühl breitet sich im ganzen Körper aus. Ich spüre, wie ich den Körper immer tiefer auf die Matratze sinken lassen kann. Dadurch entspanne ich mich immer mehr. Diese Entspannung ist angenehm, die Kopfmuskulatur ist entspannt, die

Nackenmuskulatur ist entspannt, die Oberarme sind entspannt. Diese Entspannung breitet sich über den ganzen Körper aus, dabei spüre ich angenehme Ruhe. Es kommt eine Ruhe wie im Schlaf. Diese Gedanken lasse ich immer und überall weiterwirken. Die Ruhe erfaßt nun den ganzen Körper, ich kann dann frei von Sorgen und Problemen mühelos einschlafen. Ich schlafe mühelos ein und lasse den ganzen Körper vollkommen entspannt. Während ich den Körper entspannt liegen lasse, schlafe ich unbekümmert ein und lasse diesen Schlaf fünf bis sechs Stunden ohne Unterbrechung einwirken. Dann geht die Atmung gleichmäßig, tief und in aller Ruhe erlebe ich einen angenehmen, erholsamen Schlaf.«

Diese Übung sollte jedesmal kurz vor dem Einschlafen absolviert werden. Dadurch kann sich die Muskulatur des ganzen Körpers entspannen, und das Aufwachen ist erholsam und fällt sehr leicht.

NAHRUNGSERGÄNZUNGSSTOFFE

Multivitamin+Kieselerde 3 × 1 Kapsel täglich
Thiamin, 2 × 5 mg täglich als Kur
Riboflavin, 2 × 1 mg pro Tag
Vitamin B_6, täglich 3 × 1,5 mg
Vitamin B_{12}, 2 × 1 µg pro Tag
Niacin, 2 × 10 mg pro Tag
Vitamin C, 3 × 250 mg pro Tag
Pantothensäure, 2 × 50 mg pro Tag
Calcium, 3 × 250 mg pro Tag
Magnesiumorotat, 2 × 50 mg pro Tag
Zinkorotat, 2 × 15 mg pro Tag
Mangan, 2 × 0,5 mg pro Tag

Menü

Frühstück

1 Zitrone
3 entkernte frische Datteln
in $^3/_4$ l Wasser mixen

Dazu:
100 g Hüttenkäse
3 Scheiben Vollkornbrot mit Laveloz-Kräuterzusatz
1 aufgeschnittene Gurke mit Meersalz gewürzt

Mittagessen

100 g Dorschfilet
3 Pellkartoffeln
1 aufgeschnittene Zucchini
1 EL kaltgepreßtes Olivenöl
1 Prise schwarzer Pfeffer aus der Mühle
2 aufgeschnittene Frühlingszwiebeln
5 Blätter Basilikum
1 Stengel Estragon
1 EL Zitronensaft

Abendessen

100 g Luzernensprossen, 100 g Sojasprossen
3 Pellkartoffeln, 150 g Feldsalat
1 zerdrückte Knoblauchzehe
1 EL kaltgepreßtes Olivenöl
1 Prise Meersalz

Als Getränk dazu:
1 kleiner Apfel
1 Zitrone
1 Kiwi
2 Datteln
1 l Wasser

Zwei bis drei Minuten homogenisieren.

Diese Kost belastet nicht den Magen-Darm-Trakt, da sie vom Körper problemlos akzeptiert wird. Der Lohn ist ein guter und gesunder Schlaf.

SCHLAGANFALL (APOPLEXIE)

Meist erleiden Personen im fortgeschrittenen Lebensalter eine Apoplexie cerebri, einen Schlaganfall. Je größer die Risikofaktoren sind, desto früher tritt die Arteriosklerose und in der Folge der Schlaganfall auf.

Risikofaktoren sind: über Jahrzehnte bestehender zu hoher Blutdruck, jahrelanger Nikotinmißbrauch, eine schlecht eingestellte Zuckerkrankheit, jahrelang nicht behandelte Fettstoffwechselstörungen. Besonders gefährlich ist bei jungen Frauen die Verbindung von Ovulationshemmern (Antibabypille) mit übermäßigem Nikotingenuß. So kann es schon bei 30jährigen Frauen zu therapieresistenten Schlaganfällen kommen. Aber auch bei Herzrhythmusstörungen und Lungenembolien kann früher oder später eine Apoplexie auftreten. Durchblutungsstörungen der Halsschlagader haben bei älteren Menschen oft Schlaganfälle zur Folge.

Die Bezeichnung Schlaganfall kommt vom schlagartigen Auftreten des Ereignisses, das meist mit Lähmungen, Sprachstörungen, Gangstörungen und Halbseitenzeichen verbunden ist. Wenn die rechte Seite von der Lähmung befallen ist, kommt es meistens zu Störungen im Sprachzentrum auf der linken Gehirnseite. In vielen Fällen muß dann im Laufe von einigen Jahren die Fähigkeit zum sprachlichen Ausdruck wieder erlernt werden. Auch im Rahmen eines Herzinfarkts kann es zu einer mangelhaften Gehirndurchblutung kommen.

Sinkt der Blutdruck im Schlaf zu tief ab, können sich am Morgen Anzeichen eines Schlaganfalls bemerkbar machen. Ein über 30 Jahre lang erhöhter Blutdruck (über dem Wert von 160/100 mmHg) kann im Alter von 70 oder 80 Jahren einen Schlaganfall verursachen. Wenn der Zucker nicht richtig eingestellt ist, das heißt, wenn es immer wieder zum Auftreten von Ketonen im Harn oder von Harnglucose kommt, besteht nach 20- bis 30jähriger Diabetesdauer die Gefahr eines Schlaganfalls.

Wer 30 Jahre lang 30 Zigaretten täglich raucht, der hat schließlich arteriosklerotisch veränderte Gehirngefäße. Hier ist ein Schlaganfall praktisch vorprogrammiert.

Bei Übergewicht besteht schon bei 50- oder 60jährigen Männern die Gefahr eines Schlaganfalls. Bei Frauen kommt es meistens durch den Schutz weiblicher Hormone erst zehn Jahre später zum plötzlichen Zusammenbruch. Wenn die Zahl der roten Blutkörperchen extrem vermehrt ist (diese Krankheit heißt Polycythaemia vera), kann ein Schlaganfall infolge von Dickflüssigkeit des Blutes auftreten. Unregelmäßige Herzaktion vermindert die Gehirndurchblutung, was bei älteren Menschen häufig das genannte Krankheitsbild auslöst. Ebenso wird bei Störungen der Herzklappen das Gehirn zu wenig durchblutet: eine Freikarte für den Schlaganfall.

Nach schwerer körperlicher Überbelastung sowie nach einer schweren Mahlzeit mit viel tierischen Proteinen ist ein Schlaganfall möglich. Gefährlich sind darüber hinaus innere Blutungen, etwa nach einem Unfall mit Milzverletzungen.

Bei einer Herztransplantation kann das Gehirn geschädigt werden, wenn die Blutzufuhr für zwei bis drei Stunden aussetzt. Bei Herz-Bypass-Operationen besteht immer wieder die Gefahr eines Schlaganfalls, da durch die verminderte cerebrale Durchblutung bleibende Gehirnschäden möglich sind.

Im akuten Stadium einer Apoplexie sollte besonders die Atmung beachtet, der Kreislauf gestützt und das Bewußtsein kontrolliert werden. In diesem Stadium kommt es meistens zu pathologischen Reflexen, das heißt, bei Streicheln der Fußsohle macht die große Zehe einer Aufwärtsbewegung. Charakteristisch für einen Schlaganfall ist die Einseitigkeit des Auftretens. Meistens sind die Augenbewegungen zur betroffenen Seite hingewendet. Oftmals besteht zwischen Rechts und Links in der Tastempfindung ein großer Unterschied. Die betroffene Seite weist gesteigerte Reflexe auf.

In den frühen Stadien der Krankheit kommt es zu einer schlaffen Lähmung, in späteren Stadien stehen spastische Muskelverspannungen im Vordergrund, das heißt, der betroffene Arm wird in Beugestellung gehalten, das betroffene Bein bleibt gestreckt und wird beim Gehen halbkreisförmig nach vorn geschoben.

Wenn der Schlaganfall schon mehrere Jahre zurückliegt, gibt es noch ein Zeichen, an dem man erkennt, welche Körperhälfte betroffen war. Beim Vorhalten beider Arme kommt es zum Sinken der entsprechenden Seite und zu einer leichten Innendrehung des ganzen Arms.

Bei der Diagnose einer Apoplexie sollte auch auf eine symmetrische Rückenstellung geachtet werden. Die Zunge darf ebenfalls nicht nach einer Seite ausweichen. Manchmal findet man sogar jahrelang nach einem Schlaganfall auf der betroffenen Seite lebhaftere Reflexe und einen Rest von Spastizität. In manchen Fällen ist nach einem derartigen Anfall eine Pupille enger als die andere. Auch die Schweißsekretion kann auf einer Seite stark sein und auf der anderen Seite gänzlich fehlen. Je nachdem, in welchem Gehirnbereich die Durchblutungsstörung stattgefunden hat, ergeben sich unterschiedliche neurologische Ausfälle.

Bei über 70jährigen ist die Regenerationsfähigkeit des Gehirns gering, in jugendlichen Jahren kann sich das Gehirn besser von Schäden erholen. Dabei ist jedoch zu beachten, daß die Risikofaktoren, die zum Schlaganfall geführt haben, beseitigt werden. Das bedeutet, daß bei Diabetikern der Blutzucker richtig eingestellt werden muß, daß bei hohem Blutdruck Normalwerte unter 160/90 mmHg erreicht werden. Übermäßiger Alkoholkonsum ist zu vermeiden. Frauen müssen die Kombination von Rauchen und Pille aufgeben.

Eine sitzende Lebensweise ist mit Bewegungstraining auszugleichen (70 Watt bei 70 kg Körpergewicht eine halbe Stunde täglich auf dem Hometrainer).

Die Forschungen vieler Jahre haben ergeben, daß ein Schlaganfall nicht aus heiterem Himmel kommt, sondern daß bestimmte Risikofaktoren dieses krankhafte Geschehen auslösen. Dadurch ist es möglich, die Lebensweise zu korrigieren und das Risiko einer Apoplexie auszuschließen.

Je nachdem, welches Gehirnareal beim Schlaganfall betroffen ist, sind auch die Ausfallerscheinungen verschiedenartig. Wenn die Arteria cerebri media in Mitleidenschaft genommen ist, kann das zwar zu einer Lähmung von Arm und Gesicht, jedoch nur zu einem leichten Hinken führen. Ein Verschluß der vorderen Gehirnarterie bewirkt in der Regel keinen Bewußtseinsverlust.

Wenn im Gehirn das Thalamusgebiet betroffen ist, sind in erster Linie Störungen im Gesichtsfeld zu verzeichnen. Es werden also Gegenstände nicht mehr wahrgenommen, die normalerweise im Gesichtsfeld liegen. Dadurch ergeben sich Schwierigkeiten beim Lesen und Schreiben. Beim Schreiben bleibt meistens eine Seite des Blattes leer (die Seite, an der sich der Schlaganfall ausgewirkt hat, wird ignoriert). So wird bei einem Brief entweder die linke oder die rechte Seite nicht beschrieben, weil sie nicht wahrgenommen wird.

Es können hartnäckige Gedächtnisstörungen auftreten, so daß vertraute Personen nicht mehr erkannt werden. Durch die Gehirnschädigung kann sich auch bei Schlaganfällen eine Epilepsie entwickeln. Wenn ein bestimmter Gehirnteil betroffen ist (das Operculum), kommt es zu Schluckstörungen.

In Europa sind jährlich zwei bis drei Personen pro 1000 Einwohner von einem Schlaganfall betroffen. Zwei Drittel dieser Anfälle treten bei Männern auf, weil Frauen durch die körpereigene Östrogenproduktion relativ lange vor einem derartigen Anfall geschützt sind. Je niedriger bei einem Mann die Werte für das Blutfett HDL (high density lipoproteins) liegen, desto höher ist das Risiko, einen Schlaganfall zu erleiden.

ALLGEMEINE MASSNAHMEN

In erster Linie ist darauf zu achten, daß eine Vollwertkost eingehalten wird. Statt Weißmehlprodukten sollte Vollkornbrot gegessen werden. Tierische Fette und tierische Eiweißprodukte müssen auf ein Minimum reduziert werden. Mit gutem Erfolg vorbeugend wirkt sich der Genuß von Hafer- oder Gerstenbrot aus. Durch Gerstenprodukte werden arteriosklerotische Plaques entfernt, bevor sich Ablagerungen unlösbar mit der Gefäßwand verbinden.

EMPFEHLENSWERTE NAHRUNGSMITTEL

Kartoffeln, besonders die deutsche Sorte Sieglinde, sind nährstoffreich und enthalten genügend Mineralstoffe, um einem Schlaganfall vorbeugen zu können. Die niederländischen Sorten Spunta und Nikola und die englische Sorte King Edward sind ebenfalls zu empfehlen. Die Kartoffeln sollten jedoch in der Schale gekocht werden. Dabei ist nur wenig Wasser zu verwenden, um die Erdfrüchte nicht auszulaugen. Die Nährstoffe in der Kartoffel bleiben bei schonender Kochweise erhalten.

Der Melonenkürbis ist von der Nährstoffzusammenstellung geeignet, Schlaganfälle zu verhindern. Von den Kürbis-Sorten ist besonders die Sorte »Whitebush« anzuraten, da der Gehalt an Magnesium und Molybdän überdurchschnittlich gut ist. Bohnen, Erbsen, Sonnenblumenkerne, Sojabohnen-Produkte (Tofu) sind ebenfalls ein Idealmittel zur Vorbeugung gegen diese Krankheit.

Das gilt auch für die Gemüsesorte Topinambur. Diese Pflanze ist reich an Calcium, das der Körper gut aufnehmen kann, und der Vitamin-C-Gehalt ist relativ hoch mit 10 mg pro 100 g Frucht. Desgleichen der Gehalt an Indulin (nicht zu verwechseln mit Insulin). Die Topinamburknolle kann also durch eine insulinähnliche Wirkung des Indulins den Blutzucker tief und die Blutwerte in einem normalen Bereich halten. Besonders wertvoll sind die Topinamburknollen, wenn sie frisch geerntet werden und die Lagerzeit nicht zu lang ist. Wird Topinambur im eigenen Garten angebaut, sollte im Winter das Gartenbeet mit Reisig, Tannenzweigen oder einer 10 cm dicken Laubschicht frostfrei gehalten werden.

Ein weiteres Gemüse, das gegen Schlaganfall hilft, ist die chinesische Wintermelone. Der Wachskörper sollte nicht schwerer als zwei bis drei Kilo sein. Diese Pflanze hat den Vorteil, daß sie lang lagerfähig bleibt. Bei der Zubereitung wird die Schale abgeschabt und das Kerngehäuse mitsamt der inneren Wachsschicht beseitigt. Das Fruchtfleisch wird in Stücke oder Streifen geschnitten und dann leicht angedünstet verzehrt.

Zur Nachbehandlung eines Schlaganfalls ist besonders geeignet:

1 geschälte rote Bete
1 kleine Chilischote
1 Knoblauchzehe
2 Tomaten
in $^3/_4$ l Wasser homogenisieren

Die Mischung ist wohlschmeckend und imstande, krankhaft erhöhte Blutfettwerte zu senken und das für den Körper vorteilhafte HDL in einen höheren Bereich zu bringen.

Von den Obstsorten ist besonders Pomelo nützlich:

100 g geschälte Pomelo
2 Zitronen
2 Orangen
2 Kiwi
$^3/_4$ l Wasser

Diese Mixtur homogenisieren und innerhalb von 20 Minuten schluckweise trinken. Mit dieser Mischung bekommt der Körper die Mineralstoffe und Spurenelemente, die einen Schlaganfall verhindern oder eine bestehende Apoplexie günstig beeinflussen können.

Folgende Säftemischung hat sich zur Behandlung von Schlaganfällen bewährt:

1 mittelgroße Papayafrucht samt den schwarzen Kernen
2 Zitronen
2 Kiwi
³/₄ l Wasser

Die Mischung mixen und über eine Stunde verteilt konsumieren. Wenn dieses Getränk kurmäßig angewendet wird, sinkt der Blutdruck auf einen normalen Wert ab, die Blutfette erreichen die normalen Grenzen und die Gefahr einer Apoplexie wird verringert oder ein bestehender Schlaganfall in seinen Auswirkungen günstig beeinflußt.

VERBOTENE NAHRUNGSMITTEL

Rotes Fleisch, weiterverarbeitete Lebensmittel, wie z. B. Weißmehlnudeln, Weißbrot, Gebäck, Hühnereier, weißer Zucker. Anstelle von tierischen Fetten sollte Kürbiskern-, Sonnenblumenöl oder Avocadofett verwendet werden.
Normales Kochsalz ist durch Meersalz zu ersetzen. Doch auch von Meersalz sollten nur ganz geringe Mengen verwendet werden, denn Salz ist eine der Hauptursachen für einen zu hohen Blutdruck. Bei Gefahr eines Schlaganfalls sollte natriumchloridfreies Salz verwendet werden, also reine Kräutersalze mit einem hohen Kaliumanteil. Von dem Gewürz Glutamat sollte bei der Gefahr eines Schlaganfalls Abstand genommen werden.

HOMÖOPATHISCHE MITTEL
ZUR NACHBEHANDLUNG

Belladonna D6, 3 × 10 Tropfen vor den Mahlzeiten. Belladonna sollte nur dann benutzt werden, wenn der Schlaganfall durch hohen Blutdruck oder durch Blutfette ausgelöst wurde.

Nux vomica D4 ist bei einem Schlaganfall nach einer zu schweren Mahlzeit oder bei Alkoholmißbrauch anzuwenden.

Aconitum D6, 3 × 10 Tropfen, hilft meist dann, wenn der Schlaganfall mit Angstzuständen verbunden ist und Depressionen im Vordergrund stehen.

Arnica D6 kann gegeben werden (3 × 8 Tropfen), um die Auswirkungen eines Schlaganfalls zu mindern.

Lyssenium D4 ist anzuraten, wenn Zeichen einer Polyneuropathie (Nervenentzündung) dazukommen. Bei Zittern und unbeholfenen Bewegungen kann Lyssenium in der Dosierung 3 × 12 Tropfen eingenommen werden.

Lachessis D6 ist zu empfehlen, wenn es zu Sprachstörungen (Aphasien) in Begleitung einer Apoplexie kommt.

Hyoscyamus D6 sollte gegen Stimmungsschwankungen, Lähmungen, Depressionen und Zittern eingesetzt werden.

Durch diese homöopathischen Mittel läßt sich das Krankheitsgeschehen günstig beeinflussen, jedoch sollten diese Mittel, um voll zur Wirkung zu kommen, mindestens über einen Zeitraum von drei bis vier Monaten eingenommen werden.

MENÜ

Morgens, mittags und abends

Fruchtgetränk aus Grapefruit, Orangen, Kiwi, Bananen und Weintrauben in einem Liter Wasser gemixt. Diese Mischung ist dreimal täglich frisch zuzubereiten.

Mittagessen

Salatmischung aus:
300 g Feldsalat
20 Löwenzahnblättern
1 aufgeschnittenen Apfel
3 feingehackten Knoblauchzehen
3 EL Kürbiskernöl

Zweiter Vorschlag zum Mittagessen:
3 Kartoffeln, mit Meersalz gewürzt
1 kleine Zucchini
1 Stück Sellerie
3 Frühlingszwiebeln
20 g Schnittlauch
1 Zitrone
2 EL Olivenöl
2 feingehackte Knoblauchzehen
1 Prise Cayennepfeffer
20 entkernte grüne Oliven

Dazu drei Schnitten Vollkornbrot mit Lavelozrindenextrakten.

Abendessen

5 Blätter Chinakohl
3 Blätter chinesischer Salat
10 Blätter Beinwell
30 Löwenzahnblätter
2 feingehackte Knoblauchzehen
3 TL Olivenöl extra vergine
1 feingehackte Chilischote

Tinnitus (Ohrgeräusche)

In den westlichen Industrienationen ist Tinnitus ein schwerwiegendes Problem, das meistens bei Personen im Alter von 50 bis 60 Jahren erstmals auftritt, obwohl auch jüngere Jahrgänge davon betroffen werden können. In erster Linie zeigt sich Tinnitus bei Menschen, die unter Streß, familiären Problemen, Konfliktsituationen und neurotischen Verhaltensmustern leiden. Fast könnte man eine psychoanalytische Deutung wagen: Die Ohrgeräusche entstehen, wenn der Körper soviel Lärm und Druck erzeugt, daß dadurch das Ohrgeräusch ein Gegengeräusch aufheben muß, um das Gleichgewicht zu bewahren.

Andererseits könnte das Ohrgeräusch auch ein Alarmsignal dafür sein, den Lebensstil zu ändern. Es gibt viele Menschen, die aufgrund von Tinnitus nicht mehr arbeitsfähig sind. Das ständige Geräusch im Ohr verhindert jede Arbeits- und Konzentrationsfähigkeit. In vielen Fällen sind die Arterien eingeengt, so daß es zu Strömungsgeräuschen auf rein physikalischer Basis kommen muß, denn jedes Strömungshindernis führt zu Strömungsgeräuschen. Außerdem kann bei psychischem Streß, bei Ärger, bei ungelösten Problemen ein Reiz auf das sympathische Nervensystem ausgelöst werden, wodurch sich die Strombahn verengt und wiederum Strömungsgeräusche produziert.

Die Ursachen für diese Erkrankung sind jedoch individuell verschieden. Es gibt also nicht einen Tinnitus, sondern verschiedene Tinnitusarten, wobei das Spektrum von rein organisch bedingt bis rein psychisch verursacht reichen kann. Auch eine Ansammlung von Ohrenschmalz mit Pfropfenbildung kann sich als Ohrgeräusch bemerkbar machen. Deshalb sollte bei jeder Form von Tinnitus der Gehörgang kontrolliert werden. Außerdem ist bei jeder Art dieser Erkrankung der Kieferwinkel abzutasten. Die Zähne müssen inspiziert werden. Es könnte sein, daß unverträgliche Metalle wie z. B. eine Mischung von Goldinlays neben Quecksilberplomben besteht. Dadurch könnten elektrische Spannungen ausgelöst werden, die dann ein Rauschen auf der betreffenden Ohrseite erzeugen.

Bei extrem hohen Blutdruckwerten ist ebenfalls mit Strömungsgeräuschen zu rechnen, da die Blutmenge, die regelmäßig zum Gehirn transportiert wird, nicht der physiologisch beschränkten Menge entspricht. Eine Minderdurchblutung beim Absinken des Blutdrucks auf unphysiologische Werte kann Tinnitus zur Folge haben.

Die Ohrgeräusche sind in der Qualität und Quantität recht verschiedenartig. Ein HNO-Arzt kann durch ein Audiogramm einen Gehörausfall oder eine Senkung der physiologischen Hörkurve exakt feststellen. Wenn der Arzt ein Geräusch derselben Frequenz erzeugt, gelingt es manchmal, die Frequenz des Ohrgeräusches und auch die Lautstärke exakt zu bestimmen.

ALLGEMEINE MASSNAHMEN

Besonders Aspirin sollte vermieden werden, denn durch Aspirin kann die Blutviskosität so geändert werden, so daß es zu Strömungsgeräuschen kommt. Wassertreibende Mittel, Antibiotika, Antikoagulantien und blutfettsenkende Substanzen können Ohrgeräusche hervorrufen, da die Blutzusammensetzung eventuell verändert wird. Es sollte darauf geachtet werden, daß der Hämoglobingehalt, der Hämatokritwert, der Eisen- und Mineralstoffgehalt des Bluts im normalen Bereich liegen. Die Blutfettwerte sind häufig zu kontrollieren, denn jede Erhöhung der Blutfettwerte läßt Geräusche im Innenohr entstehen.

Auf jeden Fall ist das Rauchen sofort einzustellen, denn das Rauchen trifft die Blutgefäße des Gehirns besonders hart. Die Innenohrgefäße werden verengt, das heißt, jeder Raucher, der längere Zeit süchtig ist, kann an Tinnitus erkranken oder sogar einen Hörverlust erleiden. Des weiteren ist die Salzzufuhr einzuschränken. Das Verhältnis von

Kalium- zu Natriumsalzen in der Nahrung sollte bei mindestens 5:1 liegen. Das bedeutet, daß vegetarische Kost vorzuziehen ist.

Am besten wirkt sich bei Ohrgeräuschen eine Umstellung auf eine vegetarische Rohkost aus. Die Zufuhr tierischer Proteine ist drastisch zu verringern. Es empfiehlt sich, anstelle von Fleisch Fisch zu konsumieren. Auch koffeinhaltige Lebensmittel sind vom Speiseplan zu streichen. Die koffeinhaltigen Nahrungsmittel putschen den Körper so auf, daß das Sausen und Brummen in den Ohren immer mehr zunimmt.

Auch Schießübungen können lang anhaltende Gehörschäden verursachen. Jedes laute Hören von Musik, egal ob vom Kassettenrecorder, CD-Player oder Radio, jeder Besuch in Discotheken, jede laute Tanzmusik, jedes laute Fernsehgerät sollten vermieden werden. Denn die Geräusche, die aus Radio oder Fernseher kommen, sind so verändert, daß sie nicht dem physiologischen Geräuschpegel entsprechen, für den das Ohr konstruiert ist. Jede Dauerberieselung mit Schall ist schädlich, da das Innenohr unter Dauerstreß gerät und mit Gegengeräuschen antwortet.

In manchen Fällen helfen Entspannungsübungen wie Biofeedback, wobei die Elektroden an der Stirne aufgesetzt werden. Unter keinen Umständen sind die Ohren mit Wattestäbchen zu reinigen. Denn es können Ohrengeräusche verursachende Pfropfen entstehen. Manchmal verhilft ein über Kopfhörer erzeugter, bestimmter Ton, das Ohrgeräusch zu maskieren und schließlich zu löschen.

EMPFEHLENSWERTE NAHRUNGSMITTEL

Brokkoli, Brüssler Sprossen, Kürbis, Karotten, rote Rüben, rote Paprika, Chilischoten, das heißt alle Gemüsesorten, die besonders viel Beta-Carotin enthalten, eignen sich, Tinnitus zu lindern. Vitamin-C-reiche Lebensmittel wie Acerolakirschen, Orangen, Mandarinen, Satsumas, Tangerinen und Löwenzahnblätter wirken sich günstig auf ein Ohrgeräusch aus. Grüne Gemüsesorten, Vollkornprodukte, Sprossen, Keimlinge, Brunnenkresse, Kapuzinerkresse, Makro- und Mikroalgenprodukte sollten bei jeder Diät, die gegen Tinnitus gerichtet ist, eingebunden werden.

Die tägliche Aufnahme von zinkreichen Nahrungsmitteln ist wünschenswert. Dazu zählen Vollkornprodukte, Shrimps, Kürbiskernsamen, Brüssler Sprossen und Feldsalat. Diese Lebensmittel sollten fast jeden Tag auf dem Speiseplan stehen.

Knoblauch ist durch seine Antipilz- und Antibakterienwirkung geeignet, Entzündungen und andere Ursachen der Ohrgeräusche zu beseitigen. Die cholesterin- und fettsenkende Wirkung dieser Pflanze ist beachtlich. Dadurch können Teilfaktoren, die zum Ohrgeräusch beigetragen haben, ausgeschaltet werden.

VERBOTENE NAHRUNGSMITTEL

Milchprodukte, vor allem, wenn sie mit Industriezucker angereichert sind, alle fettreichen Nahrungsmittel, besonders alle tierischen Fettprodukte sind vom Speiseplan zu streichen. Industriezucker, Industriemehl, weißer Reis, Weißbrot, Weißbrotgebäck, Bisquitrouladen und alle Konditoreiwaren haben dort ebenfalls nichts zu suchen. Auch gebratene oder gebackene, fritierte und geröstete Lebensmittel sind tabu.

NAHRUNGSERGÄNZUNGSSTOFFE

Thiamin, 3×2 mg pro Tag
Riboflavin, 3×3 mg pro Tag
Vitamin B_6, 3×10 mg pro Tag
Vitamin B_{12}, 3×2 µg pro Tag

Vitamin C, 3 × 250 mg pro Tag
Vitamin E, 3 × 100 mg pro Tag
Ginkgo-biloba-Extrakt, 3 × 250 mg pro Tag
Leucea-carthamoides-Tropfen, 3 × 10 Tropfen pro Tag

MENÜ GEGEN TINNITUS BEI RAUCHERN

Frühstück

¼ rote Bete
½ Apfel, 1 Banane, 2 Datteln
in 1 l Wasser homogenisieren

Dazu:
100 g Haferflocken
100 g geriebene Nüsse
100 ml Sojamilch

Mittagessen

Das gleiche Getränk wie morgens

Dazu:
4 Pellkartoffeln
30 Löwenzahnblätter
150 g Feldsalat
30 Walnüsse
20 schwarze, entkernte Oliven
2 EL Kürbiskernöl
1 Prise frisch gemahlener weißer Pfeffer
3 feingehackte Knoblauchzehen

Abendessen

250 ml Sojamilch
4 Pellkartoffeln
5 Shrimps
200 g Endiviensalat
200 g frische Erbsen, mit Essig und Öl angemacht

Bei dieser Ernährungsweise normalisieren sich die Blutfettwerte, das Allgemeinbefinden bessert sich, die Konzentrationsfähigkeit nimmt zu, und die störenden Ohrgeräusche ebben langsam ab. Fünf Wochen später ist der Patient beschwerdefrei.

ÜBERGEWICHT

Von Übergewicht spricht man, wenn das Körpergewicht 20 Prozent über dem Normalgewicht liegt. Es entsteht immer dann, wenn die Anzahl der Kalorien, die pro Tag verzehrt werden, höher liegt, als es dem Verbrauch an Energie entspricht. Es gibt sehr viel Gründe, warum eine Person übergewichtig wird, auch wenn eine Reihe von Faktoren bis jetzt noch nicht in allen Einzelheiten abgeklärt ist. Hinzu kommt, daß bei starkem Übergewicht die Fettschicht den Körper isoliert, wodurch der Kalorienverbrauch äußerst gering ist. Die Fettschicht behindert wie bei einer Thermoskanne den Energieabfluß. So gibt es Übergewichtige, die bei 500 Kalorien pro Tag weder zu- noch abnehmen.

Wieviel Energie tatsächlich am Tag verbraucht wird, hängt nicht zuletzt von der körperlichen Aktivität ab. Je mehr das Übergewicht im Vordergrund steht, desto geringer ist die körperliche Aktivität, da zusätzliches Fett den Körper träge, müde und schläfrig macht. Der Wunsch nach Bewegung kommt gar nicht erst auf. Oft wird aus purer Langeweile weitergegessen, denn das Essen beseitigt Angst, Langeweile und Unzufriedenheit.

Sind 30 oder 40 Kilogramm Übergewicht festzustellen, muß ein suchtartiges Eßverhalten angenommen werden. Das macht eine Gewichtabnahme fast unmöglich. Sobald nämlich die Kalorienzufuhr unterbrochen wird, treten Angst, Unruhe, Zittern und Schweißausbrüche auf. Dieser Zustand kann erst durch weiteres Essen innerhalb kurzer Zeit beseitigt werden.

Übergewicht ist ein Risikofaktor für viele Krankheiten, z. B. für Herzkrankheiten, Diabetes, hohen Blutdruck, Brust-, Gebärmutter-, Dickdarm- und Prostatakrebs. Andere Begleiterscheinungen der Fettsucht sind Gelenkentzündungen, Rückenschmerzen, Kniegelenkbeschwerden, Nackenbeschwerden und Kopfschmerzen. Starkes Übergewicht verändert zwangsläufig die Statik, daraus ergeben sich die erwähnten Gelenkerkrankungen.

Das Problem der Fettsucht ist in fast allen Industrienationen gleich hoch anzusetzen. Besonders in den Vereinigten Staaten liegt der tägliche Fettverzehr bei 80 bis 100 g. Dort wird in vielen Bevölkerungskreisen das Übergewicht als Begleiterscheinung eines fortgeschrittenen Alters kritiklos akzeptiert. Es wird also erst gar nicht gegen diese Belastung vorgegangen.

Jeder Versuch, das Übergewicht abzubauen, ist mit schmerzhaften Hungergefühlen verbunden, die erst dann vergehen, wenn das ursprüngliche Eßverhalten wieder aufgenommen wird. Das süchtige Eßverhalten erkennt man daran, daß ein Würstchen innerhalb von zwei bis drei Sekunden hinuntergeschlungen wird und daß die Bissen, die zum Mund geführt werden, außerordentlich groß sind. Dabei wird in kurzer Zeit ein beträchtliches Übergewicht erreicht.

Die übermäßige Körperfettansammlung wird meist nicht mit falschen Eßgewohnheiten erklärt, sondern mit Vererbung, Lebensumständen und Drüsenfehlfunktionen.

Insbesondere für Männer hat das Übergewicht katastrophale Auswirkungen. Bei einem Bauchumfang von 90 cm ist das Risiko, einen tödlichen Herzinfarkt zu erleiden, zehnmal so hoch wie bei gleichalten normalgewichtigen Männern. Wer einen Bauchumfang von über einem Meter hat, stirbt zu 80 Prozent zwischen dem 60. und dem 65. Lebensjahr. Noch gefährlicher ist das Übergewicht, wenn falsche Ernährungsgewohnheiten hinzukommen, wie z. B. Essen von Fett tierischer Herkunft, starker Alkoholkonsum oder jahrelanger Nikotinmißbrauch. Liegt auch noch Bewegungsmangel vor, ergeben sich daraus tödliche Konsequenzen.

Es hat sich herausgestellt, daß das Kalorienzählen bei versuchter Gewichtsabnahme völlig unsinnig ist. Das Kalorienzählen führt zu Selbstquälerei, sinnloser Selbstbeschränkung, und schließlich tritt ein Überdruß auf. Es wird dann wieder herzhaft zugegriffen und das ursprüngliche Gewicht innerhalb kurzer Zeit erneut erreicht, und sogar beträchtlich überschritten, das heißt, die Dicken werden durch Fasten nach kurzer Zeit noch dicker.

Die besten Ergebnisse lassen sich nur mit einer Umstellung der Eßgewohnheiten erzielen, die wieder der Urernährung der Menschheit entspricht. Es wird nichts mehr gekocht. Die Nahrung wird roh gegessen. Sie besteht aus Wurzelgemüse, Blättern, Spinat, Früchten, Nüssen, Obst und allen Gemüsesorten, die individuell ausgesucht werden können. Tierische Fette haben bei so einer Kost nichts mehr zu suchen. Nach dieser Umstellung sinkt die Gefahr eines Herzinfarkts und eines Schlaganfalls beträchtlich. Etwa zwei bis drei Monate später sind fünf bis zehn Kilo abgespeckt. Wird diese Ernährungsform drei bis vier Jahre eingehalten, ist das ideale Gewicht erreicht. Am Bauch bleibt keine Fettschürze zurück. Durch die langsame Gewichtsabnahme kann sich die Haut zusammenziehen, ohne Falten zu bilden. Es gibt auch keine seelischen Probleme mehr.

Falls bei dieser Ernährungsform sich jemand fragt, woher das Eiweiß kommen soll, das der Körper braucht, ist die Antwort: Mehrere Pflanzensorten enthalten bis zu 25 Prozent hochwertiges Eiweiß, Hafer z. B. 15 Prozent, Bohnen und verschiedene Getreidesorten oder Nüsse bis zu 25 Prozent.

Das steht im Widerspruch zu vielen, zum Teil auch ärztlichen Ansichten, daß Fleisch, Fisch und Milchprodukte unbedingt notwendig seien, um den Eiweißbedarf zu decken. Für viele Menschen ist eine sparsame, knappe Eiweißaufnahme lebenserhaltend und eine Eiweißmast tödlich. Je mehr ein Mensch zu Fettsucht neigt, desto strenger sollte die Rohkost eingehalten werden.

Interessant ist, daß mit der Höhe des Einkommens eines Landes die Anzahl der Übergewichtigen steigt. So gibt es eine klare Relation zwischen dem Lebensstandard und dem Prozentsatz der Übergewichtigen. In den Vereinigten Staaten liegt der Anteil der Übergewichtigen in der erwachsenen Bevölkerung bei 30 Prozent, in der Schweiz bei 28 Prozent, in Deutschland bei 25 Prozent, in Österreich bei 23 Prozent und in Ungarn bei 20 Prozent.

ALLGEMEINE MASSNAHMEN

Es sollte unbedingt ein Bewegungstraining absolviert werden, dazu eignet sich jede Sportart. Am besten ist es, täglich ein bis zwei Stunden im Meer zu baden. Wenn das nicht möglich ist, reicht es aus, im Hallenbad täglich 500 m zu schwimmen. Zusätzlich sollte ein Waldlauf von einer Stunde absolviert oder eine Stunde lang am Heimfahrrad trainiert werden. Dadurch erhöht sich der Kalorienverbrauch, und überflüssiges Fettgewebe wird leichter abgebaut. Die Eßgewohnheiten müssen deutlich geändert werden, der Fettkonsum sollte auf 10 bis 15 g Pflanzenfett pro Tag umgestellt werden. Jede Art von tierischen Fetten ist verboten.

Der Anteil der Rohkost ist bei 90 Prozent anzusetzen. Hauptsächlich Vollkornprodukte, frische Obst- und Gemüsesorten, Nüsse. Rohes Obst und rohes Gemüse sind faserstoffreich, fördern die Fettverdauung und enthalten nur wenig Kalorien. Das richtige Abnehmen erfordert eine ärztliche Kontrolle, denn es könnte innerhalb der ersten Wochen zu einer Stoffwechselentgleisung kommen: Der Blutdruck sinkt viel zu schnell ab, der Blutzucker gerät in große Schwankungen. Der Herzrhythmus ist durch eine zu radikale Abmagerungskur gestört. Deshalb sind laufende Laboruntersuchungen und fachärztliche Kontrollen unbedingt notwendig.

Jede Art von Radikalkur ist abzulehnen, sogenannte Nulldiäten haben zu unerwarteten Todesfällen geführt. Denn viele Übergewichtige behaupten, das Essen sei ihr Leben. Wenn der Lebensinhalt auf dem Spiel steht, können schwere Depressionen auftreten. In manchen Fällen kommt es dann zu tödlichen Komplikationen.

Ist der Körper auf Medikamente eingestellt ist, muß das Abnehmen ärztlich überwacht werden, denn bei einer kalorienarmen Diät ändert sich auch die Höhe der Dosierung bei verschiedenen Medikamenten. Müssen Bluthochdruckmittel eingenommen werden, kann beim Fasten der Blutdruck eine kritische Grenze mit Kollapsgefahr überschreiten.

EMPFEHLENSWERTE NAHRUNGSMITTEL

Vollkornprodukte, brauner und schwarzer Reis, Hafer, Gerste, Mais, Amaranth, Quinoia. Auch Basmatireis ist vorteilhaft. Hülsenfrüchte sind empfehlenswert, weil sie stark sättigend sind und einen hohen Eiweißgehalt aufweisen. Adzukibohnen und schwarze Bohnen sind nützlich, ebenso Linsen, Kichererbsen und grüne Bohnen. Gemüsesorten mit frischen, grünen Blättern wie Löwenzahn, Bärlauch, Chinakohl, Weiß- und Rotkohl, Brokkoli, Kürbis, Karotten und andere Wurzelsorten sind wegen ihres geringen Kaloriengehaltes hervorzuheben. Seetang und Algen eignen sich wegen ihres hohen Jod- und Mineralstoffgehalts bestens, an Gewicht zu verlieren. Seetang steigert den Stoffwechsel. So läßt sich das Gewicht innerhalb kurzer Zeit beträchtlich reduzieren. Das gilt auch für Spirulina und andere Algenprodukte. Kaltgepreßtes Kürbiskernöl, Sonnenblumenkernöl und Flachsöl halten auch während der Phase des Abnehmens das hormonelle Gleichgewicht aufrecht. Drei bis vier Teelöffel Flachsöl reichen aus, um einen Salat mit Kräutern schmackhaft zu machen und den notwendigen Bedarf an pflanzlichen Fetten zu decken.

Früchte, wie z. B. Äpfel, Pflaumen, Birnen, Beeren, Orangen, Datteln und Bananen sind sättigend und verdrängen das Hungergefühl, so daß keine Lust mehr auf Junkfood besteht. Obst und Gemüse schwemmen schadhafte Körperzellen aus, entleeren Wasseransammlungen und beseitigen die Reste der Eiweißmasse. Schwäche, Müdigkeit und üble Laune haben keine Chance mehr.

In bestimmten Fällen haben sich Ziegenmilchprodukte bewährt, denn die Ziegenmilch entspricht in ihrer Zusammensetzung am ehesten noch den menschlichen Bedürfnissen. Diese Milch ist dann erlaubt, wenn der Körper Schwierigkeiten hat, das pflanzliche Eiweiß zu verwerten.

Bei jeder Abmagerungskur dürfen Blütenpollen nicht fehlen, da sie besonders mineralstoffreich sind und den Vorgang des Abnehmens fördern.

VERBOTENE NAHRUNGSMITTEL

Die tierischen Fette müssen radikal eingeschränkt werden. Das geht so weit, daß der Kaffee am besten schwarz getrunken wird, höchstens ein Teelöffel Milch ist erlaubt. Von der Ziegenmilch ist etwas mehr gestattet, auch Stutenmilchprodukte dürfen etwas höher dosiert werden, wenn das Übergewicht nicht mehr als 20 Kilo beträgt. Der Kochsalzverbrauch ist einzuschränken. Es darf nicht nachgesalzen werden, denn Kochsalz führt zu einem aufgeschwemmten Körper.

Alkohol ist sehr kalorienreich. Ein Gramm Alkohol enthält sieben Kalorien und ist deshalb tabu. Wenn jemand 20 Kilo Übergewicht hat und jeden Tag drei Bier trinkt, wird er sein Gewichtsproblem nicht lösen können, denn allein durch die Kalorienanzahl des Bieres kann nie eine Kalorienabsenkung erreicht werden.

Alles, was zu scharf gewürzt ist und den Appetit stimuliert, sollte weggelassen werden. Dazu gehören Tee, Kaffee, stark gezuckerte Getränke, aber auch alle Tabakprodukte.

PFLANZENHEILMITTEL

Zur Förderung des Fettabbaus verhilft Nachtkerzenöl in der täglichen Dosierung von 3 × 1 Kapsel. Das Abnehmen wird durch die Einnahme von schwarzen Johannisbeeren unterstützt. Täglich sollten 3 × 50 g schwarze Johannisbeeren entweder als Saft oder als frische Beeren konsumiert werden.

Klettentee, täglich getrunken, ist geradezu ideal geeignet, die Ausschwemmung von Giftstoffen zu beschleunigen. Alfalfasprossen helfen beim Ausscheiden der Stoffwechselschlacken.

Zur Beseitigung des Übergewichtes ist folgender Tee hilfreich:

30 g Kamille
20 g Brennesselblätter
40 g Vogelmiere
30 g Frauenmantel

Die Teemischung kurz vor dem Aufkochen vom Herd nehmen und eine Viertelstunde ziehen lassen. Den Tee vor den Mahlzeiten trinken. Dadurch werden das Hungergefühl und der Appetit eingeschränkt.

Ein anderer Tee, der beim Abnehmen hilft:

30 g Pfefferminze
40 g Kamille
30 g Brennesselblätter

Den Tee wird kurz aufkochen, eine Viertelstunde ziehen lassen und eine Tasse zu den Mahlzeiten trinken.

NAHRUNGSERGÄNZUNGSSTOFFE

Beta-Carotin, 3 × 25 mg
Thiamin, 3 × 0,5 mg
Riboflavin, 2–3 mg pro Tag
Niacin, 3 × 5 mg pro Tag
Vitamin B_6, 3 × 3 mg pro Tag
Vitamin B_{12}, 3 × 1 µg pro Tag
Vitamin C, 4 × 250 mg pro Tag

Vitamin E, 3 × 100 mg pro Tag
Eisenglukonat, 3 × 10 mg pro Tag
Magnesiumorotat, 3 × 50 mg pro Tag
Zinkorotat, 30 mg täglich
Folsäure, 3 × 100 µg pro Tag
Selen, 3 × 50 µg pro Tag
Chromorotat, 3 × 50 µg pro Tag

MENÜ

Frühstück

2 Orangen
1 Zitrone
1 Kiwi
1 Banane
$^3/_4$ l Wasser

Drei Minuten im Mixer homogenisieren

Dazu:
100 g Haferflocken
30 Rosinen
250 ml Magerjoghurt

Zwischenmahlzeit

1 Apfel

Mittagessen

3 Kakifrüchte
1 Banane
1 l Wasser

Drei Minuten lang mixen

Dazu:
200 g Feldsalat
30 Oliven
2 feingehackte Knoblauchzehen
20 Zwiebelringe
2 EL Distelöl

Zwischenmahlzeit

Am Nachmittag folgendes Getränk:
1 Banane
2 Äpfel
1 Karotte
1 Zitrone
in 1 l Wasser mixen

Abendessen

150 g Alfalfasprossen
1 Pellkartoffel
1 EL Olivenöl
100 g Schnittkohl

Spätmahlzeit

1 Mango

In der ersten Woche läßt sich das Gewicht bereits um drei Kilo reduzieren, in der zweiten Woche um zwei. Diese schnelle Gewichtsabnahme ist hauptsächlich auf die kaliumreiche Ernährung zurückzuführen.

Verstopfung

Bei einer Verstopfung kommt es nur selten und dann unter Schwierigkeiten zu Darmentleerungen. Begleiterscheinungen sind meist Kopfschmerzen, belegte Zunge, Müdigkeit, Schwindelgefühl, übelriechender Atem, Depressionen, Unausgeglichenheit, Reizbarkeit und Konzentrationsstörungen. Betroffen sind oft Frauen im Alter von über 40 Jahren und Personen, die vorwiegend in Sitzberufen beschäftigt sind.

Die Hauptursache der Verstopfung ist ein Mangel an Faserstoffen in der Ernährung. Dem Darm fehlt damit der nötige Anreiz, um den Nahrungsbrei weiterzutransportieren. Bei Naturvölkern ist Verstopfung nahezu unbekannt, denn die Nahrung enthält mindestens 100 g Faserstoffanteile aus Zellulose und anderen schwer verdaulichen Produkten. Bei manchen Ernährungsgewohnheiten in Mitteleuropa beträgt der Faseranteil weniger als 20 Prozent. Die Folge: Der Nahrungsbrei verbleibt zu lange im Darm, und Fäulnisbakterien tragen dann weiter dazu bei, daß Beschwerden bei der Verdauung auftreten.

Werden die Entleerungsimpulse des Darms ignoriert, entsteht ein gewaltiger Rückstau, wobei sich der Stuhlgang bis zu sogenannten Stuhlsteinen verhärtet. Die medizinische Bezeichnung ist Koprolithen. Bei längerer Verstopfung kann es auch zu einer Darmdivertikelbildung kommen. Das sind kleine Ausstülpungen der Darmwand, die sich dann mit Stuhl, Bakterienmassen und Kotrückständen füllen.

In einem späteren Stadium können sich Polypen bilden, die sich nicht selten bösartig verändern. Weil sich sehr viele Karzinogene im Darm befinden, kann sich nach einer Latenzzeit von zwei bis drei Jahren ein Dickdarmkarzinom entwickeln. Wenn 20 bis 30 Jahre hindurch Abführmittel genommen werden, um die Konstipation zu beseitigen, können sich ebenfalls bösartige Wucherungen an der Darmschleimhaut bilden.

Um einer Verstopfung vorzubeugen, ist es notwendig, bei der geringsten Darmregung die Toilette aufzusuchen. Die Impulse des Körpers müssen rechtzeitig verstanden und befolgt werden. Außerdem ist es notwendig, viel faserreiche Rohkost zu verzehren, damit die Darmbewegungen stimuliert werden. Es sollte immer genügend Flüssigkeit getrunken werden, denn durch einen zu geringen Wassergehalt wird der Stuhlgang zu trocken und zu fest. Die Darmentleerung wird schmerzhaft und kann zudem schmerzhafte Analfissuren hervorrufen. Ein gesunder Darm ist die Grundlage für angenehme Stimmung, Wohlbefinden, Ausdauer und für ein harmonisches Glücksgefühl.

Sind die Darmbewegungen zu schwach und wird der Darm zu selten entleert, können sich giftige Stoffe im Körper ansammeln und die Körperchemie durcheinanderbringen. Es bilden sich nämlich Fäulnisgifte, wie z. B. Indikan oder Skatol. Sie können eine Selbstvergiftung des Körpers bewirken. Die Ursachen der meisten Fälle von Verstopfung sind Bewegungsarmut, sitzende Tätigkeit, faserarme Kost, zu wenig Rohkost, zu energiereiche, zu fette und zu eiweißreiche Nahrungsmittel. Wenn sich die Verstopfung über einen längeren Zeitraum erstreckt, wird die Darmmuskulatur geschwächt und muß erst wieder langsam aufgebaut werden.

EMPFEHLENSWERTE NAHRUNGSMITTEL

Eine Diät mit einem hohen Faseranteil ist anzuraten, wie z. B. Vollkornprodukte und viele Salate mit dunkelgrünen Salatblättern, Hülsenfrüchte und andere faserreiche Früchte.

In schweren Fällen von Verstopfung hilft eine Apfelmonodiät. Eine Woche lang werden morgens, mittags und abends jeweils zwei bis drei Äpfel gegessen. Sonst nichts. Unterstützen läßt sich diese Monodiät mit Schindele-Pulver: zwei bis drei Eßlöffel Schindele-Pulver in einem halben Liter Wasser gelöst zu jeder Apfelmahlzeit. Das reinigt den Darm, scheidet mögliche Kotsteine aus und fördert die Selbstreinigung des ganzen Körpers. Am zweiten oder dritten Tag entleeren sich große Mengen eines übelriechenden Kots, der sich bereits seit Monaten im Körper angestaut hat.

Ist das Apfelfasten beendet, nimmt man zwei bis drei Eßlöffel Olivenöl. Das Öl stimuliert den Körper, auch den alten, im Körper festgesetzten und verhärteten Kot herauszulösen. Danach spüren die Patienten eine große Erleichterung.

Die Apfeldiät kann in schweren Fällen auch mit folgender Teemischung kombiniert werden:

50 g Sennesblätter
50 g Kamillenblüten
30 g Cortex fangulae
50 g Himbeerblätter

Von dieser Teemischung einen Eßlöffel in einem halben Liter Wasser kurz aufkochen und eine halbe Stunde ziehen lassen. Filtern und mit Honig gesüßt trinken.

BEI HARTNÄCKIGER VERSTOPFUNG IST FOLGENDE DIÄT ZU EMPFEHLEN:

Morgens:

200 g Sauerkraut

Mittags:

5 Äpfel

Abends:

3 Kaktusfeigen, bei denen die Schale entfernt wurde
30 gekochte Rosenkohlröschen
20 Oliven
30 Blätter Löwenzahn
1 EL Olivenöl
$\frac{1}{2}$ Schale Haferflocken
100 g fettarmer Joghurt

Durch diese Diät wird der Fasergehalt erhöht und der Darm zur regelmäßige Entleerungen angeregt. Weitere Abführmittel sind nicht mehr notwendig.

Zu den Mahlzeiten sollten immer drei bis vier Eßlöffel Weizenkleie gegessen werden. Die Weizenkleie kann unter andere Nahrungsmittel wie Reis, Polenta oder Kartoffelpüree gemischt werden. Ist die Verstopfung hartnäckig, können am Abend zehn Pflaumen in Wasser eingeweicht und morgens zum Frühstück verzehrt werden.

Noch wirkungsvoller ist folgende Mischung:

10 Feigen
1 Banane
1 Zitrone
in 1 l Wasser gemixt

Von dieser Mixtur trinkt man dreimal täglich. Die vielen Faserstoffe führen in regelmäßigen Abständen zu einem schmerzfreien Stuhlgang.

Kürbiskernöl, das schwarz ist und noch viele Kernbestandteile enthält, hilft ebenfalls, den Stuhlgang weich zu halten und einer Verstopfung vorzubeugen.

Wer zu Verstopfung neigt, sollte

1 Banane
2 Feigen
1 Zitrone

in einem Liter Wasser homogenisiert über den Tag verteilt einnehmen. Der hohe Gehalt an Ballaststoffen beseitigt auch eine hartnäckige Obstipation.

In manchen Fällen ist es notwendig, Sesamsamen dreimal pro Tag zu konsumieren. Auch Leinsamen, die 50 Stunden im Wasser eingeweicht worden sind, ergeben ein gutes Mittel gegen die Verstopfung. Von großem Nutzen kann Joghurt sein, in dem lebende Bifiduskeime vorhanden sind; zwei- bis dreimal täglich 100 ml. Dieser Joghurt greift eine abnorme Darmbesiedelung an, die zur Verstopfung geführt hat, und normalisiert innerhalb kurzer Zeit die Darmflora.
Verstopfung entsteht meist durch den Verzehr von Fleisch, Mehlprodukten, Industriezucker, verfeinerten Lebensmitteln und künstlich erzeugten Produkten. Das alles sind Stoffe, mit denen der Körper nichts anzufangen weiß. Der menschliche Darm ist ungefähr neun bis zehn Meter lang. Diese Darmlänge spricht für eine rein pflanzliche Ernährung und in erster Linie für Rohkost, denn durch Rohkost ist eine Verstopfung aufgrund des Zellulose- und Fasergehalts der Nahrung fast unmöglich. Auch das Körpergewicht liegt bei Menschen, die sich von Rohkost ernähren, im normalen Bereich, und der Prozentsatz der übergewichtigen Rohkostverzehrer beträgt nur 0,5 bis ein Prozent (im Gegensatz zur übrigen Bevölkerung, wo er bei 30 bis 40 Prozent liegt). Wenn jahrelang die falsche Kostform gewählt wird, kommt es schließlich zu einer hartnäckigen Verstopfung.
Getrocknete Pflaumen, Zwetschgen, Birnen, Pflaumen, Äpfel, Aprikosen, Walnüsse, Pistazien, Mandeln, Alfalfa- und Gerstenkeimlinge, Karotten, Kohl, rote Bete, Okra und Meeresalgen sind gute Hilfsmit-

tel, um einer Verstopfung vorzubeugen. Einer gestörte Darmflora kann man am besten mit Sauerkraut, Misu, Weizengras, Spirulina und Chlorellaalgenmehl beikommen.

VERBOTENE NAHRUNGSMITTEL

Jede Art von Fleisch ist verboten. Tierische Fette und andere fettreiche Nahrungsmittel sollten vermieden werden mit Ausnahme von Olivenöl, Sesamöl und Kürbiskernöl. Zu scharf gewürzte Speisen sind für den Darm nicht vorteilhaft. Koffeinhaltige Getränke sind zu streichen, denn der Darm sollte ohne stimulierende Getränke richtig funktionieren.

Industriezucker, Industriemehle, geschälter Reis sind zu vermeiden, denn in diesen Lebensmitteln sind zu wenig Ballaststoffe enthalten.

Alkohol ist in jeder Form abzulehnen. Er belastet auf Dauer die gesamte Verdauung. Durch konzentrierten Alkohol werden die Verdauungsorgane, die Leber und fast alle endokrinen Drüsen, auch das Gehirn und die Ohrspeicheldrüse geschädigt. Wenn der Darm bereits durch eine Verstopfung beeinträchtigt ist, bleibt für Alkohol kein Platz mehr.

PFLANZENHEILMITTEL

Bei der Behandlung einer Verstopfung haben sich Cascara-sagrada-Rinde und Rharbarberwurzel bewährt.

Auch Berberitzenrinde ist hilfreich: sie kann als Tee kurz aufgekocht und gefiltert getrunken werden.

Löwenzahnwurzel: Die Wurzel fein aufschneiden und mit Pfeffer und

Salz würzen. Es ist auch möglich, aus der Löwenzahnwurzel einen wohlschmeckenden Tee zuzubereiten. Dazu nimmt man ein kleines Stück der Wurzel und kocht es 15 Minuten aus. Dann läßt man den Tee 20 Minuten ziehen und nimmt ihn schluckweise mit Honig gesüßt vor den Mahlzeiten ein.

Ein bis zwei Sennesblätter auf eine Tasse Wasser kurz aufkochen, mit Honig süßen. Wohlschmeckender wird der Tee, wenn er mit Kamillenblüten zu gleichen Teilen gemischt wird.

Flachssamen können in Wasser eingeweicht oder kurz aufgekocht werden. Man kann den Aufguß trinken und die Flachssamen essen. Dadurch bekommt der Körper die Faserstoffe und die Ballaststoffe, die er für eine normal funktionierende Verdauung braucht.

Ein weiterer günstiger Tee:

50 g Rhabarberwurzel

10 g Cascara sagrada

20 g Ingwerwurzel

30 g Süßholzwurzel

40 g Brennesselwurzel

20 g Kalmuswurzel

Diese Mixtur fünf Minuten aufkochen und 20 Minuten ziehen lassen. Mit Honig gesüßt zu den Mahlzeiten konsumieren. Die Wirkstoffe dieses Tees regen die Darmperistaltik an und fördern eine schmerzfreie Darmentleerung ohne Spastik und ohne Krämpfe.

HOMÖOPATHISCHE MITTEL

Nox vomica D6, 3 × 15 Tropfen. Dieses Mittel sollte jeweils vor den Mahlzeiten eingenommen werden. Nach etwa zwei bis drei Wochen stellt sich der Erfolg ein.

Sulfur depuratum D1, 3 × 20 Tropfen vor den Mahlzeiten bewirken, daß die Motilität wieder in Gang kommt, die Darmperistaltik angeregt wird und alte, verhärtete Kotreste schnell ausgeschieden werden.

Bryonia D3, 3 × 10 Tropfen, ist ein Abführmittel, das besonders für Kinder geeignet ist. Es baut die Darmflora auf, die Stuhlentleerung geht leicht vor sich.

Graphites D3 sollte dann eingenommen werden, wenn eine Neigung zu Schafskot besteht, das heißt, der Stuhlgang trocken und hart ist und in kleinen Bällchen im Durchmesser von zwei Zentimetern entleert wird. Graphites ist für Kinder bei Verstopfungen ein schonendes Mittel.

HYDROTHERAPIE (WASSERANWENDUNGEN)

Bei bestimmten Fällen von Verstopfung (Obstipation) empfiehlt es sich, heiße Kompressen, die in Kamillentee getränkt worden sind, auf den Bauch zu legen.

Um einen im Enddarm festsitzenden Kot, der sich verhärtet hat, zu lösen, sind Sitzbäder von der Dauer einer halben Stunde hilfreich. Gegen hartnäckiger Verstopfung wirken Einläufe mit einer Mischung von Kamillen-Salbei-Tee.

NAHRUNGSERGÄNZUNGSSTOFFE

Acidophilus-Keime sind besonders vorteilhaft, um eine normale Besiedelung des Darms zu erreichen. Das gilt auch für Bifido-Bakterien. Der Lactobazillus vulgaricus erreicht innerhalb kurzer Zeit eine normale Besiedelung des Darms mit der richtigen Bakterienflora.

BEWEGUNGSTHERAPIE

Jeden Tag sollte eine bestimmte Gehstrecke von z. B. einer halben Stunde zurückgelegt werden, oder es sollten jeweils 10 km an vier Tagen gegangen werden. Dadurch wird die Bauchmuskulatur gestärkt und die Darmfunktion angeregt. Auch Yoga-, Streck- und Bewegungsübungen fördern die Darmentleerung und die Bauchmuskeln.

Besonders eine Übung stärkt die Bauchmuskulatur ausgezeichnet: Man befestigt im Türrahmen zwei Nägel von 25 bis 30 cm Länge, umfaßt diese Nägel, die sich in einer Höhe von etwa 2,20 m befinden, läßt den Körper einige Zeit hängen und versucht dann mehrmals, die Oberschenkel zu heben. Wenn die Beine waagrecht gehalten werden können, ist das für die Bauchmuskulatur besonders vorteilhaft, denn eine starke Bauchmuskulatur spricht die in einem ganz bestimmten Rhythmus auftretenden Darmbewegungen an.

MENÜ

Frühstück

1 geschälte Pomelofrucht
1 Banane
2 frische Feigen
1 l Wasser

Diese Mischung drei Minuten auf hoher Stufe homogenisieren, dann langsam trinken.

Dazu:
geschrotete Leinsamen
1 Tasse Sonnenblumenkerne
250 ml Magerjoghurt

Mittagessen

3 Feigen
1 Zitrone
1 Banane
in $^3/_4$ l Wasser gemixt

Dazu:
3 Pellkartoffeln
300 g Feldsalat
2 feingehackte Knoblauchzehen
20 Zwiebelringe
30 Löwenzahnblätter
3 EL Olivenöl

Abendessen

2 Kiwi
1 Mandarine
1 Zitrone
in $^1/_2$ l Wasser homogenisiert

Dazu:
1 Teller Ruccolasalat
30 schwarze, entkernte Oliven
1 Prise Meersalz
2 EL Kürbiskernöl

Spätmahlzeit

1 Portion Magerjoghurt zu 250 g

Diese Diätform führt einmal pro Tag zur Entleerung. Nachdem der Körper nicht mehr von Schlacken und Stoffwechselendprodukten vergiftet wird, fühlt sich der Patient richtig wohl, und die Stimmung ist frei von negativen Gedanken.

WECHSELJAHRBESCHWERDEN

Die Wechseljahrbeschwerden treten auf, wenn die Periode unregelmäßig wird und die Menstruationshäufigkeit und -dauer langsam nachläßt. Ungefähr 70 bis 75 Prozent aller Frauen erleben während dieser Zeit Hitzewallungen, Nachtschweiß, Unruhezustände, Depressionen, Gedächtnisstörungen, Schwindelgefühl und körperliche Schwäche. Dieser Zustand dauert meist drei bis fünf Jahre an. Das Ende der Regelblutung ist verschieden und liegt bei vielen Frauen zwischen dem 45. und dem 55. Lebensjahr. Nur 25 Prozent der Betroffenen suchen in dieser Zeit ärztliche Hilfe. Die restlichen 75 Prozent nehmen das Leiden auf sich und beschränken sich auf Hausmittel.

Das Ende der fruchtbaren Periode ist mit körperlichen Veränderungen verbunden. Die Scheidenschleimhaut schrumpft, weil die Östrogenproduktion abnimmt. Die Genitalschleimhaut verliert an Elastizität und wird trocken. Die Schleimhautsekretion verringert sich stark. Damit steigt die Infektanfälligkeit, und es können sich vermehrt Pilze und Bakterien in der Scheidenschleimhaut festsetzen.

30 Prozent aller Frauen in den Wechseljahren leiden unter psychischen Veränderungen wie Gedächtnisverlust, schlechte Konzentrationsfähigkeit, Ängstlichkeit, Verringerung des Selbstvertrauens und Neurosen. In manchen Fällen können sogar Psychosen ausbrechen. 40 Prozent der Frauen in der Menopause klagen über den Verlust ihrer normalen sexuellen Gefühle, während bei 30 Prozent der Frauen in den Wechseljahren die Sexualität stark zunimmt, da die Angst vor einer Schwangerschaft nicht mehr vorhanden ist. Nur ganz wenige Frauen fühlen sich in der Zeit der Wechseljahre wohl.

Ausgelöst wird die Menopause durch eine verminderte Östrogenproduktion. Mit der verminderten Bildung der weiblichen Hormone lassen die Knochendichte und der Aufbau des guten Cholesterins (HDL) nach. Die Frauen werden anfälliger für Schlaganfälle und Herzinfarkte. Wenn weniger HDL gebildet wird, kann sich das Gesamtcholesterin stark erhöhen, und die Gefahr einer lebensbedrohlichen Arteriosklerose nimmt zu. Besonders, wenn andere Risikofaktoren dazukommen, wie fettreiche Ernährung oder Alkohol- und Tabakmißbrauch.

Die Menopause ist immer mit nachlassender Fruchtbarkeit verbunden. Es werden von diesem Zeitpunkt an keine Eizellen mehr reif, die Ovarien stellen ihre Funktion ein und werden kleiner. Sie schrumpfen bis auf die Hälfte ihrer ursprünglichen Größe. Wird weniger Östrogen gebildet, steigt die Produktion von Testosteron an. Das kann die Frauen aggressiv, streitsüchtig und rechthaberisch machen. Um den einsetzenden Östrogenmangel abzuschwächen, können Hormonpflaster verwendet werden. In bestimmten Fällen reichen pflanzliche Mittel aus, z. B. Cimicifuga, 3 × 1 Kapsel. Dieser indische Wanzenkrautextrakt kann einen Teil der Wechseljahrbeschwerden lindern. Stellen die Eierstöcke zu wenig Östrogen her, dann können andere Drüsen diese Funktion übernehmen. So wird ein Teil der Hormonbildung in den Nebennieren stattfinden.

ALLGEMEINE MASSNAHMEN

Die Nahrung sollte hauptsächlich aus Vollkornprodukten und frischem Obst und Gemüse bestehen sowie aus Hülsenfrüchten, Seetang- und Algenprodukten, Miso, Tofu und Tempeh, Sonnenblumenkernen und Alfalfasprossen.

Folgende Obst- und Gemüsesorten sind bei Wechseljahrbeschwerden besonders hilfreich: dreimal täglich einen Eßlöffel Weizenkeimöl und Weizenkeimlinge, als Salat gegessen, mit Distelöl zubereitet; Mungbohnen und Mungbohnensprossen: Man läßt die Mungbohnen eine Woche lang in einer Nährlösung keimen und ißt sie als Salat mit Zitronensaft gewürzt.

Tofu und Stangenbohnen, als Salat mit Knoblauch, Zwiebelringen und Olivenöl zubereitet, sind ebenso zu empfehlen wie schwarze Bohnen und Topinambur. Diese kartoffelähnliche Gemüsesorte kann auch roh gegessen werden. Mit Zitronensaft und Kürbiskernöl zubereitet, schmeckt Topinambur besonders gut.

Auch Gerstenkeimlinge, die mit Essig, Öl und Meersalz gewürzt werden, und schwarze Sesamkeime sollten auf dem Speiseplan stehen.

Gelée royale regt die nachlassende Hormonproduktion an und gleicht das seelische Befinden aus.

Von Blütenpollen sollten jeden Tag drei Teelöffel eingenommen werden, am besten vor den Mahlzeiten.

EMPFEHLENSWERTE NAHRUNGSMITTEL

Die folgende Gemüse- und Obstsorten sind besonders bei Gedächtnisschwäche, Konzentrationsverlust und Wechseljahrdepresssionen erfolgreich: Tofu und andere Sojabohnenzubereitungen und Yamsfrüchte.

Vom frisch gepreßten Karottensaft sind täglich fünf bis sechs Gläser à 100 ml zu trinken. Der Saft verbessert das Allgemeinbefinden, und die Konzentrationsfähigkeit nimmt zu. Schwäche und Müdigkeit lassen nach, und die Gedächtnisfunktionen werden unterstützt.

Boskop- und Golden-Delicious-Äpfel sind besonders reich an Vitaminen, Spurenelementen und Pektinen. Sie senken eine erhöhte Cholesterinproduktion und regen die Bildung von HDL an.

Von den Kartoffeln sind die Sorten Sieglinde und Spunta am besten, von den frühen Sorten ist Saskia zu empfehlen und von den späten

Sorten Nikola und King Edward. Diese Kartoffeln sind besonders reich an Vitaminen, Spurenelementen und Oligomineralstoffen wie Selen, Germanium und Molybdän. Die Spurenelemente wirken nämlich als Katalysator und können ein gestörtes Hormongleichgewicht weitgehend korrigieren. Die Erdfrüchte sollten in erster Linie als Pellkartoffeln verzehrt werden. Wenn die Kartoffeln vor dem Kochen gut gesäubert werden, kann auch die Schale mitverzehrt werden. Diese ist besonders reich an wertvollen Mineralstoffen.

Folgende Nahrungsmittel eignen sich, einer wechseljahrbedingten Osteoporose und Knochenbrüchigkeit vorzubeugen: Sesamkörner, Mandeln, Magerjoghurt, Brokkoli, Kohl, Sprossenkohl, Kohlrabi sowie Sardinen und Heringe.

VERBOTENE NAHRUNGSMITTEL

Tierische Fette sowie stark erwärmte Fette, die auf über 100 °C erhitzt worden sind, gefährden und belasten den menschlichen Körper. Durch Fabrikationsprozesse künstlich veränderte Lebensmittel, so Margarine und künstlich gehärtete Fette, Industriezucker und Weißmehlprodukte sowie polierter Reis, Nudeln und Mehlspeisen sind während der Wechseljahre zu streichen. Kaffee, Tee, Cola und ähnliche Limonaden sollten nicht konsumiert werden, denn sie können Hitzewallungen auslösen oder verstärken.

Alkohol ist in jeder Form abzulehnen. Denn Alkohol steigert die Wechseljahrbeschwerden und führt zu Gedächtnis- und Konzentrationsproblemen. Jeglicher Tabakkonsum ist zu vermeiden. Nikotin ist ein starkes Gefäßgift und fördert Arteriosklerose, die Neigung zu Schlaganfällen und Herzinfarkt.

PFLANZENHEILMITTEL

Cimicifugatinktur, 3 × 10 Tropfen vor den Mahlzeiten, stimuliert die Progesteronerzeugung im Körper und korrigiert das gestörte Hormongleichgewicht.

Gersten- und Kichererbsenkeimlinge können bei Frauen in den Wechseljahren die mangelhafte Östrogenproduktion sowie ein gestörtes Hormongleichgewicht in Ordnung bringen.

Folgende Teemischung hat sich bewährt:

30 g Kamillenblüten
40 g Frauenmantel
30 Birkenblätter
50 g Schafgarbe

Diesen Tee eine Minute auf kleiner Flamme kochen und 20 Minuten ziehen lassen. Vor den Mahlzeiten eine Tasse trinken, eventuell mit Honig süßen. Die Mischung verhindert Herzklopfen und plötzliche Hitzewallungen.

Vor den Mahlzeiten sollte ein Eßlöffel einer Tinktur aus Sibirischem Ginseng eingenommen werden. So lassen sich die Zellen im Nebennierenmark anregen, das fehlende Östrogen zu bilden.

Gegen Angst, Spannungen, Depressionen und negative Selbstwertgefühle eignet sich folgende Tinktur: Wilder-Hafer-Tinktur, dreimal ein Teelöffel vor dem Essen.

Folgende Lösung wirkt stimmungsaufhellend:

10 g Extractum balajanae
10 g Extractum humuli lupuli
20 g Extractum hyperici
3 × 20 Tropfen vor den Mahlzeiten einnehmen.

Wenn die Scheidenschleimhaut trocken ist, kann diese Salbe aufgetragen werden:

50 g Aloe-vera-Gel
5 g Leucea carthamoides
5 g Matrikalia
3 g Viola tricolor
5 g Placentaextrakt
basunguent ad 100

Diese Salbe verhindert ein Austrocknen und Rissigwerden der Vaginalschleimhaut.

Zur Abwechslung kann folgende Mixtur verwendet werden:

3 g Calendula
2 g Beinwell
5 g Kamille
basunguent ad 50

HOMÖOPATHISCHE MITTEL

Lachesis D3, 3 × 10 Tropfen, eignet sich gegen Hitzewallungen, Reizbarkeit, Nervosität, Unruhe und morgendliche Blutdruckschwankungen.
Pulsatilla D3 hilft bei Hitzewallungen und vorübergehenden Sehstörungen mit Kopfschmerzen.
Sepia D3 wirkt gegen körperliche Schwäche, Schweißausbrüche und Reizbarkeit mit innerer Unruhe und Depressionen.

BEWEGUNGSTHERAPIE

Tägliche Übungen sind unbedingt notwendig, um das Phosphor-Calcium-Gleichgewicht in den Knochen aufrechtzuerhalten und einer Osteoporose vorzubeugen. Dreimal täglich sollten am Heimtrainer fünf Minuten bei 80 Watt absolviert werden. Dazu einmal wöchentlich eine Stunde wandern. Ein Waldlauf in freier Natur, Schwimmen im Meer oder im Hallenbad, Aufbaugymnastik oder Tanzen wirken in den Wechseljahren einem vorzeitigen Knochenabbau entgegen.

Auch Kneippkuren mit Kniegüssen, Wassertreten im Morgentau, barfuß über Feld und Wiesen zu wandern sind zu begrüßen. Dabei verschwinden negative Gefühle, und das Selbstvertrauen wächst.

NAHRUNGSERGÄNZUNGSSTOFFE

Beta-Carotin, 3 × 5 mg pro Tag
Vitamin-B-Komplex, 3 × 1 Kapsel täglich
Thiamin, 3 × 1 mg pro Tag
Riboflavin, 3 × 0,5 mg täglich
Vitamin B_6, 3 × 2 mg täglich
Vitamin B_{12}, 3–10 µg pro Tag
Niacin, 2 × 10 mg täglich
Vitamin C, 3 × 250 mg pro Tag, am besten aus Acerolakirsche hergestellt
Vitamin E, 3 × 100 mg täglich. Am wirkungsvollsten ist das aus Weizenkeimlingen hergestellte Vitamin E.
Calciumbrausetabletten, täglich 2 × 500 mg
Magnesiumorotat, 3 × 100 mg täglich
Zinkorotat, 3 × 20 mg pro Tag

MENÜ

Frühstück

10 aufgeschnittene Radieschen
200 g Radicchiosalat
100 g Kichererbsenkeimlinge
feingeschnittene Daikonkresse
Zwiebelringe
2 zerdrückte Knoblauchzehen
2 TL Distelöl

Zwischenmahlzeit

Haferflocken
Rosinen
1 Magerjoghurt

Mittagessen

2 Zitronen, 1 Orange, 1 Banane
3 Datteln ohne Kern
in 1 l Wasser drei Minuten mixen

Dazu:
3 Pellkartoffeln
Sojasprossen
1 Handvoll Linsenkeimlinge
100 g Mungbohnenkeimlinge
30 schwarze Oliven
1 EL Kürbiskernöl

Zwischenmahlzeit

1 Tasse Matetee
1 Scheibe Knäckebrot

Abendessen

1 rote Bete
1 Apfel
1 Banane
in 1 l Wasser zwei bis drei Minuten homogenisieren

Spätmahlzeit

30 Weintrauben
1 Scheibe Pumpernickelbrot

Diese salz- und fettarme Kost läßt Beschwerden schnell abklingen. Durch die 90prozentige vegetarische Rohkost, die der Urernährung unserer Ahnen ähnlich ist, können Wechseljahrbeschwerden restlos ausgeheilt werden.

Sie erhalten die empfohlenen Kräuter, pflanzlichen und homöopathischen Präparate sowie Nahrungsergänzungsstoffe in den meisten größeren, jedenfalls aber in Internationalen Apotheken.
Sollten Sie Schwierigkeiten bei der Beschaffung haben, können Sie sich an die folgende Adresse wenden:

Dr. Hochenegg-Gesellschaft
Eugen Straße 1
A-6060 Hall/Tirol

REGISTER

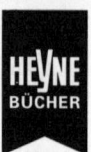

**HEYNE
BÜCHER**

Dr. Deepak Chopra

Die unendliche Kraft in uns
*Heilung und Energie von jenseits
der Grenzen unseres Verstandes*
08/9647

Dein Heilgeheimnis
*Das Schlüsselbuch zur neuen
Gesundheit*
08/9661

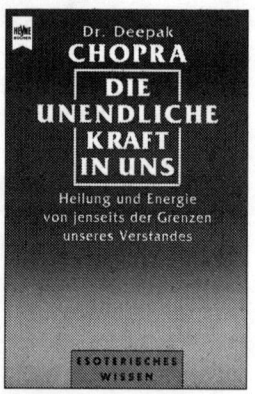

08/9647

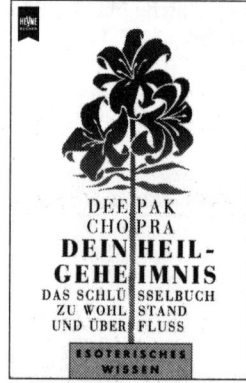

08/9661

Heyne - Taschenbücher

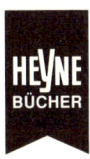

HEYNE BÜCHER

Body & Soul

Harmonie des Lebens

Erich Bauer/Uwe Karstädt
Das Tao der Küche
08/5186

Chao-Hsiu Chen
Feng Shui
08/5181

Laneta Gregory
Geoffrey Treissman
Das Aura-Handbuch
08/5183

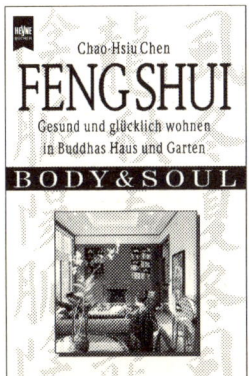

08/5181

Christopher S. Kilham
Lebendiger Yoga
08/5178

Ulrike M. Klemm
Reiki
08/5176

Anita Martiny
Fourou Turan
Aura-Soma
08/5175

Dr. med. H. W.
Müller-Wohlfahrt
Dr. med. H. Kübler
**Hundert Prozent fit
und gesund**
08/5179

Brigitte Neusiedl
Heilfasten
08/5180

Donald Norfolk
Denken Sie sich gesund!
08/5182

Magda Palmer
**Die verborgene Kraft
der Kristalle und der
Edelsteine**
08/5185

Susi Rieth
Die 7 Lotusblüten
08/5177

Dr. Vinod Verma
Ayurveda
08/5184

Heyne-Taschenbücher

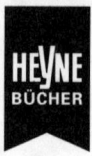